主　编　［意］保罗·法拉斯基（Paolo Falaschi）
　　　　［英］戴维·马什（David Marsh）

主　译　杨明辉　朱仕文　陈　辉

主　审　蒋协远　吴新宝　王　宸

老年骨科学:
脆性骨折患者管理

Orthogeriatrics: Second Edition
The Management of Older Patients with Fragility Fractures

第 2 版

北京科学技术出版社

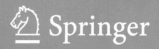

First published in English under the title
Orthogeriatrics: The Management of Older Patients with Fragility Fractures
edited by Paolo Falaschi and David R.Marsh, edition:2
Copyright © Paolo Falaschi and David R. Marsh, 2021
This edition has been translated and published under licence from
Springer Nature Switzerland AG

著作权合同登记号　图字：01-2023-3313

图书在版编目（CIP）数据

老年骨科学：脆性骨折患者管理：第 2 版 /（意）
保罗·法拉斯基（Paolo Falaschi），（英）戴维·马什
(David Marsh) 主编；杨明辉，朱仕文，陈辉主译 . —
北京：北京科学技术出版社，2024.10
　　书名原文：Orthogeriatrics：The Management of
Older Patients with Fragility Fractures，2e
　　ISBN 978-7-5714-3595-0

Ⅰ . ①老… Ⅱ . ①保… ②戴… ③杨… ④朱… ⑤
陈… Ⅲ . ①老年病学 – 骨科学 Ⅳ . ① R68

中国国家版本馆 CIP 数据核字 (2024) 第 010803 号

责任编辑：张慧君　杨　帆		**网　　址**：www.bkydw.cn	
责任校对：贾　荣		**印　　刷**：北京顶佳世纪印刷有限公司	
图文制作：北京永诚天地艺术设计有限公司		**开　　本**：889 mm×1194 mm　1/16	
责任印制：吕　越		**字　　数**：300千字	
出 版 人：曾庆宇		**印　　张**：16.25	
出版发行：北京科学技术出版社		**版　　次**：2024年10月第1版	
社　　址：北京西直门南大街16号		**印　　次**：2024年10月第1次印刷	
邮政编码：100035		ISBN 978-7-5714-3595-0	
电　　话：0086-10-66135495（总编室）			
0086-10-66113227（发行部）			

定　　价：168.00元

译者名单

主　译　杨明辉　朱仕文　陈　辉

译　者（以姓氏笔画为序）

马　腾　马云飞　王　庚　王　谦　王　聪　王博炜　朱仕文　刘　刚

刘松桥　孙　辉　芮云峰　李晓林　杨　俊　杨　毅　杨明辉　邱晓东

邹继红　汪天宇　沈龙祥　宋　哲　张　萍　陈　辉　施慧鹏　袁勇贵

崔学良　彭贵凌　董　强

主　审　蒋协远　吴新宝　王　宸

审　校　芮云峰　李　宁　张　萍

秘　书　米　萌

序

随着全球人口老龄化加剧，老年人的健康问题逐渐成为社会关注的焦点。中国的人口老龄化趋势也逐渐加深，根据国家统计局的数据，60岁及以上人口占比逐年提高，预计到2025年，60岁及以上的老年人将达到3亿。这一变化不仅将对社会经济结构产生深远的影响，也对医疗卫生体系提出了严峻挑战。

在这一背景下，老年骨科学作为研究老年人骨骼系统疾病的学科，其重要性愈发凸显。

随着年龄的增长，人体骨骼逐渐退化，老年骨科疾病的发病率显著上升，不仅严重影响老年人的生活质量，还可能危及老年人的生命健康。

由 Paolo Falaschi、David Marsh 教授主编的《老年骨科学：脆性骨折患者管理（第2版）》是一本全面系统地论述老年骨科疾病的著作。全书详细介绍了老年骨科学的基础理论，既涵盖了对骨质疏松症、衰弱和肌少症等内科疾病的预防、诊治方案，也阐述了外科在复杂老年骨科疾病的术前评估、术后处理、麻醉管理、护理及康复等多方面的最新理论、研究成果和临床实践经验。该著作特别强调了多学科协作治疗方案制订的重要意义。多学科协作模式实现了对老年骨折患者的全面评估和治疗，改善了治疗效果和患者的生活质量；提高了术前评估的准确性，实现了术后康复的个性化，有助于降低手术风险和并发症的发生率，保障患者的生命安全；同时，多学科协作可以充分利用各科室的专业资源和优势，实现资源的优化配置和高效利用，并通过全方位、多角度的服务，提高患者的就医体验和满意度，增强医患之间的信任和合作。

为了方便国内广大医务工作者对老年骨科学从基础理论到临床实践知识体系进行全方位的了解，首都医科大学附属北京积水潭医院联合东南大学附属中大医院、南方医科大学南方医院、上海市第六人民医院、西安市红会医院和天津医院，组织多学科杰出的资深专家以严谨、准确、专业的态度一丝不苟地对这一著作全文进行了翻译，翻译过程力求忠实于原著，同时兼顾中文读者的阅读习惯和理解能力。

希望本书的出版能够为广大医务工作者、科研人员、医学生及患者提供有益的参考和借鉴，以此推动老年骨科学的发展和进步。

我相信，随着医疗技术的不断进步和人口老龄化问题的逐步解决，老年骨科学将迎来更加广阔的发展前景。我们期待全社会共同努力，为老年人创造一个更加健康、幸福的生活环境。

最后，我要特别感谢出版社对于本书翻译和出版工作的大力支持。

王满宜

目录

第一部分
背景

全球脆性骨折的多学科协作治疗：概述

David Marsh, Paul Mitchell, Paolo Falaschi,
Lauren Beaupre, Jay Magaziner, Hannah Seymour,
Matthew Costa

1.1 引言

本书第 1 版的开篇[1]讲述了骨科与老年科共管模式在英国的起源及向世界范围发展的历史，其中涵盖了 2016 年以前的数据与结论，在此不再赘述。本章旨在对本书内容进行概括性介绍，并对近年来循证医学的新证据进行总结，以明确骨科与老年科共管模式的标准流程，并探索在医疗资源有限，尤其是老年科医生数量不足的情况下，如何有效实施骨科与老年科共管模式。

从广义上讲，骨科与老年科共管模式应贯穿骨折的整个治疗过程，不仅包括骨折急性期的多学科协作治疗，还包括康复和二级预防。

早在 2015 年，大量研究已表明骨科与老年科共管模式会带来更好的临床疗效及更高的成本效益[2]。如图 1.1 所示，此后涌现出了越来越多的相关研究，2010 年至 2019 年间已累计发表近 3500 篇相关文章，尽管并非所有人都对该模式持肯定态度。

2017 年，一项重要的报告，即《联合国世界人口展望》发布[3]。报告中为每个国家 / 地区提供了一项指标——老年抚养比：每 100 个工作年龄（15 ~ 64 岁）人口所抚养的 65 岁及 65 岁以上的人口数。图 1.2 以泰国为例，清楚地显示出世界人口结构的巨大变化。

在发达国家 / 地区的医疗卫生体系中，曲线的斜率较小，因为这些国家 / 地区的人口老龄化已经持续了很长时间。在非洲，老年抚养比在 21 世纪还不会上升到如此之高。但在其他大部分地区，预期在 21 世纪末老年抚养比将达到 40 ~ 60。因此，目前人类正在迈入一个人口结构的新纪元。

人口老龄化带来的挑战之一是脆性骨折（将在第 2 章中介绍）。而老年抚养比还从另一个维度反映了老龄化的社会影响，包括：

- 社会将需要老年人在未来更长的时间内独立生活。脆性骨折的预防以及骨折后的功能康复对老年人的"独立性"至关重要。
- 骨折后仅存活下来还远远不够；我们必须提供更有效的康复治疗，以降低老年患者的"依赖性"或推迟其产生；对老年患者而言，生活质量比寿命长短更重要。
- 老龄化以及由此给医疗和社会保障体系带来的压力将极速增加，我们必须开始适应并尽快采取措施。

1.2 2016 年以来的总体进展

相关研究的爆炸式增长表明，全世界的临床领导者都已意识到这一挑战并展开应对。与此同

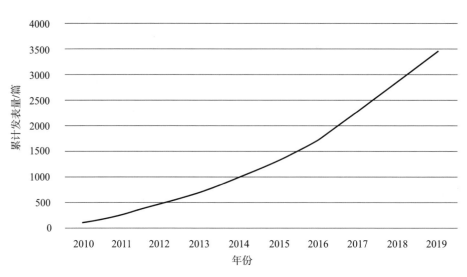

图 1.1　以"orthogeriatrics（老年骨科学）"为关键词在谷歌学术上搜索出的文献数量

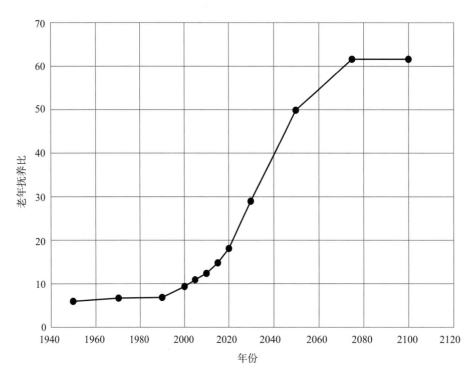

图 1.2　泰国过去和未来预期的老年抚养比

时，其他方面的积极进展也伴随而来。

1.2.1 《全球行动呼吁》

2016 年在罗马举行的第六届全球脆性骨折联盟（Fragility Fracture Network，FFN）大会闭幕时，其他 5 个组织与 FFN 共同提出了脆性骨折未来 10 年的工作展望。这也促成了《全球行动呼吁》的合作撰写，此后在来自世界各地［包括人口众多的国家（巴西、中国、印度、日本和美国）］的 81 个相关专业协会的支持下，该文件于 2018 年出版[4]。其中的建议可以归纳为 4个"支柱"。

（1）在骨折急性期实施骨科与老年科共管的多学科协作治疗。

（2）全面、优质的康复治疗应在骨折后即刻开始并长期坚持实施，以使患者恢复功能、自理能力和生活质量。

（3）脆性骨折后进行有效的二级预防，包括对跌倒风险以及骨骼健康的评估。

（4）组建多学科协作治疗的国家联盟，以促进政策改革，从而实现上述3个目标。

《全球行动呼吁》出版后，得到了更多国家相关专业协会的支持。可在FFN网站（www.fragilityfracturenetwork.org）上了解全球范围内对相关建议的支持情况。

《全球行动呼吁》对脆性骨折的后果和影响进行了全面、简要的说明，建议以4个"支柱"为基础，将"骨科与老年科共管模式"这一理念贯穿脆性骨折的整个治疗过程，而不仅仅是骨折的急性期。Pioli等对这一"整体理念"有详细的阐述[5]，并强调为使患者在骨折后恢复至最佳状态，以上所有要素缺一不可。

1.2.2 国家脆性骨折联盟（FFN）的建立

第4个"支柱"，即多学科协作治疗的国家联盟，初期经过了很长时间的努力才得以在英国和其他国家建立起来。现在，希望沿此路前行的国家可以通过创建国家FFN来加速进程。国家FFN本身并不是多学科协作治疗的国家联盟，而是实现这一目标的催化剂。多学科协作治疗的国家联盟应由国内主流的相关专业协会协同建立，而国家FFN绝不能取而代之。本书第1版[1]中讲述的英国骨科协会和老年医学会之间的谅解备忘录，就是这种方法的早期实例。

建立国家FFN是确保切实执行《全球行动呼吁》而不是将其束之高阁的最有效方法。因此，正在通过一系列区域专家会议来加速各个国家FFN的建立，来自相邻国家的临床领导者可以在会议上分享临床治疗和政策实施的策略及经验，并彼此鞭策。这构成了FFN的区域化策略。

1.2.3 髋部骨折登记系统的启用

许多国家采用首创于瑞典和英国的方法，即在制订髋部骨折治疗标准的共识性文件的同时，建立一套用于评价患者治疗效果的登记系统，用来检测这些治疗标准的适用性。越来越多的证据（在第19章中详述）表明，疗效指标完备的高质量登记数据可以降低患者的死亡率并改善其生活质量。

但是，需要巨大的工作量和充足的资源才能确保数据的完整性和高质量。理想情况下，这需要雇用经过培训的协调员，他们可以为临床工作冗繁的数据录入人员提供咨询。协调员还可以加深医护人员对质量标准理念以及骨科与老年科共管模式的理解，从而使医护人员将其更好地实施于临床。如果没有协调员，则需要对所采集数据的质量进行严格的分析，并评估基于此数据所产生的临床证据是否可靠。需要强调的是，启用注册登记系统并不等同于医疗质量的提升。

1.2.4 这些总体进展对本书第2版构思设计的影响

2019年在牛津举办的全球FFN大会上，本书各章节的作者与其他脆性骨折方面的专家们齐聚一堂，共同商议如何编撰第2版以囊括这些进展。以下是主要结论。

- 应根据《全球行动呼吁》的3个临床"支柱"对章节进行分组，各章节内容彼此交叉引用，以免赘述。第4个"支柱"留待有关FFN的其他出版物介绍。
- 应有一个背景部分，涵盖流行病学、骨质疏松症、衰弱和肌少症。
- 应有一个与护理、营养和审计互相贯穿的部分，因为这些内容与3个临床"支柱"均相关。
- 关于每个"支柱"的阐述均应包含：
  - 对目前所能达到的最佳临床实践进行循

证医学评价。

- 明确每个"支柱"中最基本和最重要的内容，即使资源短缺也可以最低限度地实施。
- 随着经验的积累和资源的增多，如何从最低限度地实施过渡到更广泛地实施。

• 尽管本书必须强调每个"支柱"中的原则，但就实施过程中的一些关键性步骤应给出建议，使读者可以因地制宜地规划实施方案。

1.3　背景（第 2~4 章）

1.3.1　脆性骨折的流行病学及社会影响（第 2 章）

除了前面介绍过的老年抚养比的概念外，人口老龄化还会直接影响脆性骨折的发生率。髋部骨折尤为显著，年龄增长是其独立危险因素，骨折往往发生在较高的年龄段。尽管在某些国家各年龄段髋部骨折的发生率维持稳定甚至下降，但人口老龄化的加剧使得世界范围内髋部骨折的人群发病率出现攀升。第 2 章介绍了脆性骨折在全球范围内的现状，并分析了其对患者、医护人员和医疗卫生系统造成的沉重负担。

其余 2 个背景问题是年龄增长导致脆性骨折发生的潜在驱动因素：骨质疏松症（导致骨骼脆性增加，见第 3 章）和衰弱（与肌少症相关，见第 4 章）。

1.3.2　老年患者的骨质疏松症（第 3 章）

第 3 章介绍了骨骼的生理学，以及在骨质疏松症中骨骼如何及为何变差。在发生骨折之前，骨质疏松症本身一般不会引发明显症状。骨折的危险因素众多，骨密度降低是其重要的危险因素。随着骨密度检查中的 T 值的降低，骨折的风险会不断增加。年龄是独立于骨密度的骨折危险

因素，此外，既往骨折史和骨折家族史也是独立的危险因素。第 3 章讨论了各种评估骨质量和骨折风险的方法（第 14 章中也有涉及），还简要介绍了旨在降低骨折风险的治疗原则（在第 15 章中详述）。

1.3.3　衰弱和肌少症（第 4 章）

衰弱是一种综合征，会影响老年人的整体生理功能。如下（第 1.4 节）所述，脆性骨折患者常合并衰弱，且老年科可细化治疗衰弱，这正是脆性骨折患者需要骨科与老年科协同治疗的最主要的原因。第 4 章由 2 位欧洲著名专家撰写，阐述了衰弱的定义、流行病学、病因学及其对临床治疗的意义，并解释了肌少症对于衰弱的重要意义（类似于骨质疏松症对骨骼脆性增加的意义）。

第 4 章还探讨了衰弱和肌少症对于跌倒、骨折及骨折后康复（包括康复计划和出院计划）的临床意义。

衰弱、肌少症、骨质疏松症和老年跌倒综合征彼此之间在流行病学、生理学和临床上都存在密切的联系。对既往有跌倒史和（或）骨折史的老年患者，应评估其是否有衰弱和肌少症，以更好地制订治疗计划。这就需要一个全面涵盖脆性骨折的预防和治疗的综合临床路径。

1.4　支柱 I：骨折急性期的多学科协作治疗（第 5~11 章）

发生脆性骨折的患者，尤其是老年髋部骨折患者的主要特点是，他们中的大多数人都面临 2 个独立的问题。首先是骨质疏松症或骨量减少引起骨骼脆性增加，骨骼脆性增加导致低能量损伤就会引发骨折。其次是衰弱，这会影响患者的全身状况，并常伴有内科合并症，从而导致患者对抗应激的能力下降（在第 4 章中详述）。遗憾的是，在某些语言体系中使用相同的词汇来定义这 2 个问题，尽管这是完全不同的 2 个问题：第一

个是生物力学问题，第二个是生理学问题。

　　骨科医生擅长处理骨折，老年科医生则擅长处理衰弱（其他内科医生也可以学习处理）。因此，如果将两者结合起来治疗老年脆性骨折患者，患者将从中获益。这也是"骨科与老年科共管模式"的核心理念。随后可按需求纳入更多科室的医生（包括麻醉医生、护士和康复师），扩展组成多学科协作团队。

　　骨折的手术和非手术治疗本身就是个巨大的议题，更适合在单独出版物中进行专门的阐述。在本书中，笔者选择了两种骨折来阐明一些重要原则。第一个是髋部骨折，选择它是因为：①在流行病学和卫生经济学的众多文献中，它通常是脆性骨折的指标性骨折类型；②在脆性骨折的住院治疗费用中其所占比例最高；③一直以来，髋部骨折都是骨科与老年科协作治疗的主要疾病。第二个是肱骨近端骨折，通过以这一骨折为例，说明对很多脆性骨折类型来说，仍缺乏足够的证据证明手术治疗相比非手术治疗可以获得更好的临床效果。

1.4.1　老年骨科服务的建立（第5章）

　　第5章通过充分验证的变革-管理方法，探讨了将多学科协作模式付诸实践所面临的挑战。这既是管理学上的挑战，也是医学上的挑战，因为传统上仅由一个科室（骨科）负责治疗的患者，要变成由多个科室共同管理。第5章基于8个步骤介绍了这一模式。

　　（1）规划髋部骨折路径。

　　（2）确立一个多学科核心团队并建立领导小组。

　　（3）分析和回顾患者路径。

　　（4）评估驱动组织内部变革所需的资源。

　　（5）为老年骨科服务建立业务案例。

　　（6）实施和维持服务。

　　（7）收集服务改进的证据（审计）。

　　（8）接受区域、国家以及国际组织的支持。

此后各章的编排顺序遵循骨折急性期患者的治疗流程：院前—术前—麻醉—手术—术后。

1.4.2　院前救护与急诊科处理（第6章）

　　第6章针对的是患者从跌倒到住院的这段时期。此时的诊疗方法与适用于高能量创伤患者的高级创伤生命支持方法一致，包括必要的初次评估和二次评估。快速转运很重要，但须注意在转运过程中应通过对肢体轻柔制动和平稳驾驶救护车来最大限度地减轻疼痛。在现场和转运途中采集病史，对了解患者的整体情况至关重要，这些信息有助于指导后续治疗和出院计划。镇痛是必要的，但绝不能过量应用阿片类药物。偶尔可由院前急救人员行髂筋膜阻滞镇痛，但大多数情况下是患者到达急诊室后再进行。

　　在发达国家，患者往往会在训练有素的急救人员的陪护下，乘坐现代化的救护车在短时间内被转运到医院。在许多资源贫乏的发展中国家，情况会有很大差异，将患者转运到医院可能会很困难且耗时漫长，但保证安全、缓解疼痛和适当输液这些基本的原则和目标是一致的。因此，挑战在于根据不同的医疗体系制订和实施相应的流程，以尽可能执行上述的原则和实现目标。在某些地区，须尽可能缩短患者在急诊室滞留的时间，因为在急诊室这样一个繁忙且混乱的区域，对行动不便且衰弱的患者而言，发生谵妄和压疮的风险会增加。但是，也要注意不能漏诊发生急性并发症的病例。而在另外一些国家/地区，急诊医生可能会率先进行术前评估和治疗。

1.4.3　围手术期的老年骨科治疗（第7章和第11章）

　　第7章和第11章分别涵盖了术前和术后的治疗，从中可以获得老年骨科医生的一些智慧和经验。这两章由来自发达国家的作者撰写，在这些国家，在老年骨折患者治疗需求的驱动下，老年医学已经发展出老年骨科这一个亚专科，老年骨科医生与骨科医生、麻醉医生等紧密合作，共同组成多学科协作团队。

这两章旨在介绍治疗的金标准。需要认识到，在许多国家，尤其是那些面临脆性骨折严峻挑战的国家，髋部骨折病例数量势必大幅增加，但却缺乏老年医学这一专科。因此，老年骨科的解决方案需要专门进行设计。这就需要充分分析和认识老年骨科医生的角色，以便每个国家都能找到自己的方式，确保对髋部骨折和其他脆性骨折患者，特别是那些存在明显衰弱的患者，进行合理的治疗。

老年骨科医生通常会领导临床路径的制订、治疗的标准化及改进，并确保相关科室之间的顺利沟通。当然，团队中的其他成员也可以担任这一领导角色，但需要对衰弱以及多学科团队中的所有角色有充分的了解。

但是，我们也必须面对这样一个事实，即无法及时培养出数量充足的老年骨科专科医生来应对剧增的髋部骨折病例。此时老年骨科医生这一角色和其针对衰弱的诊治任务，须由其他专业的医疗工作者共同承担，这就需要一个"衰弱治疗团队"。在不同的医疗体系内，团队成员可以是来自其他专科的医生或者其他专业（例如护理、药学、康复）的人员，并尽可能由老年科医生领导和培训。这在许多国家需要从文化层面进行转变，因为在这些国家赋予护士或其他专业医疗人员权力是一件令人难以接受的事情。但当脆性骨折病例剧增成为事实后，拒绝转变就只能导致混乱和痛苦。

在多学科协作模式中，老年骨科医生需要具备的核心素质包括：

- 对内科合并症进行术前评估和优化，以及对术后并发症进行处理：第7章和第11章介绍了循证医学的证据，可通过临床路径或流程的形式，由经过培训的专业人员（低年资医生、高年资护士）与麻醉医生协同实施。

- 识别无法改善的衰弱状态：大约1/4的髋部骨折患者处于生命的最后一年。身体严重衰弱和生理储备有限的患者，能从尽快手术和尽早活动中受益最多，较高的并发症发生风险会有所降低。设定切合实际的期望——认识到手术只是为了缓解疼痛而不是恢复行动/自理能力——是至关重要的。

- 治疗的连续性：老年骨科医生这一角色通常贯穿患者从入院到出院的整个过程。这个角色需要跟患者、患者家属、多学科团队的成员进行良好的沟通，现在沟通多由专科护士或其他人员承担。

第8～10章基于临床实际，介绍与麻醉和手术治疗相关的内容。

1.4.4 老年骨科麻醉（第8章）

第8章介绍的内容远不止麻醉技术本身。麻醉医生的角色与老年骨科医生十分相似，主要关注的都是患者的生理状况，目标不仅是让患者能安全地进行手术，还包括：①加速术前准备；②术中严密监控患者状况，尽可能使患者的生理参数保持正常，以便患者术后能尽早恢复活动和进行康复训练；③协助确保患者在住院期间其疼痛能得到良好的控制。

在脆性骨折多学科协作治疗临床路径的制订过程中，一个简单的关键步骤是将麻醉医生纳入其中。这样做的主要目的是确保麻醉医生能遵循这一标准路径，包括术前准备、麻醉和住院期间的疼痛管理。例如，麻醉医生可以和多学科团队其他成员讨论制订标准的技术流程，如手术中进行椎管内麻醉时选择低剂量的局部麻醉药，以减少发生低血压的风险，从而提高手术安全性并有利于术后早期活动。这就是一个麻醉医生参与路径制订的范例。

麻醉实践（包括麻醉医生的培训、药品、设备等）在世界各地千差万别。尽管还有很多工作要做，但是第 8 章总结了目前来自发达国家的证据，并据此提出了标准化的建议。

1.4.5 髋部骨折：手术的选择（第 9 章）

第 9 章重点介绍了针对不同类型的髋部骨折如何实现稳定的固定。如本书第 1 版所述 [1]，来自英国黑斯廷斯的 Devas（骨科医生）和 Irvine（老年科医生）首创了老年骨科治疗单元，并于 1966 年向英国骨科协会提交了有关骨科与老年科协作治疗老年髋部骨折的第 1 篇论文 [6]。他们根据最初 100 例病例的结果明确指出，成功的手术应该让患者能够在术后第 1 天就离床活动，并完全负重，而卧床对老年患者来说是危险的。令人遗憾的是，在 50 多年后的今天，全世界仍有很多骨科医生坚持建议髋部骨折患者长期卧床休息，似乎保持术后 X 线片的完美比让患者恢复功能更为重要。

1.4.6 肱骨近端骨折：治疗的选择（第 10 章）

许多外科医生发现肱骨近端骨折手术治疗的结果是令人满意的。但是，最近的临床证据表明，手术治疗效果并不十分理想。无论是手术治疗还是保守治疗，都无法使肩关节的活动和功能得到很好的恢复，而且对疼痛的缓解（这是绝大多数情况下患者最在意的）而言，似乎手术和非手术治疗没有差别。但是，手术治疗对于存在骨折脱位、累及关节面的骨折和骨折块之间没有接触的老年患者，可能存在一些循证医学方面的优势。到目前为止，由于研究队列的异质性，最高等级的临床研究证据尚未出现，还有待设计更好的研究来进一步证实。骨折登记系统中的大数据也许会提供进一步的证据。

1.5 支柱 Ⅱ：康复（第 12 章和第 13 章）

正如在本章 1.1 节中提到的，快速增高的老年抚养比造成的影响之一是，我们需要在老年人发生脆性骨折后提供有效的康复治疗，从而避免 / 推迟"抚养"。需要补充的是，在骨折后患者生活不能自理的情况下，对他们的照护将越来越多地依赖于家庭护理人员，因为目前所有国家所能提供的医疗服务都无法满足数量激增的病例。

1.5.1 髋部骨折的术后康复（第 12 章）

如前面 1.4.5 部分所述，髋部骨折手术后的即刻目标应该是早期（术后第 1 天）离床活动。要说服某些国家的骨科医生这样做是需要时间的。但是，这还仅仅是开始。还需要制订有计划的、个性化的康复方案，该方案应从住院期间开始，并在出院后持续很长一段时间（常常是患者的余生）。理想情况下，这项工作应该由多学科团队来完成，将康复治疗与社会支持、营养建议等相结合。另外非常重要的一点是，团队应定期开会核查进展情况，以提高患者的依从性及治疗效果。第 12 章详细介绍了关于有效康复措施的最新证据。

考虑到许多低收入和中等收入国家无法配置大型康复团队，因此建议针对此类状况制订相应的实施策略，包括家庭成员的参与。

需要指出，认知障碍患者也同样受益于健全的康复计划，绝不能将他们排除在康复工作之外。

1.5.2 患者及其照护者的心理健康（第 13 章）

在照顾患有某种程度残疾的年长亲属时，照护者的生理和心理负担也是相当大的。正如预想中的，现在有充分的证据表明，骨折患者及其照护者的生理和心理健康是相互影响的。第 13 章讨论了如何评估他们的状态，以及老年骨科团队如何提供帮助的问题。

1.6　支柱 Ⅲ：二级预防（第 14~16 章）

正如本书的大多数读者所了解的：①发生脆性骨折会增加再次骨折的风险；② 50% 的髋部骨折患者曾有脆性骨折史；③骨折后的第 1 年，再发骨折的风险最大。这些事实对我们提出的要求是，只有对脆性骨折患者进行了再发骨折的预防治疗，我们的治疗工作才是完整的。这需要我们在脆性骨折发生后尽快启动骨质疏松症及跌倒风险的评估和治疗。

如果能切实地做到这一点，依据目前的治疗方法可将再发骨折风险降低约 50%，并有可能预防 25% 的二次髋部骨折。随着治疗的完善，预防效果可能还会增加。但实际上二级预防工作还非常不足，大约存在 80% 的"治疗缺口"，这说明当前的迫切问题是需要重新配置目前的骨折治疗，对每一位脆性骨折患者都进行骨骼健康状况的评估和跌倒的预防。

1.6.1　骨折的风险评估及如何实施骨折联络服务（第 14 章）

实现骨折风险评估这一目标的基本模式非常清晰，且有文献详细描述，这就是骨折联络服务。第 14 章重点介绍了此项服务应如何评估再发骨折的风险，以及如何采取措施降低该风险，并解释了如何创建这样的服务，无论所在区域的资源水平如何。总体来说，就像骨科与老年科共管模式一样，改变理念远比花钱更重要。本章由国际骨质疏松症基金会"攻克骨折（Capture the Fracture®）"行动的主要推动者撰写。

1.6.2　骨质疏松症的治疗现状与发展趋势（第 15 章）

第 15 章着重介绍骨质疏松症的药物治疗：其适应证以及新兴治疗方法的前景。在发达国家，评估骨质疏松症的金标准是通过双能 X 射线

吸收法（dual energy X-ray absorptiometry，DXA）检查进行骨密度测定，但这在许多医疗资源不足的医疗体系中无法做到。作者建议，在这种情况下，即便是年轻患者，一旦发生脆性骨折就应该开始抗骨吸收药物治疗。这是有争议的，但所有人都会同意考虑这种方案，并根据临床判断做出决定。

1.6.3　如何预防跌倒（第 16 章）

不论骨质疏松症对骨骼强度有多大的影响，绝大多数脆性骨折都是由跌倒引起的（椎体骨折有时例外）。与骨质疏松症的治疗相比，通过降低跌倒风险来预防骨折的循证医学证据很少，因为目前还没有商业领域为这方面的大范围研究提供资金。也许当治疗肌少症的药物真正出现后，这种情况会得到改变。

尽管如此，第 16 章总结了现有的证据，包括如何将个人跌倒的风险划分为低风险、中度风险和高风险，以及对应不同风险等级的治疗方案。这些证据与第 12 章"髋部骨折的术后康复"的内容相关联。

在医疗机构中发生跌倒是备受重视的问题，因此建议将所有 65 岁以上的住院患者视为跌倒高风险人群并进行干预。除相应的治疗措施外，也需要对认知障碍患者予以特别注意；对晚期痴呆患者来说，反复跌倒意味着需要选择姑息治疗。

对脆性骨折患者，需要将跌倒预防治疗与骨折联络服务结合起来，应将跌倒风险和骨骼健康状况放在一起评估。

1.7　多学科交叉议题（第 17~19 章）

护理、营养和骨折审计系统与 3 个临床"支柱"都相关。

1.7.1　老年骨科护理（第 17 章）

在全球范围内，对护士的职能和工作定位的

认知差异很大。在一些发达国家，基于高级培训、规范化护理路径以及医疗专家监督，护士们被赋予了极大的权限。在许多地方，护士可以在规定范围内开具检查和进行治疗。相比之下，在许多国家不允许护士有这样的权限。有一个事实需要反复强调，就是脆性骨折相关的工作量现在已经大幅增加了，而且将来工作量会越来越大，如果不增加护士的投入，就无法切实地开展这些工作。因为以下情况不可能改善：①没有足够的老年科医生来每天对所有老年骨折住院患者进行老年骨科的评估和治疗；②没有足够的内分泌科医生来应对每位需要进行二次骨折评估及预防的脆性骨折患者。

第 17 章探讨了与老年骨科护理有关的关键性护理角色和治疗措施，分析了护理质量（包括护理特异性指标、技能、教育、领导能力和资源）如何在所有治疗阶段中改善患者的预后，并重点阐述了护理在预防和治疗并发症方面的中心地位。

1.7.2　老年脆性骨折患者的营养支持（第 18 章）

老年人的营养是一个非常复杂的话题。第 18 章介绍了 SIMPLE 路径（表 1.1）。

表 1.1　SIMPLE 路径

要素	含义
S（Screen）	营养风险筛查
I（Interdisciplinary）	跨学科评估
M（Make）	做出诊断
P（Plan）	与患者共同制订计划
L（Implement）	实施干预措施
E（Evaluation）	评估持续治疗的需求

这种路径本质上并不需要营养学专家，而是由相关科室对老年脆性骨折患者进行系统评价，以明确营养治疗的目标。

1.7.3　脆性骨折审计（第 19 章）

脆性骨折的审计是了解脆性骨折治疗情况、发现需要改进的方面以及衡量临床措施所带来效果的关键手段。髋部骨折可被视为脆性骨折的标志性类型，而对髋部骨折的审计可间接了解脆性骨折治疗的整体长处和不足。值得注意的是，髋部骨折治疗效果的提高会对其他脆性骨折的治疗产生积极影响。早期施行的审计由临床医生主导，使用临床标准和依从性反馈来改善治疗效果。尽管数据收集、分析和反馈都需要资金，但均摊到每位患者的费用仅占治疗费用的很小一部分。

由于需要手术治疗的骨折（例如髋部骨折）患者会住院一段时间，因此收集登记或审计数据相对容易。但在门诊和初级医疗机构获取二级预防的数据要困难得多。可以通过数据库对接来获取二次骨折的可靠信息，并与二级预防干预措施的数据相匹配，但这个过程也非常复杂。如果我们需要用充足的证据说服投资者或当局长期推进骨折联络服务，这个问题就必须解决。这可能是脆性骨折治疗下一阶段的主要发展方向。

1.8　结语

在接下来的几十年中，人口结构的变化会对医学的许多领域提出严峻的挑战。然而，年龄增长、骨骼脆性增加和生理衰弱之间的紧密联系，意味着脆性骨折将在这一变化过程中成为非常突出的问题。此外，随着人类平均寿命的增加，需要尽可能维持高龄人群的自理能力，这使我们认识到：①尽可能预防骨折——二级预防更容易达到目的；②对骨折患者以成本效益最高的方式进行治疗，尽可能使其恢复功能。

希望本书的各章节能充分总结这些方面的现状（2020 年）。但也同样希望，随着各方面的进展，它们将很快过时。

虽然本书将保持原样直到下一版，但FFN会在其网站（www.fragilityfracturenetwork.org）上提供2个工具包以对本书进行补充，并随着经验的增长而更新。一个是临床工具包，主要与支柱Ⅰ~Ⅲ的临床实施相关。另一个是政策工具包，它扩展了第1章，尤其是1.2节的内容，也就是关于第4个支柱，即医疗政策改革和国家FFN的工作。

（翻译：刘刚　杨明辉，审校：李宁）

参考文献

[1] Marsh D (2017) The orthogeriatric approach—progress worldwide. In: Falaschi P, Marsh D (eds) Orthogeriatrics. Springer International, Cham

[2] Sabharwal S, Wilson H (2015) Orthogeriatrics in the management of frail older patients with a fragility fracture. Osteoporos Int 26:2387–2399

[3] Department of Economic and Social Affairs, Population Division (2017) World Population Prospects: The 2017 Revision. Volume II: Demographic Profiles. United Nations, New York

[4] Dreinhöfer KE (2018) A global call to action to improve the care of people with fragility fractures. Injury 49:1393–1397

[5] Pioli G et al (2018) Orthogeriatric co-management—managing frailty as well as fragility. Injury 49:1398–1402

[6] Devas RE, Irvine MB (1967) The geriatric orthopaedic unit. J Bone Jt Surg 49:186–187

脆性骨折的流行病学及社会影响

2

Nicola Veronese, Helgi Kolk, Stefania Maggi

2.1 引言

老龄化正逐渐成为世界范围内的一个公共健康危机。根据世界卫生组织（World Health Organization，WHO）的数据，世界人口组成中 60 岁以上人群的比例将从 2015 年的 12% 升高近 1 倍，到 2050 年预计达到 22%，即 60 岁以上人口数量将从现在的 9 亿上升到 20 亿，其中 80% 的老年人生活在中低收入国家[1]。理解与老龄化相关的疾病的发展趋势在制订公共卫生政策的过程中举足轻重。其中，肌肉骨骼系统的紊乱是影响老年人的最常见问题之一，常常导致骨质疏松症和脆性骨折（又称骨质疏松骨折）[2]。

WHO 将骨质疏松症定义为骨密度检查［如双能 X 射线吸收法（DXA）］中腰椎或髋部区域的 T 值小于 −2.5，以及骨微结构退变严重。骨质疏松症被认为是主要的公共健康问题，因为它会导致脆性骨折，特别是髋部、脊柱、腕部和上臂等部位的骨折。肌少症通常被理解为伴有肌力降低和（或）功能减退的老龄相关的肌肉质量下降。同时合并骨质疏松症和肌少症时称为肌少性骨质疏松症，常常导致机体衰弱、平衡力下降、跌倒以及脆性骨折[3]。脆性骨折的定义为微小外力下（从站立位高度或更低处跌倒）或无明显外伤情况下发生的骨折。引起脆性骨折的因素有多种，其中最主要的两个因素分别是骨密度（bone mineral density，BMD）降低和跌倒风险增加。为了给老年人提供全面的护理，特别是对肌肉骨骼系统健康给予更多的关注，临床医生必须评估和控制不同的风险因素，包括肌少性骨质疏松症及跌倒。

请参阅第 3 章和第 15 章关于治疗老年性骨质疏松症以及第 16 章关于预防跌倒的内容。

脆性骨折可能会因老年患者丧失独立性而对患者及其家人的生活质量产生负面影响，可能会致残甚至导致死亡。世界范围内脆性骨折的年发病率在年龄分布上存在显著的地域差异（图 2.1）。据报道，在 20 世纪下半叶，西方（欧洲、北美洲及大洋洲）人群的髋部骨折发病例数不断增加，但是从 2000 年开始下降[4-5]。在这些国家和地区，年龄特异性发病率的下降速度远远赶不上前述的人口老龄化速度，因此人群发病率继续上升[6]。骨质疏松症和肌少症是最常被忽视的健康问题，而相应的治疗也未跟上。即使是被确诊存在 BMD 降低以及发生明显脆性骨折的患者都未能接受恰当的治疗来预防再发骨折。哪一类目标人群可能会受益于针对骨代谢的预防性治疗还存在很大争议[6]。

由于对骨质疏松症治疗费用的估算基于多种假设，因此很难计算。这使得在不同国家和卫生

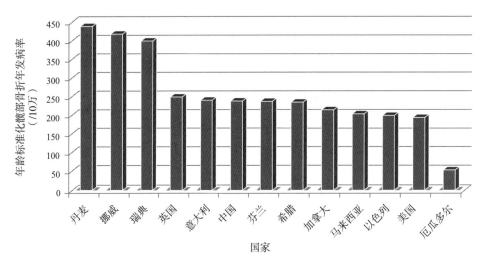

图 2.1　一些具有代表性的国家的年龄标准化髋部骨折年发病率

健康体系之间进行比较非常困难。治疗费用中除了脆性骨折急性期的治疗费用和药物治疗的直接花费外，还应该包括照顾老年骨折患者的家庭成员丧失工作造成的损失以及长期护理的开销。髋部骨折是脆性骨折中最严重的一种，其经济影响已被广泛研究，然而很少有研究使用相同的研究工具。患者从脆性骨折中康复的过程可能受制于各种社会因素，但其本身也可能影响社会活动和家庭成员之间的关系[7]。

　　本章的目的在于综述和描述骨质疏松症及脆性骨折的流行病学，强调其给社会和个人带来的费用成本。

2.2　骨质疏松症的现状

　　WHO 的骨质疏松症工作小组和其他国际骨质疏松症研究机构提出，评估人群中骨质疏松症发病率时，髋部是必要的评估部位。借助 DXA 测量髋部的 BMD 来确诊骨质疏松症。BMD 是诊治骨质疏松症最常用的指标之一，可以用于诊断、评估骨折风险、筛查潜在患者以及监测治疗效果[2]。根据 WHO 骨质疏松症工作小组的诊断标准，当患者的髋部 BMD 值比年轻白种人女性人群的平均 BMD 低 2.5 个标准差或更多时可以确诊为骨质疏松症。要想准确估计骨质疏松症

的流行情况，需要有全国性的髋部 BMD 分布数据。对大多数研究来说，一般假设不同国家之间 50 岁人群的髋部平均 BMD 是相似的，而且骨丢失情况也相似[2]。基于这种估算，2010 年在欧盟 27 国中，有 550 万男性和 2200 万女性罹患骨质疏松症，由此可以看出女性发病率是男性的 4 倍。在欧盟范围内，据估计德国拥有最多的骨质疏松症患者，其中男性患者 100 万、女性患者 400 万。在欧盟超过 50 岁的人群中，男性和女性的骨质疏松症发病率分别为 6.6% 和 22.1%，而总人口的发病率为 5.5%。在超过 50 岁的男性人群中，骨质疏松症的发病率为 5.7%（斯洛伐克）~ 6.9%（希腊、意大利和瑞典）。而在相应的女性人群中，其发病率为 19.3%（保加利亚）~ 23.4%（意大利）[2]。尽管骨质疏松症患者的绝对人数的增加不明显，但其发病率还是随着年龄的增长而逐渐增高。对 50 ~ 80 岁的人群按每 5 岁一个年龄组进行分层分析，女性骨质疏松症的高发年龄段是 75 ~ 79 岁（患病人数大约是 390 万），而男性的高发年龄段是 60 ~ 64 岁（患病人数大约是 80 万）[2]。

　　根据 2016 年发表的一篇综述，在东亚（中国、日本、蒙古、朝鲜、韩国），骨质疏松症被认为是一个日益严重的问题，因为老年人的数量在迅速增加[8]。中国是世界上老年人口最多的

国家，到 2050 年，中国 60 岁以上老年人口将达到 4 亿（约占总人口的 30%）。在日本，65 岁以上人口的比例从 1985 年的 10.3% 上升到 2005 年的 20.1%，预计到 2050 年，这一比例将翻一番[8]。从 1990 年至 2017 年，来自中国内地、香港和台湾的研究报道称骨质疏松症的患病率因参考值（美国和亚洲）和年龄组的不同而有所不同；在 50 岁及 50 岁以上的人群中有 1/3 以上的人患有骨质疏松症，且骨质疏松症的患病率有明显的随年龄增长而增高的趋势。2002 年以前中国几个地方的骨质疏松症患病率情况：吉林 15.5%，上海 14.2%，四川 11.3%，广州 10.2%，北京 5.2%。有研究表明，女性骨质疏松症患病率从 6.37%（40 ~ 50 岁）增长到 76.74%（80 ~ 90 岁），临界值为 –2.5SD[9]。中国北方女性人群的骨质疏松症患病率较高[9]。2005 年在香港开展的一项研究中，以髋部为检测部位发现 50 岁以上女性骨质疏松症的患病率达到 16%，而男性的患病率为 6%。在早期的研究（1999 年公布的数据）中，在同一时期香港的骨质疏松症患病率明显高于内地，而台湾的情况与内地相当[9]。

印度女性的骨质疏松症患病率的数据来自其全国范围内进行的小规模研究。数据估算表明，在 2005 年预计超过 2.3 亿印度女性的年龄超过 50 岁，如果以 20% 的患病率计算，也就是近 4600 万女性患有骨质疏松症。因此，骨质疏松症对于印度女性是一个主要公共卫生问题[10]。

在巴西，公布的绝经后女性的骨质疏松症的患病率为 15% ~ 33%，这一数据基于研究的方法学和 BMD 测定数据或受试者的自我报告。然而，最近使用 DXA 的研究报告了与其他国家类似的流行病学数据[11]。

针对 50 岁及 50 岁以上人群的骨质疏松症或股骨颈、腰椎低骨量的发病率的评估（依据 WHO 定义的标准，并根据 2010 年人口普查对不同年龄、性别、种族 / 民族做出的调整）被应用于估算美国老年居民中患有骨质疏松症和低骨量的总人数[12]。2010 年，美国有超过 9900 万 50 岁以上的成年人。骨质疏松症的总体发病率为 10.3%，可由此估计美国 2010 年老年骨质疏松症患者人数为 1020 万，其中女性和非西班牙裔白种人患者数量最多。80 岁以上男性骨质疏松症的患病率（10.9%）高于 50 ~ 59 岁男性骨质疏松症的患病率（3.4%）；然而，由于男性人口数量随着年龄减少，估计患有骨质疏松症的男性人数在高年龄段更少：50 ~ 59 岁年龄组为 70 万人，80 岁以上年龄组为 40 万人。

2.3 影响 BMD 的因素

影响 BMD 和骨微结构的不可改变的危险因素包括高龄、女性、白种人、本人或父母有骨质疏松症和骨折史、矮小身材。已知的引起骨质疏松症的可变的危险因素包括钙摄入量低、日照少、过度饮酒、吸烟、饮食失调、长时间制动、体重指数（body mass index，BMI）低和体力活动少。有几种药物（糖皮质激素、质子泵抑制药、抗惊厥药、乳腺癌和前列腺癌化疗药物）需要特别予以注意：如果不能避免使用，应调整疗程，并采取预防措施来防止骨质疏松症的进展。在评估骨折风险的 FRAX 模型中通常也包含上述危险因素[2,13]。

2.4 肌少性骨质疏松症

肌少症的发病率因不同的治疗方法、不同的诊断工具和不同的患者群体而有很大差异。欧洲老年人肌少症工作组（European Working Group on Sarcopenia in Older People，EWGSOP）的数据显示在老年社区居民中肌少症的发病率为 1% ~ 29%，在长期接受护理的人群中达到 14% ~ 33%[14]。老年一直是肌少症的危险因素。大多数报告了性别的研究显示肌少症的患病率与性别没有显著关系。在养老院里，髋部骨折患者和超过 80 岁的患者有较高的肌少症确诊率 [14]。

由于肌少性骨质疏松症这一名词近期才出现，其流行病学数据极为有限。一项包含 680 名有跌倒病史的老年人的研究发现，肌少性骨质疏松症患病率为 37%，这些患者有更高的合并症、行动不便和抑郁的发生率 [15]。

2.5　跌倒

衰老是跌倒的主要危险因素之一。老年人因跌倒而严重受伤或死亡的风险最高，且这种风险随年龄增长而增加。例如，在美国，20%~30%跌倒的老年人遭受中度到重度的损伤，如淤伤、髋部骨折或头部创伤（来自 WHO 的数据）。据估计，95% 的髋部骨折是由跌倒引起的 [16]。然而，关于老年人跌倒的流行情况和发病率的数据是不一致的，因为在评估老年人跌倒风险方面没有国际共识，即使是对跌倒高风险人群。年龄超过 75 岁、在过去 12 个月内跌倒过、害怕跌倒、有严重步态和肌力问题或平衡问题的人构成了跌倒的高危人群。跌倒风险也取决于环境和一些其他因素，包括认知障碍。尽管平衡能力、步态和肌肉功能的下降会增加跌倒的风险，但两者之间的关系并不完全是线性的，因为那些有太多严重问题的患者（如卧床不起的患者），其跌倒风险通常很低，与那些没有这类问题的人相似，大概是因为暴露风险较低 [2]。

了解老年人容易跌倒的危险因素对制订适当的预防措施很重要。第 16 章将更深入地介绍相关内容。

2.6　脆性骨折的发病率

临床上，骨质疏松症对于骨骼脆性增加引起的骨折是很重要的因素。尽管确定低 BMD 的个体的骨折风险增加，但大部分的脆性骨折发生在骨量显著减少或 BMD 正常的个体，这意味着有

其他独立于 BMD 的因素（例如骨自身的立体结构和微结构性质，以及其他的个体临床危险因素）导致骨折风险增加 [13]。脆性骨折的发生并不简单，对于不同部位骨折（最常见的是前臂、髋部、椎体、肱骨近端）的纳入或排除，以及可能的病因机制存在不同意见 [2]。一种是将所有低能量创伤引起的骨折都视为脆性骨折。低能量创伤被认为是从站立高度或更低的高度跌倒，或者是在一个健康的个体身上不会导致骨折的创伤 [16]。骨折的发病率随着年龄的增加而增高，这可能与跌倒风险的增加有关，而且是受多因素影响的。E. Hernlund 及其小组在 2013 年发表的《欧盟骨质疏松症》报告中使用了一种方法：当骨折部位存在低骨量的情况，且 50 岁以后该部位骨折的发病率随年龄增长而增高时，则将该部位的骨折定性为脆性骨折 [2]。

由于髋部骨折患者大多在医院接受治疗，因此关于髋部骨折发病率的报道比其他部位骨折更为常见 [2]。确定骨折高风险个体的数量对未来的医疗资源分配很有价值。关于脆性骨折发病率的数据在欧盟各国之间以及在世界范围内各不相同（图 2.1）。根据国际骨质疏松症基金会的统计 [2]，欧盟 27 国的髋部骨折风险存在明显差异：在女性人群中，髋部骨折的年发病率最低的国家是罗马尼亚和波兰，而发病率最高的国家是丹麦和瑞典；髋部骨折发病率约有 3 倍的变异范围，略低于世界范围的 10 倍变异范围，但仍相当可观。国家之间髋部骨折发病率存在差异的原因尚不清楚。社会经济繁荣似乎是影响因素之一，国内生产总值（GDP）越高的国家，髋部骨折发病率越高。

然而，在发展中国家（特别是在亚洲）人群中，脆性骨折的发病率似乎在增高 [8,13]。据估计，髋部、椎体和前臂（腕部）骨折的终生风险约为 40%，与冠心病相似。

到 2010 年为止，50 岁及 50 岁以上的骨折高风险男性有 2100 万，女性为 1.37 亿。预计到

2040 年这一数字将翻一番，这种增长主要"得益于"亚洲的贡献[13]。

2.7 髋部骨折

髋部骨折是全世界范围内致残和致死的重要原因，特别是在老年人中。研究表明，全球髋部骨折的年发病率存在很大差异（图 2.1）。这篇综述发表于 2012 年，使用了涵盖过去 50 年的文献研究和联合国人口统计数据[4]。这篇综述中，年龄标准化的髋部骨折发病率（每 10 万人每年）最高的地区是斯堪的纳维亚半岛（丹麦、挪威和瑞典），以及奥地利。发病率最低的国家是突尼斯和厄瓜多尔。西北欧、中欧、俄罗斯、中东国家（伊朗、科威特、阿曼）、中国香港、中国台湾和新加坡也是髋部骨折的高风险国家和地区。低风险国家和地区包括拉丁美洲（阿根廷除外）、非洲和沙特阿拉伯。世界范围内髋部骨折的发病率大约有 10 倍变异范围，男性的总体年龄标准化发病率是女性的一半[4,13]。

髋部骨折发病率最高的国家主要是离赤道最远的国家，以及由于宗教或文化习俗而将皮肤大范围遮盖的国家，这表明维生素 D 水平可能是导致这种分布的重要因素[4]。

前述的系统综述报告称，中国香港、中国台湾、日本、韩国的髋部骨折的年龄标准化年发病率高于美国和一些欧洲国家[4]。这与 20 年前的另一项研究的结论形成了鲜明的对比，那项研究表明，美国的髋部骨折的发病率高于中国香港[17]。在女性人群中，中国台湾属于高发病率地区（发病率高于 300/10 万），在 61 个国家和地区中排名第 9。韩国、日本和中国香港属于中等发病率国家和地区 [（200～300）/10 万]，分别排名第 23、第 32 和第 34。中国内地属于低发病率地区（低于 200/10 万）。男性人群中，日本、韩国和中国台湾属于高发病率国家和地区（150/10 万），而中国内地和中国香港属于中等

发病率地区 [（100～150）/10 万] [4,8]。

在世界范围内，由年龄和性别因素导致的髋部骨折发病率存在巨大变异的原因还不清楚。遗传差异、环境因素和骨质疏松症的治疗可能发挥一定作用。有趣的是，生活在地中海地区的人的骨折发病率较低。这似乎可以归因于几个因素，特别是较高的血清 25–羟维生素 D（25-OH-D）水平和更健康的生活方式[18]。最近的研究强调了地中海饮食的作用，由于这种饮食模式与较低的炎症水平、较低的肥胖发生率和较低的跌倒风险有关，所有这些因素对髋部骨折的发生都很重要[19]。

未来受髋部骨折影响的总人数可能会随着时间的推移而增加，这主要是由于人口的逐渐老龄化。据保守估计，每年发生的髋部骨折病例数将从 1990 年的 166 万例增加到 2050 年的 626 万例[13]。在过去的 10～20 年中，许多发达国家的髋部骨折发病率在经历了前几年的上升之后，趋于平稳或下降；然而，在发展中国家，许多地区的年龄和性别特异性的髋部骨折发病率仍在上升[2,8,13]。对于过往一些报告年龄和性别特异性髋部骨折发病率较低的研究，可能的解释是受试人群对抗骨质疏松药的依赖性更高，以及钙和维生素 D 补充剂的摄入量增加、避免吸烟和饮酒、实施更有效的预防跌倒策略等[20]。

技术性原因，例如骨折的编码和记录不准确，以及一些地区难以获得医疗服务，可能是髋部骨折发病率高变异性的部分原因。东欧与中亚地区 2010 年关于骨质疏松症的流行病学、费用和负担的汇总报告：在格鲁吉亚，75% 的髋部骨折患者没有住院；在哈萨克斯坦和吉尔吉斯斯坦，50% 的患者由于难以获得外科手术治疗和负担不起医疗保健费用而没有住院[13]。

综上所述，除了少数例外，在 1980 年以前，西方人口中不同年龄段的髋部骨折发病率显著上升，随后出现稳定甚至下降。在西方国家，这种趋势在女性中似乎比在男性中更为明

显[16]。然而，需要进一步的纵向研究（特别是在非白种人人群中）来澄清这一公共健康问题正在朝哪个方向演进。此外，罹患髋部骨折的患者的平均年龄正在增加，这一公共健康问题与致残和死亡率的关系越来越大，可能是因为这类患者有更多合并症。

2.8 其他脆性骨折

从流行病学的角度看，桡骨远端骨折的典型受累人群是儿童，高达25%的儿童骨折涉及桡骨远端，在老年人群中高达18%的骨折累及腕关节[21]。最常见的前臂远端骨折类型是Colles骨折。该骨折位于腕关节边缘2.5 cm范围内，造成桡骨远端骨块向背侧成角和移位，可能伴有尺骨茎突骨折[2]。年轻人中前臂骨折的比例高于老年人。相反，在50岁的人群中髋部骨折比较少见，但在75岁以上人群中髋部骨折是主要的脆性骨折类型。在女性中，前臂远端骨折的中位年龄约为65岁，髋部骨折的中位年龄约为80岁[2]。

椎体骨折是世界范围内最常见的脆性骨折，在50岁以上人群中其发病率高达30%～50%[22]。与髋部骨折相反，多种因素限制了关于椎体骨折的可靠的流行病学信息的获取，这些因素包括：2/3～3/4的椎体骨折无临床症状；少于10%的患者需要住院治疗；由于医疗保健服务可及性的地区差异，诊断和治疗可能存在巨大差异。

例如，在一项涵盖约1000例老年住院患者的研究中，对这些患者因各种原因拍摄的胸部X线片进行评估。接受过专门培训的放射科医生发现：14%的女性患者存在中度（25%～40%椎体高度丢失）或重度（>40%椎体高度丢失）椎体骨折，但当地放射科医生的X线片报告中只对一半病例做出了诊断[23]。这通常是由于放射科医生缺乏识别无症状椎体骨折的经验，临床上也缺乏明显的相关体征，且在胸腹部X线片中存在需要更多关注的其他医疗状况（如肺炎或癌症），所以会有漏诊的发生[23]。然而，无症状的椎体骨折非常重要，因为它们是有症状骨折的潜在危险因素，并且与较高的致残率和死亡率有关，特别是糖皮质激素引起的骨质疏松症等继发性骨质疏松症患者[23]。

在欧洲，针对50岁以上的男性和女性的研究报告称，男性人群中有临床症状的椎体骨折的发病率高于50～54岁女性，但60岁以上的女性发生有临床症状的椎体骨折的风险升高[24]。据估计，在年龄特异性的影像学椎体骨折（有症状或无症状）发生率方面，女性的发病率比男性的发病率高2～2.5倍，且斯堪的纳维亚半岛的女性的椎体骨折的发生率比其他欧洲国家的女性高得多。据报道，椎体骨折的发生率在T_{12}和L_1节段最高，L_2和L_3节段次之，T_7～T_9节段和L_4节段位列第三[24]。但是，年龄调整后的发生率在各国之间可能有很大差异。其中一些差异可能是由于患者临床表现的不同以及这些计算发病率的研究中对椎体骨折的确诊存在差异，而非各国椎体骨折发生率的真实差异。例如，有症状的椎体骨折的发生率在美国特别高，但这项以人群为基础的研究不仅包含专门评估发现的椎体骨折，还包括因为其他临床因素而拍摄脊柱侧位影像时偶然发现的椎体骨折[25]。

就患病率数据而言，趋势表明男性和女性的患病率随年龄增长呈线性增高，而与国别无关。其中一些数据显示，近一半的极高龄（即年龄大于85岁）患者会受到椎体骨折的影响[24]。

2.9 脆性骨折的负担

制订公共卫生政策时，衡量疾病和创伤带来的负担是一个关键因素。2010年，骨质疏松症给欧盟27国带来的负担主要包括：2200万女性和550万男性罹患骨质疏松症；新增脆性骨折近350万例，其中髋部骨折约61万例，椎体骨折约52万例，前臂骨折约56万例，其他骨折约

180 万例 [2]。世界范围内髋部骨折的最大负担预计将发生在东亚,特别是中国 [8]。

关于骨质疏松症给拉丁美洲国家带来的负担的资料是有限的。在分析 4 个拉丁美洲国家 [26] 的数据时,预测到 2018 年将有超过 84 万例与骨质疏松症有关的骨折发生,总计每年造成约 11.7 亿美元的损失。预计 5 年的总费用约为 62.5 亿美元。年度成本最高的国家是墨西哥(4.11 亿美元),其次是阿根廷(3.6 亿美元)、巴西(3.1 亿美元)和哥伦比亚(9400 万美元)。其中,每 1000 人的平均负担最高的国家是阿根廷(32 583 美元),其次是墨西哥(16 671 美元)、哥伦比亚(8240 美元)和巴西(6130 美元)。在接下来的 5 年里,预计这 4 个国家将发生 450 万例骨折。

为了控制和预防这些骨折,利益攸关方必须共同努力,缩小护理差距,特别是在二级预防方面。实际上,所有的国际科学机构达成的一致的临床建议是缩小髋部骨折后的诊治差距,主要包括:与患者沟通他们未来的骨折风险,以及如何通过提供抗骨质疏松药、提高长期治疗的持久性和在常规随访中评估跌倒风险来预防再次骨折 [26]。

2.10 髋部骨折的相关费用和社会影响

髋部骨折是世界范围内一个重要的公共卫生问题,与高致残率和死亡率有关。由于髋部骨折的发生率随着年龄的增长呈线性增高,而且预计在不久的将来,老年人口在世界人口中所占的比例将越来越大,因此髋部骨折的相关费用将会增加。总的来说,就住院和康复方面的花费而言,髋部骨折似乎与其他疾病(如心血管疾病)相当。然而,由于新增的合并症、肌少症、较差的生活质量、高致残率和死亡率,治疗以外的社会成本可能更大。髋部骨折及其手术治疗使衰弱的老年人易发生慢性疾病的失代偿,以及罹患贫血、肺炎、谵妄、尿路感染和血栓栓塞等并发症。

髋部骨折患者有相当大的提前死亡风险。尽管外科治疗方法有很大的进步,而且发达国家的大多数患者现在都接受了手术治疗 [27],但过去 30 年以来,髋部骨折的死亡率并没有变化。欧盟的一份关于骨质疏松症的报告估计,低能量创伤导致的髋部骨折的死亡率高于道路交通事故的死亡率,已经与乳腺癌相当 [2]。髋部骨折后死亡风险的增高可能持续数年 [28]。经历过低能量创伤性髋部骨折的患者再次发生脆性骨折和提前死亡的风险都很高 [28]。

与其他类型的脆性骨折(例如椎体骨折)相比,髋部骨折通常需要立即干预并接受住院治疗。平均住院时间在很大程度上取决于当地的医疗保健系统和所研究的人群情况。

最近的一项系统综述 [29] 发现,髋部骨折后第 1 年内的医疗费用支出(43 669 美元)高于急性冠脉综合征(32 345 美元)和脑卒中(34 772 美元)。该系统综述通过分析来自 27 个不同国家(主要是北美和西欧的国家)的 670 173 名患者的数据,回顾了 1990—2015 年髋部骨折的花费以及髋部骨折相关费用存在差异的主要驱动因素 [29]。据估计,髋部骨折后第 1 年的医疗和社会保健总费用支出为每人 43 669 美元。在不同国家之间以及一个国家内部也发现了较大差异:在美国,12 个月的医疗费用支出从 21 259 美元到 44 200 美元不等。其中,住院治疗的费用最高,估计为 13 331 美元。住院数据中平均住院时间为 8.6 天,各地区差异显著。在北美平均住院时间最短,在亚洲平均住院时间最长。费用排第二的康复护理费用,预计为 12 020 美元。高昂的康复费用可能有偏差,因为只有有限的几项研究的结果可用,而其中一项研究报道的康复费用非常高 [29]。

80% 的研究表明,骨折前的合并症与较高的治疗花费有关。93% 的研究表明,髋部骨折后出现并发症与较高的费用显著相关。性别、研究年限、开展研究的地区和住院时间与花费显著相关。在美国以外地区进行的研究中，每名患者的住院时间每延长 1 天，同在美国进行的研究相比，平均要少花费 3304 美元。平均而言，女性患者的治疗花费比男性患者的少，平均每例女性患者要少花费 134 美元（同男性患者相比）。最近的研究显示，治疗成本有显著下降，这可能表明临床治疗方法有所改变，同时并发症有所减少 [29]。

通过缩短住院时间来节省医疗费用可能是减少髋部骨折治疗费用的一个重要因素。然而，2015 年瑞典发布的全国患者登记系统数据显示，住院时间少于 10 天的老年髋部骨折患者（平均年龄为 82 岁）的住院时间越短，出院后死亡风险越高。在这项研究中，无法获知患者出院后的去向，但该研究的作者认为，术后早期的康复质量可能会影响治疗结果，因为住院时间的缩短可能会导致更多的并发症发生。此外，住院时间的缩短减少了在住院期间进行老年综合评估（comprehensive geriatric assessment，CGA）的时间 [30]。CGA 已被证实可以降低老年髋部骨折患者出院后出现并发症和死亡的风险。

与此相反，Nikkel 等人在美国开展的一项研究表明，住院时间的缩短与早期死亡率的降低有关 [31]。从 2000 年到 2011 年，纽约州共收治了 188 208 例髋部骨折患者，其中 169 258 例患者接受了手术治疗，18 950 例患者接受了非手术治疗。平均住院时间为 8.1 天；研究期间，平均住院时间从 2000 年的 12.9 天缩短到 2011 年的 5.6 天。接受手术治疗的髋部骨折患者的 30 天死亡率为 4.5%。住院时间越短（< 5 天和 < 10 天），30 天死亡率越低。与 30 天死亡率增高相关的因素有：接受非手术治疗、男性、白种人、年龄较大、手术时间较长、接受输血、合并症情况和出院时间。预测早期死亡率的一个重要因素是术前等待时间较长（骨折后超过 24 小时或 48 小时），术前等待时间较长也同较长的住院时间相关，这与早期研究中所描述的一致 [32]。

髋部骨折和心血管疾病的费用比较结果很有意思：早期研究中，美国髋部骨折所需的花费超过了乳腺癌等妇科癌症的总和，但没有超过心血管疾病所需的花费 [33]；在瑞士，脆性髋部骨折的住院天数多于治疗心肌梗死和脑卒中的天数，进而导致较高的治疗费用 [34]；在意大利，髋部骨折的治疗费用与急性心肌梗死的治疗费用相当。

如第 12 章所述，康复对髋部骨折患者至关重要 [35]。然而，高龄和影响髋部骨折患者的合并症通常使得患者的康复计划需要在长期护理（long-term care，LTC）机构或养老院中完成。LTC 所需的费用几乎是常规康复机构所需费用的 2 倍。所以，关于这些机构在老年患者康复中的作用仍存在争议。在一项著名的相关研究中，在康复医院就诊的髋部骨折患者与在养老院中进行康复的髋部骨折患者在重返社区率或致残率上并无差异 [36]。此外，康复医院患者的花费明显高于养老院患者的花费，而关于这些机构对老年人生活价值的证据仍有争议。

尽管接受了成功的手术修复和康复训练，老年髋部骨折患者仍有可能出现恢复不良，这表明仍有其他因素（如社会因素）在骨折恢复中发挥作用 [37]。对社会因素在髋部骨折后康复中的作用进行回顾分析时，大多数纳入的研究结果都表明，较高水平的社会支持以及较好的社会经济地位对于年龄大于 65 岁的髋部骨折患者的功能恢复具有积极的影响。社会经济地位与髋部骨折的功能恢复和死亡率相关。收入、就业、受教育程度和培训都是影响髋部骨折康复的社会经济因素 [7,37]。

其他的髋部骨折后遗症包括肌力的丧失、姿态摇摆的增加和行走速度的下降，这些都会导致功能性的肌肉减少、肌少症，甚至最终导致残疾。这些状况对患者生活质量的影响是惊人的：发生髋部骨折 1 年后，40% 的患者仍无法独立行走，60% 的患者无法胜任至少 1 项重要的日

常活动，80% 的患者的工具性日常生活活动
（instrumental activities of daily living，IADL）（如
驾驶和购物）受限 [16]。

2016 年发表的一篇综述包含了 32 项队列研
究的数据，研究大部分来自西欧和北美的国家，
也有一些研究来自澳大利亚、新西兰、日本和中
国 [37]。该项综述以明确的证据表明，髋部骨折
患者在活动能力、基本日常生活活动（activities
of daily living，ADL）、自我护理、参与社交和
生活质量等方面持续受到影响。只有 40%~60%
的髋部骨折幸存者有可能恢复到骨折前的活动
能力。高达 70% 的患者可能恢复到骨折前基本
ADL 综合指标的独立水平；但对于那些骨折前
依赖程度较高的患者，这一比例可能更低 [37]。
只有 50% 或更少的髋部骨折患者能够恢复到骨
折前在 IADL 方面的独立水平。虽然 ADL 的恢
复时间从 4 个月到 11 个月不等，但大多数恢
复了基本 ADL 或 IADL 能力的患者大多是在出
院后最初的 6 个月内做到的 [37]。世界各国的研
究表明，髋部骨折对患者中远期生活质量有重
要影响。在西方国家，10%~20% 的髋部骨折
患者在骨折后 6~12 个月内被送进各类护理机
构 [37]。

髋部骨折似乎与其他合并症的发病有关，给
社会带来高昂的负担。最近的研究强调，髋部骨
折患者罹患抑郁症的概率更高 [38]，因此使用抗
抑郁药的概率也更高 [39]。另一个受关注的领域
是髋部骨折与心血管疾病发病的关系。事实上，
髋部骨折似乎会增加患冠心病的风险，尤其是在
髋部骨折事件发生后的第 1 年内 [40]。心血管疾
病是花费最高的医疗状况之一，因而它与髋部骨
折的医疗和社会成本大幅增加高度相关。

2.11　其他脆性骨折的相关费用和社会影响

其他脆性骨折（如腕部骨折、椎体骨折、

肩部骨折）比髋部骨折更常见，但其中一些骨
折（如椎体骨折）通常无症状，这些骨折比髋部
骨折需要的住院时间更短。有关其他脆性骨折的
社会负担的数据有限。在一项包含了 6 个不同队
列的研究中，作者报告了在 50~64 岁的人群队
列中与髋部骨折、椎体骨折和非椎体骨折相关的
调整后首年平均治疗费用分别为 26 545 美元、
14 977 美元和 9183 美元，在 65 岁以上患者中
这些费用分别是 15 196 美元、6701 美元和 6106
美元 [41]。然而，综合所有主要脆性骨折的患病
率，在相对年轻的患者中，非椎体骨折、髋部骨
折和椎体骨折花费占所有骨折费用的比例分别
为 66%、21% 和 13%，在老年患者中则分别是
36%、52% 和 12%[41]。

从经济学的角度来看，除了髋部骨折，脆性
骨折的重要性通过一项使用了几乎涵盖所有欧洲
国家的管理数据的大型研究得以证实。在这份报
告中，欧洲国家的男性和女性的住院时间有明显
的差异，这种差异表现为在奥地利为 0.32 天，
在西班牙为 20.2 天 [42]。在欧盟，椎体骨折的总
花费是巨大的，估计每年为 3.77 亿欧元，约为
髋部骨折总花费的 63%[42]。当然，分析非髋部
骨折的花费需要更多的经济学数据（包括无症状
骨折的数据），这需要设计队列研究来实现分析
目标。

2.12　结语

髋部骨折是一种常见的、使人衰弱的疾病，
尤其是对于老年人。虽然在一些国家，年龄和性
别特异性的髋部骨折发病率正在下降，但由于人
口老龄化，全球髋部骨折的发生率仍在上升。预
防髋部骨折对社会支出和患者生活质量有重大影
响，应给予更多关注。其他脆性骨折，特别是影
响脊柱和腕部的骨折，从流行病学的角度来看也
发挥着重要的影响，但还需要更多关于其对经济
成本的影响的数据支持。因此，流行病学需要进

一步更好地研究脆性骨折的发生趋势并验证有效的预防策略。

（翻译：孙辉 施慧鹏，审校：芮云峰）

参考文献

[1] WHO. https://www.who.int/news-room/fact-sheets/detail/ageing-and-health. Approached February 1, 2020

[2] Hernlund E, Svedbom A, Ivergård M, Compston J, Cooper C, Stenmark J, McCloskey EV, Jönsson B, Kanis JA (2013) Osteoporosis in the European Union: medical management, epidemiology and economic burden. A report prepared in collaboration with the International Osteoporosis Foundation (IOF) and the European Federation of Pharmaceutical Industry Associations (EFPIA). Arch Osteoporos 8:136

[3] Zanker J, Duque G (2019) Osteoporosis in older persons: old and new players. J Am Geriatr Soc 67(4):831–840

[4] Kanis JA, Oden A, McCloskey EV et al (2012) A systematic review of hip fracture incidence and probability of fracture worldwide. Osteoporos Int 23(9):2239–2256

[5] Liu J, Curtis EM, Cooper C, Harvey NC (2019) State of the art in osteoporosis risk assessment and treatment. J Endocrinol Investig 42(10):1149–1164

[6] Veronese N, Maggi S (2018) Epidemiology and social costs of hip fracture. Injury 49(8):1458–1460

[7] Auais M, Al-Zoubi F, Matheson A, Brown K, Magaziner J, French SD (2019) Understanding the role of social factors in recovery after hip fractures: a structured scoping review. Health Soc Care Community 27(6):1375–1387

[8] Cheung EYN, Tan KCB, Cheung CL, Kung AWC (2016) Osteoporosis in East Asia: current issues in assessment and management. Osteoporos Sarcopenia 2:118–133

[9] Yu F, Xia W (2019) The epidemiology of osteoporosis, associated fragility fractures, and management gap in China. Arch Osteoporos 14(1):32

[10] Khadilkar AV, Mandlik RM (2015) Epidemiology and treatment of osteoporosis in women: an Indian perspective. Int J Women's Health 7:841–850

[11] Francisco L, Délio Marques C, Costa-Paiva L, Pinto-Neto AM (2015) The epidemiology and management of postmenopausal osteoporosis: a viewpoint from Brazil. Clin Interv Aging 10:583–591

[12] Wright NC, Looker AC, Saag KG et al (2014) The recent prevalence of osteoporosis and low bone mass in the United States based on bone mineral density at the femoral neck or lumbar spine. J Bone Miner Res 29(11):2520–2526

[13] Curtis EM, Moon RJ, Harvey NC, Cooper C (2017) The impact of fragility fracture and approaches to osteoporosis risk assessment worldwide. Bone 104:29–38

[14] Cruz-Jentoft A, Landi F, Schneider FM et al (2014) Prevalence of and interventions for sarcopenia in ageing adults: a systematic review. Report of the International Sarcopenia Initiative (EWGSOP and IWGS). Age Ageing 43(6):748–759

[15] Huo YR, Suriyaarachchi P, Gomez F, Curcio CL, Boersma D, Muir SW, Montero-Odasso M, Gunawardene P, Demontiero O, Duque G (2015) Phenotype of osteosarcopenia in older individuals with a history of falling. J Am Med Dir Assoc 16:290–295

[16] Cooper C, Cole ZA, Holroyd CR, Earl SC, Harvey NC, Dennison EM et al (2011) Secular trends in the incidence of hip and other osteoporotic fractures. Osteoporos Int 22(5):1277–1288

[17] Ho S, Bacon E, Harris T, Looker A, Maggi S (1993) Hip fracture rates in Hong Kong and the United States, 1988 through 1989. Am J Public Health 83:694–697

[18] Haring B, Crandall CJ, Wu C, LeBlanc ES, Shikany JM, Carbone L et al (2016) Dietary patterns and fractures in postmenopausal women: results from the women's health initiative. JAMA Intern Med 176(5):645–652

[19] Romero Pérez A, Rivas VA (2014) Adherence to Mediterranean diet and bone health. Nutr Hosp 29(5):989–996

[20] Brauer CA, Coca-Perraillon M, Cutler DM, Rosen AB (2009) Incidence and mortality of hip fractures in the United States. JAMA 302(14):1573–1579

[21] Nellans KW, Kowalski E, Chung KC (2012) The epidemiology of distal radius fractures. Hand Clin 28(2):113–125

[22] Ballane G, Cauley JA, Luckey MM, Fuleihan GE (2017) Worldwide prevalence and incidence of osteoporotic vertebral fractures. Osteoporosis Int 28:1531–1542

[23] Lems WF (2007) Clinical relevance of vertebral fractures. Ann Rheum Dis 66(1):2–4

[24] Ensrud KE, Schousboe JT (2011) Vertebral fractures. NEJM 364(17):1634–1642

[25] Amin S, Achenbach SJ, Atkinson EJ, Khosla S, Melton LJ III (2014) Trends in fracture incidence: a population-based study over 20 years. J Bone Miner Res 29(3):581–589

[26] Aziziyeh R, Amin M, Habib M, Perlaza JG, McTavish RK, Lüdke A, Fernandes S, Sripada K, Cameron C (2019) A scorecard for osteoporosis in four Latin American countries: Brazil, Mexico, Colombia, and Argentina. Arch Osteoporos 14(1):69

[27] Johansen A, Golding D, Brent L, Close J, Gjertsen J-E, Holt G, Hommel A, Pedersen AB, Röck ND, Thorngren K-G (2017) Using national hip fracture registries and audit databases to develop an international perspective. Injury 48(10):2174–2179

[28] Abrahamsen B, van Staa T, Ariely R, Olson M, Cooper C (2009) Excess mortality following hip fracture: a systematic epidemiological review. Osteoporos Int 20(10):1633–1650

[29] Williamson S, Landeiro F, McConnell T et al (2017) Costs of fragility hip fractures globally: a systematic review and meta-regression analysis. Osteoporos Int 28:2791–2800

[30] Nordstrom P, Gustafson Y, Michaelsson K, Nordstrom A (2015) Length of hospital stay after hip fracture and short term risk of death after discharge: a total cohort study in Sweden. BMJ 350:h696

[31] Nikkel LE, Kates SL, Schreck M, Maceroli M, Mahmood B, Elfar JC (2015) Length of hospital stay after hip fracture and risk of early mortality after discharge in New York state: retrospective cohort study. BMJ 351:h6246

[32] Maggi S, Siviero P, Wetle T, Besdine RW, Saugo M, Crepaldi G (2010) A multicenter survey on profile of care for hip fracture: predictors of mortality and disability. Osteoporosis Int 21(2):223–231

[33] Hoerger TJ, Downs KE, Lakshmanan MC, Lindrooth RC, Plouffe L, Wendling B et al (1999) Healthcare use among U.S. women aged 45 and older: total costs and costs for selected postmenopausal health risks. J Womens Health Gend Based Med 8(8):1077–1089

[34] Lippuner K, von Overbeck J, Perrelet R, Bosshard H, Jaeger P (1997) Incidence and direct medical costs of hospitalizations due to osteoporotic fractures in Switzerland. Osteoporosis Int 7(5):414–425

[35] De Rui M, Veronese N, Manzato E, Sergi G (2013) Role of comprehensive geriatric assessment in the management of osteoporotic hip fracture in the elderly: an overview. Disabil Rehabil 35(9):758–765

[36] Kramer AM, Steiner JF, Schlenker RE, Eilertsen TB, Hrincevich CA, Tropea DA et al (1997) Outcomes and costs after hip fracture and stroke. A comparison of rehabilitation settings. JAMA 277(5):396–404

[37] Dyer SM, Crotty M, Fairhall N, Magaziner J, Beaupre LA, Cameron ID, Sherrington C (2016) Fragility Fracture Network (FFN) Rehabilitation Research Special Interest Group. A critical review of the long-term disability outcomes following hip fracture. BMC Geriatr 16(1):158

[38] Cristancho P, Lenze EJ, Avidan MS, Rawson KS (2016) Trajectories of depressive symptoms after hip fracture. Psychol Med 46(07):1413–1425

[39] Iaboni A, Seitz DP, Fischer HD, Diong CC, Rochon PA, Flint AJ (2015) Initiation of antidepressant medication after hip fracture in community-dwelling older adults. Am J Geriatr Psychiatry 23(10):1007–1015

[40] Veronese N, Stubbs B, Crepaldi G, Solmi M, Cooper C, Reginster J-Y et al (2017) Low bone mineral density and fractures are associated with incident cardiovascular disease: a systematic review and meta-analysis. Osteoporosis Int 28:180–181

[41] Shi N, Foley K, Lenhart G, Badamgarav E (2009) Direct healthcare costs of hip, vertebral, and non-hip, non-vertebral fractures. Bone 45(6):1084–1090

[42] Finnern HW, Sykes DP (2003) The hospital cost of vertebral fractures in the EU: estimates using national datasets. Osteoporosis Int 14(5):429–436

老年患者的骨质疏松症

3

Paolo Falaschi, Andrea Marques, Stefania Giordano

3.1 定义

骨质疏松症是一种全身性骨病，特征是骨量减少和骨质量的改变，导致骨折风险增加。原发性骨质疏松症有 2 种主要形式（Ⅰ 型和 Ⅱ 型）：绝经后骨质疏松症和老年性骨质疏松症，随着年龄的增长而出现。继发性骨质疏松症与多种疾病和药物有关[1]。

根据世界卫生组织的标准，骨质疏松症的诊断取决于骨密度测定（如后文第 3.7.1 节所述），且 T 值诊断阈值为 < −2.5[1-2]。

此病是渐进性疾病，如果没有得到诊断和治疗（一级预防），通过复杂的致病机制，骨骼会渐渐变脆（会在第 3.5 节中详细介绍）。骨骼的这种获得性脆性增加，导致在受到低能量创伤时骨折——甚至更严重的情况，即自发性骨折的风险增高。当发生脆性骨折时，可能不需要行 DXA 检查来辅助诊断骨质疏松症，并且可以开始抗骨质疏松治疗以降低再次骨折的风险（二级预防）。

3.2 流行病学

骨质疏松症是一种对社会有重大影响的疾病。它的发生率随着年龄的增长而增高；实际上，它影响了 80 岁以上的大多数人群[1]。脆性骨折的常见部位是脊柱、髋部、前臂远端和肱骨近端。总体而言，欧洲有 270 万人发生脆性骨折，造成较高的直接经济损失[3]。最近（2010年）的一项估算得出，脆性骨折对欧盟 5 个最大的国家（法国、德国、意大利、西班牙和英国）[4]造成的直接经济损失为 290 亿美元，而对 27 个欧盟国家造成的直接经济损失为 387 亿美元[5]。髋部骨折会导致急性疼痛和功能丧失，大部分患者会住院治疗。髋部骨折患者常常恢复缓慢，康复不完全，许多患者被永久安置在养老院。椎体骨折可能会导致急性疼痛和功能丧失，但也可能没有严重症状。桡骨远端骨折也会导致急性疼痛和功能丧失，但通常功能恢复良好。众所周知，除前臂骨折外，骨质疏松症及其引起的骨折与死亡率增高有关[6]。就髋部骨折而言，大多数死亡发生在骨折发生后的前 3~6 个月，其中 20%~30% 的死亡与骨折本身有关[7]。有关骨质疏松症、脆性骨折和费用的流行病学分布的深入描述，请参见第 2 章。

3.3 骨骼解剖

成年人的骨骼 80% 由骨皮质组成，20% 由小梁骨组成。骨皮质密实地包裹着骨髓所占据的空间，而小梁骨则是由散布在整个骨髓腔中的小梁板和杆组成的蜂窝状网络。骨皮质和小梁骨均由骨单位组成。骨皮质骨单位称为哈弗斯（Haversian）系统。哈弗斯系统是圆柱形的，基部长约 400 mm，宽约 200 mm，并在骨皮质内形成分支网络[8]。

骨组织由细胞（破骨细胞、成骨细胞和骨细胞）和基质组成[8]。

破骨细胞是已知唯一能够吸收骨骼的细胞。活化的多核破骨细胞来源于单核巨噬细胞谱系的单核前体细胞[9]。

成骨细胞：骨原细胞产生并维持成骨细胞，成骨细胞在骨形成表面合成新的骨基质，骨细胞在骨基质中维持骨结构，内衬细胞覆盖在静止骨表面并发挥保护性作用。在成骨细胞谱系中，细胞亚群对各种激素、机械信号或细胞因子信号的反应不同[8]。

骨细胞：骨细胞是分化终末期的成骨细胞，在骨组织网络内发挥支持骨结构和骨代谢的功能。骨细胞位于矿化骨的内腔中，并在矿化骨的小管内产生广泛的树突。骨细胞表达多种基质蛋白，这些蛋白支持细胞间黏附并调节腔内和小管网络内骨液矿物质的交换。骨细胞在溶骨过程中很活跃，由于它们含有溶酶体，因此可以作为吞噬细胞发挥作用[8]。

骨的细胞外基质 85%～90% 由胶原蛋白组成。骨基质主要由 I 型胶原蛋白组成，在骨形成的某些阶段含有痕量的 III 型和 V 型胶原蛋白以及 FACIT 胶原蛋白。FACIT 胶原蛋白属于原纤维相关的胶原蛋白家族，具有中断的三重螺旋，这是一组非原纤维胶原蛋白，它们充当了细胞外基质的分子桥梁，对于组织结构和稳定性有重要作用[10]。

骨骼由占比 50%～70% 的矿物质、占比 20%～40% 的有机基质、占比 5%～10% 的水和占比 < 3% 的脂质组成。骨骼含有的矿物质主要是羟基磷灰石 $[Ca_{10}(PO_4)_6(OH)_2]$，还有少量的碳酸盐、镁和酸性磷酸盐，通常缺少羟基。基

质成熟与碱性磷酸酶和几种非胶原蛋白的表达有关，这些非胶原蛋白包括骨钙蛋白、骨桥蛋白和骨唾液蛋白。骨矿物质为骨骼提供机械刚度和承重强度，而有机基质为骨骼提供弹性和柔韧性[8]。

术语"骨骼质量"在文献中有两种含义：一种是代表了影响骨骼抵抗骨折能力的所有特征的总和（即骨骼的尺寸、形状及其材料特性的所有方面）；另一种是指影响骨折的因素，但不能由骨质或骨量来解释[11-12]。不管人们对骨骼质量的一般定义有何偏好，骨骼质量仍然是骨骼特征，并且由于其在确定骨折风险中的重要性，骨骼质量必须在确定骨骼的机械特性方面起作用，而不是解释任何可能导致骨折发生的非骨骼因素，例如跌倒的风险或常用骨骼质量测量方法的局限性[13]。

遵循骨骼的层次结构，可以识别以下决定骨骼质量的因素：整个骨骼的形态（大小和形状），骨骼密度的空间分布，微体系结构，孔隙率，骨皮质厚度，腔隙数目 / 形态，重塑腔的数量、大小和分布，矿物质和胶原的分布 / 排列，微损伤结构的类型、数量和分布，胶原的交联，矿物质的类型和晶体排列，以及胶原 – 矿物质的界面[14]。

3.4　骨骼生理学

骨骼重塑是骨骼响应生理影响或机械力而改变其整体形状的过程，由此导致骨骼逐渐适应其所受到的力[15]。

骨骼重塑是更新骨骼以维持骨骼强度和体内矿物质平衡的过程。重塑包括连续去除离散的旧骨，以新合成的基质替换，以及随后对基质进行矿化以形成新的骨。骨骼重塑的主要功能是用新的、更健康的骨骼以及钙和磷酸盐的动态平衡代替旧的、存在微损伤的骨骼，以保持骨骼的机械强度[8]。

重塑周期包括 4 个连续阶段：活化，吸收，

逆转，形成[16-17]。活化涉及从循环中募集和激活单核巨噬细胞破骨细胞前体，将含有内衬细胞的内膜从骨表面提起，以及融合多个单核细胞以形成多核破骨细胞。前破骨细胞通过细胞膜中整合素受体与基质蛋白中含精氨酸、甘氨酸和天冬酰胺的肽之间的相互作用与骨基质结合，从而在多核破骨细胞下方的骨吸收腔周围形成环形密封区域[8]。

在每个重塑周期中，破骨细胞介导的骨吸收仅需 2~4 周。破骨细胞的形成、活化和吸收受 NF-κB 受体激活蛋白配体（receptor activator of NF-κB ligand，RANKL）与护骨因子（osteoprotegerin，OPG）的比值、白细胞介素 -1（IL-1）、白细胞介素 -6（IL-6）、集落刺激因子（colony stimulating factor，CSF）、甲状旁腺激素、1,25- 二羟维生素 D 和降钙素的调节[9,18]。活化的破骨细胞通过 H^+-ATPase 质子泵和细胞膜中的氯离子通道向吸收室分泌氢离子，从而将骨吸收部位的 pH 降低到 4.5，这有助于骨矿物质移动。活化的破骨细胞从细胞质溶酶体向外分泌抗酒石酸酸性磷酸酶、组织蛋白酶 K、基质金属蛋白酶 9 和明胶酶，以消化有机基质，从而在小梁骨表面和骨皮质中的哈弗斯管表面形成碟形 Howship 陷窝。多核破骨细胞经历凋亡后，单核细胞即完成吸收阶段[19]。骨吸收完成后，吸收腔包含各种具有单个核的细胞，包括单核细胞、从骨基质释放的骨细胞、用来形成新骨的募集的前成骨细胞。将骨吸收的结束与骨形成的开始联系起来的耦合信号尚不完全清楚[20]。逆转可以通过腔中的应变梯度来介导。当破骨细胞吸收骨皮质时，应变梯度在前面减少而在后面增加；而在 Howship 陷窝中，应变梯度在基底处最高，而在腔边缘处的周围骨中则较低。应变梯度可能导致破骨细胞和成骨细胞的顺序激活，破骨细胞通过减少的应变激活，成骨细胞通过增加的应变激活。也有人提出破骨细胞本身可能在逆转过程中发挥作用[21]。骨形成需要 4~6 个月才能完成。成骨细胞合成新的胶原有机基质并通过释放小的、膜结合的基质小囊泡来调节基质的矿化，这些小囊泡浓缩钙和磷酸盐，并在酶促作用下破坏矿化抑制剂，如焦磷酸盐或蛋白聚糖[22]。被基质包围并埋在基质中的成骨细胞成为具有广泛的小管网络的骨细胞，这些小管网络将骨细胞与骨表面内衬细胞、成骨细胞和其他骨细胞连接，连接由从骨细胞延伸的胞质突起之间的缝隙维持[23]。骨形成结束时，50%~70% 的成骨细胞会发生凋亡，而其余的成骨细胞则变成骨细胞或骨衬细胞。

最近几年，对理解骨骼生理学的一个关键进展是发现了 Wnt/β-catenin 信号转导在骨骼中的作用[24-25]。Wnt/β-catenin 信号转导通过 Wnt 蛋白与低密度脂蛋白受体相关蛋白（low density lipoprotein receptor-related protein，LRP）系列 LRP5 和 LRP6 的卷曲受体和共受体组成的受体复合物的结合而被激活。该结合使 β-catenin 稳定，诱导其易位至细胞核，并激活基因转录。此所谓的经典 Wnt 信号通路控制间充质干细胞（mesenchymal stem cell，MSC）的分化，抑制成软骨细胞和脂肪细胞的分化，有利于成骨细胞的分化。经典的 Wnt 信号转导也通过增加 RANKL 的诱饵受体——护骨因子（OPG）在成骨细胞和骨细胞中的表达来促进成骨细胞的成熟以及成骨细胞和骨细胞的存活，并抑制破骨细胞的生成。因此，该途径的激活对于通过增加骨形成和减少骨吸收来形成新骨和维持骨骼至关重要。骨细胞作为 Wnt 配体的产生者和靶点以及调节 Wnt 的作用的分子的分泌者，是经典 Wnt 信号通路调控的关键参与者[25-26]。骨细胞分泌的 Wnt 信号的有效拮抗剂是骨硬化蛋白，该蛋白由 SOST 基因编码，主要由成熟的骨细胞表达，早期的骨细胞或成骨细胞并不表达[27]。骨硬化蛋白也与 Wnt 受体 LRP5/6 结合，拮抗下游信号[28]。骨硬化蛋白还与 LRP 蛋白质家族的另一个成员 LRP4 相互作用；LRP4 作为分子伴侣，是骨硬化蛋白抑制 Wnt/β-catenin 信号转导所必需的 [29]。人体中骨硬化蛋白表达或分泌不足会导致遗传性高骨量状况，特征是骨形成过度，包括骨硬化症、van Buchem 病和颅骨骨干发育异常 [25]。

OPG 是 RANKL 的诱饵受体，因此是骨吸收的抑制剂，是 Wnt/β-catenin 的靶基因 [30]。因此，Wnt/β-catenin 信号转导的遗传操纵导致 OPG 的表达发生明显变化，从而对吸收产生影响，特别是，成熟成骨细胞 / 骨细胞中 Wnt/β-catenin 的失活会降低 OPG 水平并增加破骨细胞的分化和骨吸收 [31-33]。相反，活化成骨细胞中的 Wnt/β-catenin 会增加 OPG 的表达并降低骨吸收 [31-32]。因为骨硬化蛋白拮抗 Wnt/β-catenin 信号转导途径，所以骨硬化蛋白表达的变化也可能通过调节 OPG 来调节骨吸收，这并不意外。实际上，中和抗骨硬化蛋白抗体会增加实验动物和人类的骨形成并降低骨吸收标志物水平，这表明，通过将增强骨形成和降低骨吸收相结合，可以实现骨量增加 [34]。

3.5 发病机制

大多数人在 16 ~ 25 岁达到峰值骨量。在这个年龄之后，骨量缓慢而持续地减少 [35]。流行病学证据表明，不仅在儿童和青少年时期，甚至在妊娠期间，营养和生活方式都对峰值骨量和骨折风险具有重大影响 [36-37]。

骨骼的形成通常会超过骨膜表面的骨吸收，因此骨骼的直径通常会随着年龄的增长而增加。骨吸收通常会超过骨内膜表面的骨形成，因此骨髓空间通常会随着人的年龄增长而扩大。绝经后早期女性的骨重塑增加，然后骨重塑速度随着年龄的增长而减慢，但骨重塑速度仍然比绝经前快。一般认为老年男性的骨重塑会轻度增加 [8]。

男性和女性的正常骨质流失率不同。男性每年的骨质流失率为 0.3%，而女性为 0.5%。相比之下，绝经后的骨质流失，尤其是绝经开始后的

头 5 年，每年骨质流失率可能高达 5% ~ 6% [35]。

除了发病年龄的差异外，Ⅰ 型和 Ⅱ 型骨质疏松症对骨质流失的影响也有所不同。Ⅰ 型似乎主要影响小梁骨，而 Ⅱ 型同时影响骨皮质和小梁骨 [35]。Ⅱ 型骨质疏松症的细胞机制是多因素的，涉及的因素包括渐进性饮食中的钙缺乏，渐进性活动能力下降 [35,38]，以及老年男性和女性的雌激素水平降低（这和 Ⅰ 型骨质疏松症相同，此因素是老年性骨质疏松症的重要原因）。

正常的骨松质由水平和垂直的小梁骨组成。在骨质疏松性骨骼中，水平小梁骨更易于丢失。这导致椎体内部支架的互联性降低。没有交叉水平构件的支撑，无支撑的垂直小梁骨很容易屈服于较小的载荷 [35]。

3.6 脆性骨折的危险因素

脆性骨折与多种危险因素有关（表 3.1）。

表 3.1 脆性骨折的临床危险因素摘要 [1-2]

脆性骨折的危险因素
年龄
女性
低体重指数
脆性骨折史，尤其是在髋部、腕部和脊柱
父母的髋部骨折病史
糖皮质激素的应用（泼尼松龙的用量 ≥ 5 mg/d 或同等剂量的其他糖皮质激素，持续 3 个月或更长时间）
目前吸烟
每天 3 个单位或更高的酒精摄入量
过早绝经
维生素 D 缺乏症
钙摄入减少
毒品
骨质疏松症相关疾病
器官移植

注：有关危险因素的详细说明，请参见第 14 章。

3.6.1 骨密度（BMD）

多项研究表明，BMD 降低 1 个标准差对应于骨折风险增加 1.5 ~ 3 倍 [1]。但是，骨折风险

不仅与 BMD 有关，因此，仅凭 T 值不足以定义骨折的风险并确定治疗时机[39]。此外，大多数骨折发生在骨量减少的患者中（T 值为 –2.5 至 –1.0）[40]。

另一个有趣的情况是糖尿病患者的骨折风险更高（即便 2 型糖尿病患者的面积 BMD 通常比健康受试者的面积 BMD 高 5%～10%）。已经有研究证实，在 T 值和年龄相同的情况下，2 型糖尿病患者的骨折风险要高于没有 2 型糖尿病的人[41]。

3.6.2 年龄

年龄因素独立于 BMD，与骨折风险相关；因此，在 BMD 评分相同的情况下，老年人的骨折风险将高于年轻人[39,42]。关于老年人的另一个主要问题是他们的肌肉功能降低，这是一种与年龄相关的疾病，但营养不良和行动不便通常会加剧这种情况。Fried 及其同事[43] 提出，虚弱是定义衰弱综合征的 5 个要点之一。此外，"衰弱表型"与跌倒导致骨折的高风险相关[44]。

3.6.3 骨折史

无论先前的骨折部位是何处，骨折史都是再发骨折的重要危险因素，并且与 BMD 无关。最常见的骨折发生部位是椎体、髋部、肱骨和腕部。而且，再发骨折的风险随着既往骨折次数的增多而增加：具有 3 次或更多次既往骨折的患者的骨折风险是从未经历过骨折的人的 10 倍[1]。

3.6.4 骨折家族史

家族史独立于 BMD 影响骨折风险。特别是，父母的髋部骨折史与其后代的髋部骨折风险较高显著相关，而与所有其他类型的脆性骨折相关性较低[1]。

3.6.5 合并症

很多疾病与骨折风险增加相关（表 3.2）。

表 3.2　与骨折风险增加相关的疾病

疾病	例子
内分泌失调	性腺功能减退 皮质醇增多症 甲状旁腺功能亢进症 甲状腺功能亢进症 高催乳素血症 1 型和 2 型糖尿病 肢端肥大症 生长激素缺乏性侏儒症
血液系统疾病	骨髓增生性疾病 多发性骨髓瘤和单克隆免疫球蛋白沉积病 系统性肥大细胞增多症 地中海贫血 镰状细胞贫血 血友病
胃肠道疾病	慢性肝病 原发性胆汁性肝硬化 乳糜泻 炎性肠病 胃肠道切除术 胃旁路术 乳糖不耐受症 肠吸收不良综合征 胰腺功能不全
风湿病	类风湿关节炎 系统性红斑狼疮 强直性脊柱炎 银屑病关节炎 硬皮病 其他形式的结缔组织炎
肾脏疾病	特发性高钙尿症 肾小管性酸中毒 慢性肾衰竭
神经系统疾病	帕金森病 多发性硬化 截瘫 脑卒中后遗症 肌营养不良
遗传性疾病	成骨不全 Ehlers-Danlos 综合征 Gaucher 综合征 糖原贮积症 低磷血症 血色素沉着病 同型胱氨酸尿症 囊性纤维化 马方综合征 门克斯病 卟啉病 Riley-Day 综合征
其他疾病	慢性阻塞性肺病 神经性厌食 艾滋病 / 人类免疫缺陷病毒（HIV）感染 淀粉样变性 结节病 抑郁症

在某些情况下，骨折风险的增加是由 BMD 的降低引起的，但通常还涉及其他机制：慢性炎症，骨质量的改变，健康状况的损害，活动能力下降，肌少症，跌倒高风险，以及其他合并症。骨折患者多合并维生素 D 缺乏症，这是一个危险因素[1]。

3.6.6　用药

多种药物均会增加骨折的风险。最重要的一类药物是糖皮质激素，对骨骼产生负面影响，导致骨骼质量快速下降和 BMD 降低。在最新的几类药物中，用于激素阻断治疗的药物（乳腺癌患者使用的芳香化酶抑制剂，前列腺癌患者使用的 GnRH 激动剂）也可降低 BMD，但速度较慢。其他涉及的药物包括选择性 5– 羟色胺再摄取抑制药、质子泵抑制剂、H_2 受体抑制剂、抗惊厥药、祥利尿药、抗凝血药、过多的甲状腺激素和抗逆转录病毒治疗药物。

3.6.7　骨折风险评估

如前所述，尽管 BMD 在诊断骨质疏松症时起着基石作用，但仅凭 BMD 不足以确定干预阈值。这就是为什么要制订大量评分法以更好地确定骨折风险的原因；最广泛使用的评估工具是 FRAX®。这是一种基于网络的算法（www.shef.ac.uk/FRAX），可计算出 10 年主要骨折（髋部、脊柱、肱骨或腕部骨折）的概率和 10 年髋部骨折的概率[45]。尽管国际文献已经证实这些工具在评估骨折风险时的有效性，但骨质疏松症的干预阈值目前取决于不同地区的治疗和补偿政策，而这些政策越来越多地基于成本效益评估[46-48]。

更深入的讨论，请参见第 14 章。

3.7　诊断

欧洲没有公认的筛查骨质疏松症患者或骨折高风险人群的政策。在没有这种政策的情况下，只能根据以前的脆性骨折或存在的重大危险因素，使用病例寻找策略来机会性地识别患者[2]。

3.7.1　仪器诊断

可以通过几种骨密度测定法的技术来评估 BMD。骨密度测定法可以精确测量骨量，这是脆性骨折风险的最佳预测指标。结果表示为 T 评分，即受试者的 BMD 值和相同性别的健康年轻人（具备峰值骨量的人群）的平均 BMD 值之间的差异，以标准差（standard deviation，SD）表示。BMD 也可以通过与相同年龄和性别的受试者的平均 BMD 值比较来评估（Z 评分）。根据世界卫生组织的标准，诊断骨质疏松症所需的阈值是 T 值 < –2.5。

3.7.1.1　双能 X 射线吸收法（DXA）

目前，这是评估骨量的首选技术，可用于诊断骨质疏松症、预测骨折风险和随访监测。该技术使用两种不同能量的 X 射线，可以减去软组织对射线的吸收并估算骨骼中的钙含量。当投影到表面时，会提供一个称为骨矿物质密度（BMD，单位为 g/cm^2）的参数，从中可以推断出骨矿物质含量（bone mineral content，BMC，单位为 g/cm^3）。通常，在特定位置进行测量可以更准确地评估该位置的骨折风险。由于临床上最相关的脆性骨折发生在脊柱和髋部，因此最常测量的部位是腰椎和股骨近端。但是，将 DXA 应用于诊断存在许多技术限制。例如，骨软化症时，由于骨矿化程度降低，骨基质总量会被低估；而脊柱或髋部的骨关节炎或骨关节病将导致 BMD 增加，但骨骼强度不会增加[2]。在后一种情况下，必须从分析中排除涉及的特定位点；必须对至少 2 个腰椎节段进行评估，以提高骨密度测定结果的准确性。因此，在 65 岁以后最好进行股骨骨密度测定。最近开发了一些软件，使 DXA 不仅可以测定 BMD，还可以测定与骨骼强度有关的某些几何参数，例如髋部结构分析（hip structure analysis，HSA）和小梁骨评分（trabecular bone score，TBS）。TBS 是一种新的灰度纹理测量方法，它使用二维投影图像的实验变异函数，量化从一个像素到相邻像素的灰度纹理变化[49]。TBS 不是对骨微结构的直接测量，其测量的指标与三维骨特征（例如小梁数、小梁分离和连接密度）有关[50-51]。TBS 升高代表一种坚固的、耐断裂的微体系结构，而 TBS 降低则代表一种脆弱、易于断裂的微体系结构。因此，有证据表明 TBS 可以区分 2 个具有相同 BMD 和不同小梁特征的三维微体系结构。与 BMD 一样，腰椎 TBS 是随年龄而变化的变量。成年人在 30 ～ 45 岁，TBS 几乎没有变化。此后，随着年龄的增长，TBS 逐渐降低，女性比男性更明显。尽管此设备已获得美国食品药品监督管理局（Food and Drug Administration，FDA）批准，但其在临床实践中的日常使用仍然有限[52]。

3.7.1.2 定量计算机断层扫描（quantitative computerised tomography，QCT）

由于该技术能够将小梁骨 BMD 与骨皮质 BMD 分开，因此可以在椎骨和股骨水平进行总体和局部的体积 BMD（g/cm^2）测定。但是，这种方法使患者暴露于高剂量水平的辐射（约 100 Sv，约 10 000 rem）中。作为一种技术，DXA 通常比 QCT 更可取，因为它具有更高的准确性、较短的扫描时间、更稳定的校准、较低的辐射剂量和较低的成本[2]。

3.7.1.3 定量超声（quantitative ultra-sound，QUS）

该技术提供了 2 个参数（速度和衰减），它们是骨量和结构完整性的间接指标。QUS 主要用于在趾骨和跟骨 2 个部位进行测定。已经证明，在男性和绝经后女性中，超声参数能够准确预测脆性骨折（股骨骨折和椎体骨折）的风险，其准确性不劣于椎体或股骨 DXA 的准确性，但

是该技术不能提供直接的 BMD 测定值。超声检查与 DXA 评估之间不一致的结果既不令人惊讶也不罕见，并且不一定表示有错误；QUS 参数是受骨组织其他特征影响的骨折风险的独立预测因素。但是，根据 WHO 的标准，QUS 确实不能用于骨质疏松症的诊断。当无法通过 DXA 评估椎体或股骨的 BMD 时，QUS 可能会很有用；考虑到其相对较低的成本、设备便携以及没有放射线，QUS 也被建议用于流行病学调查和一级筛查[2]。

3.7.2 胸椎和腰椎的 X 线片

非创伤性椎体骨折的存在表明了骨骼的脆弱状态，此种骨折与 BMD 无关，并且是开始治疗以降低再发骨折风险的有力指示。由于大多数椎体骨折是轻度且无症状的，因此使用诊断性影像技术是诊断它们的唯一方法。根据 Genant 的半定量方法，椎体骨折的定义是一个椎体的高度降低 20% 以上[2]。

3.7.3 实验室检查

实验室检查是诊断骨质疏松症必不可少的步骤，因为它们可以区分骨质疏松症和骨骼的其他代谢性疾病，其他代谢性疾病可能会表现出与骨质疏松症相似的临床表现。此外，实验室检查可以确定可能的病因，从而可以诊断继发性骨质疏松症，并在可能的情况下提供针对病因的治疗方法。第一步的筛查内容包括血细胞计数，蛋白电泳，血清钙和磷水平，总碱性磷酸酶，肌酐，红细胞沉降率和 24 h 尿钙。这些检测的正常结果最多可排除 90% 的继发性骨质疏松症。有时也需要进行第二步的筛查，例如离子钙、促甲状腺激素、甲状旁腺激素、血清 25- 羟维生素 D、1 mg 地塞米松抑制试验、男性总睾酮水平、血清和（或）尿液免疫固定电泳、转谷氨酰胺酶抗体测定和相关疾病的特异性检测。

在血清和（或）尿液中可检测到的特异性骨

转换标志物分为骨形成标志物（骨源性碱性磷酸酶、骨钙素、Ⅰ型前胶原肽）和骨吸收标志物（吡啶啉、脱氧吡啶啉、Ⅰ型胶原 N 端或 C 端前肽）。在成年人群中，骨转换标志物的增加表明骨质流失加速或存在其他原发性或继发性骨骼疾病（骨软化症、骨佩吉特病、肿瘤骨转移）。标志物是骨骼重塑的总体指标，在监测治疗效果和依从性时很有用。但是，这些标志物具有广泛的生物学变异性，因此目前不能常规用于临床评估[2]。

3.8　骨质疏松症的治疗

3.8.1　生活方式的改变

戒烟、戒酒和选择积极的生活方式是治疗骨质疏松症的基本出发点。

不活动（制动）是造成骨质流失的最重要原因之一，应尽可能避免。负重锻炼是保持骨骼健康的最佳选择，因此是骨质疏松症患者管理中的重要组成部分[53]。

3.8.1.1　跌倒预防

跌倒的风险因素包括跌倒史 / 骨折史，头晕和直立性低血压，视力障碍，步态不稳，尿失禁，慢性肌肉骨骼疼痛，抑郁症，功能障碍和认知障碍，低体重指数，女性，勃起功能障碍（成年男性），以及年龄超过 80 岁[54]。其中一些因素是可改变的，因此改变它们很重要[55]。锻炼计划可以通过提高自信心和协调能力以及保持肌

力来防止跌倒，但是对于最适合"高龄老年人"的锻炼计划尚无共识[55-56]。

有关此问题的更深入讨论，请参见第 16 章。

3.9　维生素 D、钙和蛋白质摄入的重要性

3.9.1　维生素 D

维生素 D 参与肠道对钙和磷的吸收，是骨骼矿化和肌肉维持所必需的营养素，同时其对其他器官也具有许多有益的作用。大多数维生素 D 是在阳光下通过皮肤合成的，但老年人的这种能力会降低，并且老年人比年轻人更少暴露皮肤。因此，大多数老年人患有维生素 D 缺乏症[57]。维生素 D 的阈值如表 3.3 所示。几项试验表明血浆中 25– 羟维生素 D 浓度大于 60 nmol/L 的患者发生骨折的风险较低[58]。已经证实 25– 羟维生素 D 水平的提高会降低老年人的跌倒风险。其他试验还表明，补充维生素 D 与全因死亡率降低有关[59]。对于 50 岁以上的男性和女性，推荐营养素摄入量（recommended nutrient intake，RNI）为每天 800 IU 维生素 D[2]。在骨质疏松症的一般治疗中，尤其是对于接受骨保护性治疗的患者，建议其每天至少摄入 800 IU 的维生素 D[60]。考虑到维生素 D 缺乏症在老年人中较常见，对于骨折风险高的患者，可能没有必要测定 25– 羟维生素 D 的循环水平[57]。维生素 D 的补充应尽快开始，并且应在服用任何用于治疗骨质疏松症的药物之前开始[60]。由于维生素 D 的非活性形式（维生素

表 3.3　维生素 D 的阈值[1]

血清维生素 D 水平 / (nmol·L^{-1})	血清维生素 D 水平 / (ng·mL^{-1})	定义
< 25	< 10	严重缺乏
25 ~ 50	10 ~ 20	缺乏
50 ~ 75	20 ~ 30	不足
75 ~ 125	30 ~ 50	目标范围

D_3）存储在脂肪组织中，因此明智的做法是小剂量重复加载使存储饱和，然后继续维持剂量。

3.9.2 钙

钙是骨骼矿化所必需的元素。它主要存在于乳制品中，乳制品中可能添加了钙和维生素 D。推荐营养素摄入量（RNI）：年龄 50 岁以上的男性和女性每天至少摄入 1 g 的钙元素[2]。通过均衡饮食确保摄入充足的钙至关重要，如果不能达到这一要求，建议每天补充 0.5 ~ 1.2 g 钙元素，尤其是对于接受骨保护性治疗的患者[4,61]。服用钙和维生素 D 补充剂有助于减少继发性甲状旁腺功能亢进症的发生，从而减少骨吸收。尽管在一项荟萃分析中，补钙似乎增加了心肌梗死的风险，但其他研究与这一结果相矛盾[62-63]。

有关此问题的更深入讨论，请参见第 18 章。

3.9.3 蛋白质

营养不足，尤其是蛋白质能量营养不良，在老年人中很常见。充足的营养对于骨骼健康非常重要[64]。胰岛素样生长因子 – Ⅰ（insulin-like growth factor-Ⅰ，IGF-Ⅰ）对生长激素起调节作用，并且对几种身体组织，尤其是骨骼肌、软骨和骨具有促进作用。此外，IGF-Ⅰ对调节肾脏中磷酸盐的重吸收以及通过肾脏合成的钙三醇从肠中主动吸收 Ca^{2+} 和磷酸盐也发挥着一定的作用。考虑到老年人的蛋白质吸收能力受损，他们的每日蛋白质推荐摄入量应该从每天 0.80 g/kg 增加到每天 1.0 g/kg 或 1.2 g/kg[56]。

有关营养方面的更广泛的讨论，请参见第 18 章。

有关药物治疗方面的讨论，请参见第 15 章。

3.10 骨质疏松症的治疗依从性和卫生专业人员的作用

令人信服的研究证实，全世界范围内绝大多数骨质疏松症患者均未得到治疗，甚至未被诊断，因为该疾病通常在骨折发生之前没有明显症状[65]。不幸的是，即使在骨折发生后，无论是刚从医院出院还是在随后的几年中，也只有少数患者接受了适当的预防措施。研究还表明，尽管患者可能对什么是骨质疏松症有了很好的了解，但他们通常对药物在降低骨折风险中的作用了解甚少，他们对药物副作用存在各种担忧，对骨质疏松症的成因和危险因素了解不足，对治疗骨质疏松症信心不足[66]。

Rabenda 及其同事进行的一项重要的流行病学研究表明，与每天服用阿仑膦酸盐相比，每周服用 1 次阿仑膦酸盐的患者在第 12 个月时其药物持有率（medical possession ratio，MPR）更高[67]。老年人坚持治疗具有挑战性，特别是通常他们服用的药物的清单很长。此外，老年人比较健忘。由于老年患者出于自身利益进行了错误的风险 – 获益分析，因此大多数不依从的情况似乎是有意为之的[68]。

如果要阻止脆性骨折负担的不断增长，显然需要改变这种情况。这需要新的策略和服务，需要涉及更多的卫生专业人员，并需要可靠的机制来阐明、促进和监测卫生专业人员的行为。由于护士在与其他卫生专业人员进行协调和沟通中发挥重要的作用，她们通常是这些服务取得成功的关键[66]。

卫生专业人员应提供以患者为中心的宣教，并建立一种使患者和家属参与治疗的机制，尤其要重视护理、患者交流、共享决策控制权，并应将由护士、医生和其他支持者提供的指导纳入决策。必须向经历骨折的患者解释骨折是骨质疏松症导致的"脆性"所致，并向他们展示药物治疗如何能提供帮助。了解他们不遵守药物治疗方案的理由和借口是至关重要的。

许多研究表明，积极寻求学习和管理健康的人们更有可能采取预防性健康行为措施，并自我管理健康状况，坚持处方治疗，从而拥有更好的护理经验并取得更好的健康结果。

卫生专业人员应与患者及其家属一起制订计划，并提供饮食和生活方式方面的教育。

通常来讲，定期随访是有益的。在此期间，应要求患者自我描述用药方式，同时避免对患者的行为进行评判[56]。

（翻译：王博炜，审校：张萍）

参考文献

[1] Adami S, Bertoldo F, Brandi ML, Cepollaro C, Filipponi P, Fiore E, Frediani B, Giannini S et al (2009) Guidelines for the diagnosis, prevention and treatment of osteoporosis. Reumatismo 61:260–284

[2] Kanis J, McCloskey E, Johansson H, Cooper C, Rizzoli R, Reginster J et al (2013) European guidance for the diagnosis and management of osteoporosis in postmenopausal women. Osteoporos Int 24:23–57

[3] Kanis J, Borgstrom F, De Leat C, Johansson H, Johnell O, Jonsson B, Odea A, Zethraeus N, Pfleger B, Khaltaev N et al (2005) Assessment of fracture risk. Osteoporos Int 16:581–589

[4] Strom O, Borgstrom F, Kanis J, Compston J, Cooper C, McCloskey E, Jonsson B (2011) Osteoporosis: burden, healthcare provision and opportunities in the EU. A report prepared in collaboration with the International Osteoporosis Foundation (IOF) and the European Federation of Pharmaceutical Industry Associations (EFPIA). Arch Osteoporos 6:59–155

[5] Kanis J, Compston J, Cooper C et al (2012) The burden of fractures in the European Union in 2010. Osteoporos Int 23:S57

[6] Cooper C, Atkinson E, Jacobsen S, O'Fallon W, Melton L (1993) Population-based study of survival after osteoporotic fractures. Am J Epidemiol 137:1001–1005

[7] Kanis J, Oden A, Johnell O, De Laet C, Jonsson B, Oglesby A (2003) The components of excess mortality after hip fracture. Bone 32:468–473

[8] Clarke B (2008) Normal bone anatomy and physiology. Clin J Am Soc Nephrol 3(Suppl 3):S131–S139

[9] Boyle WJ, Simonet WS, Lacey DL (2003) Osteoclast differentiation and activation. Nature 423:337–342

[10] Brodsky B, Persikov AV (2005) Molecular structure of the collagen triple helix. Adv Protein Chem 70:301–339

[11] Bouxsein ML (2003) Bone quality: where do we go from here? Osteoporos Int 14(Suppl 5):118–127

[12] Felsenberg D, Boonen S (2005) The bone quality framework: determinants of bone strength and their interrelationships, and implications for osteoporosis management. Clin Ther 27:1–11

[13] Jarvinen TL, Sievanen H, Jokihaara J, Einhorn TA (2005) Revival of bone strength: the bottom line. J Bone Miner Res 20:717–720

[14] Hernandez CJ, Keaveny TM (2006) A biomechanical perspective on bone quality. Bone 39(6):1173–1181

[15] Kobayashi S, Takahashi HE, Ito A, Saito N, Nawata M, Horiuchi H, Ohta H, Ito A, Iorio R, Yamamoto N, Takaoka K (2003) Trabecular minimodeling in human iliac bone. Bone 32:163–169

[16] Burr DB (2002) Targeted and nontargeted remodeling. Bone 30:2–4

[17] Parfitt AM (2002) Targeted and nontargeted bone remodeling: relationship to basic multicellular unit origination and progression. Bone 30:5–7

[18] Blair HC, Athanasou NA (2004) Recent advances in osteoclast biology and pathological bone resorption. Histol Histopathol 19:189–199

[19] Reddy SV (2004) Regulatory mechanisms operative in osteoclasts. Crit Rev Eukaryot Gene Expr 14:255–270

[20] Hock JM, Centrella M, Canalis E (2004) Insulin-like growth factor I (IGF-I) has independent effects on bone matrix formation and cell replication. Endocrinology 122:254–260

[21] Martin TJ, Sims NA (2005) Osteoclast-derived activity in the coupling of bone formation to resorption. Trends Mol Med 11:76–81

[22] Anderson HC (2003) Matrix vesicles and calcification. Curr Rheumatol Rep 5:222–226

[23] Burger EH, Klein-Nuland J, Smit TH (2003) Strain-derived canalicular fluid flow regulates osteoclast activity in a remodeling osteon: a proposal. J Biomech 36:1452–1459

[24] Delgado-Calle J, Sato AY, Bellido T (2017) Role and mechanism of action of Sclerostin in bone. Bone 96:29–37

[25] Baron R, Kneissel M (2013) WNT signaling in bone homeostasis and disease: from human mutations to treatments. Nat Med 19(2):179–192

[26] Gori F, Lerner U, Ohlsson C, Baron R (2015) A new WNT on the bone: WNT16, cortical bone thickness, porosity and fractures. Bonekey Rep 4:669

[27] Poole KE, Van Bezooijen RL, Loveridge N, Hamersma H, Papapoulos SE, Lowik CW et al (2005) Sclerostin is a delayed secreted product of osteocytes that inhibits bone formation. FASEB J 19(13):1842–1844

[28] Li X, Zhang Y, Kang H, Liu W, Liu P, Zhang J et al (2005) Sclerostin binds to LRP5/6 and antagonizes canonical Wntsignaling. J Biol Chem 280(20):19883–19887

[29] Leupin O, Piters E, Halleux C, Hu S, Kramer I, Morvan F et al (2011) Bone overgrowth-associated mutations in

the LRP4 gene impair sclerostin facilitator function. J Biol Chem 286(22):19489–19500

[30] Boyce BF, Xing L (2008) Functions of RANKL/RANK/OPG in bone modeling and remodeling. Arch Biochem Biophys 473(2):139–146

[31] Glass DA, Bialek P, Ahn JD, Starbuck M, Patel MS, Clevers H et al (2005) Canonical Wnt signaling in differentiated osteoblasts controls osteoclast differentiation. Dev Cell 8(5):751–764

[32] Holmen SL, Zylstra CR, Mukherjee A, Sigler RE, Faugere MC, Bouxsein ML et al (2005) Essential role of beta-catenin in postnatal bone acquisition. J Biol Chem 280(22):21162–21168

[33] Kramer I, Halleux C, Keller H, Pegurri M, Gooi JH, Weber PB et al (2010) Osteocyte Wnt/beta-catenin signaling is required for normal bone homeostasis. Mol Cell Biol 30(12):3071–3085

[34] Stolina M, Dwyer D, Niu QT, Villasenor KS, Kurimoto P, Grisanti M et al (2014) Temporal changes in systemic and local expression of bone turnover markers during six months of sclerostin antibody administration to ovariectomized rats. Bone 67:305–313

[35] Bono CM, Einhorn TA (2003) Overview of osteoporosis: pathophysiology and determinants of bone strength. Eur Spine J 12(Suppl. 2):S90–S96

[36] Grzibovskis M, Pilmane M, Urtane I (2010) Today's understanding about bone aging. Stomatologija 12:99–104

[37] Raisz LG (2007) Maintaining the life-long vitality and integrity of skeletal tissue. Bone 40(Suppl 1):S1–S4

[38] Eastell R, Lambert H (2002) Strategies for skeletal health in the elderly. Proc Nutr Soc 61:173–180

[39] Kanis J, Johnell O, Oden A, Dawson A, De Laet C, Jonsson B (2001) Ten year probabilities of osteoporotic fractures according to BMD and diagnostic thresholds. Osteoporos Int 12(12):989–995

[40] Miller P, Barlas S, Brenneman S, Abbott T, Chen Y, Barrett-Connor E, Siris E (2004) An approach to identifying osteopenic women at increased short-term risk of fracture. Arch Intern Med 164:1113–1120

[41] Ferrari SL, Abrahamsen B, Napoli N, Akesson K, Chandran M, Eastell R, El-Hajj Fuleihan G, Josse R, Kendler DL, Kraenzlin M, Suzuki A, Pierroz DD, Schwartz AV, Leslie WD, on behalf of the Bone and Diabetes Working Group of IOF (2018) Diagnosis and management of bone fragility in diabetes: an emerging challenge. Osteoporos Int 29(12):2585–2596

[42] Hui S, Slemenda C, Johnston C (1998) Age and bone mass as predictors of fracture in a prospective study. J Clin Invest 81:1804–1809

[43] Fried L, Tangen C, Walston J, Newman A, Hirsch C, Gottdiener J, Seeman T, Tracy R, Kop W, Burke G, McBurnie M (2001) Frailty in older adults: evidence for a phenotype. J Gerontol ABiol Sci Med Sci 56:M146–M156

[44] Tom S, Adachi J, Anderson F Jr, Boonen S, Chapurlat R, Compston J, Cooper C, Gehlbach S, Greenspan S, Hooven F, Nieves J, Pfeilschifter J, Roux C, Silverman S, Wyman A, La Croix A (2013) Frailty and fracture, disability, and falls: a multiple country study from the global longitudinal study of osteoporosis in women. J Am Geriatr Soc 61:327–334

[45] Kanis J, Johnell O, Oden A, Johansson H, McCloskey E (2008) FRAX and the assessment of fracture probability in men and women from UK. Osteoporos Int 19:385–397

[46] Kanis J, Hans D, Cooper C et al (2011) Interpretation and use of FRAX in clinical practice. Osteoporos Int 22:2395–2411

[47] Leslie W, Lix L, Johansson H, Oden A, McCloskey E, Kanis J (2011) Spine-hip discordance and fracture risk assessment: a physician-friendly FRAX enhancement. Osteoporos Int 22:839–847

[48] Hiligsmann M, Kanis J, Compston J, Cooper C, Flamion B, Bergmann P, Body J, Boonen S, Bruyere ODJ, Goemaere S, Kaufman J, Rozenberg S, Reginster J (2013) Health technology assessment in osteoporosis. Calcif Tissue Int 93:1–14

[49] Harvey NC, Glüer CC, Binkley N, McCloskey MV, Brandi ML, Cooper C, Kendler D, Lamy O, Laslop A, Camargos BM, Reginster JY, Rizzoli R, Kanis JA (2015) Trabecular bone score (TBS) as a new complementary approach for osteoporosis evaluation in clinical practice: a consensus report of a European Society for Clinical and Economic Aspects of Osteoporosis and Osteoarthritis (ESCEO) Working Group. Bone 78:216–224

[50] Hans D, Goertzen AL, Krieg M-A, Leslie WD (2011) Bone micro-architecture assessed by TBS predicts osteoporotic fractures independent of bone density: the Manitoba study. J Bone Miner Res 26:2762–2769

[51] Winzenrieth R, Michelet F, Hans D (2013) Three-dimensional (3D) microarchitecture correlations with 2D projection image gray-level variations assessed by trabecular bone score using high-resolution computed tomographic acquisitions: effects of resolution and noise. J Clin Densitom 16:287–296

[52] Simonelli C, Leib E, Mossman N, Winzenrieth R, Hans D, McClung M (2014) Creation of an age-adjusted, dual-energy x-ray absorptiometry-derived trabecular bone score curve for the lumbar spine in non-Hispanic US White women. J Clin Densitom 17:314–319

[53] Howe T, Rochester L, Neil F, Skelton D, Ballinger C (2011) Exercise for improving balance in older people. Cochrane Database Syst Rev (11):CD004963. https://doi.org/10.1002/14651858

[54] AGS/BGS/AAOS (2001) Guideline for the prevention of falls in older persons. American Geriatrics Society, British Geriatrics Society, and American Academy of Orthopaedic Surgeons Panel on Falls Prevention. J Am

Geriatr Soc 49:664–672

[55] Michael Y, Whitlock E, Lin J, Fu R, O'Connor E, Gold R (2010) Primary care-relevant interventions to prevent falling in older adults: a systematic evidence review for the U.S. Preventive Services Task Force. Ann Intern Med 153:815–825

[56] Rizzoli R, Branco J, Brandi M, Boonen S, Bruyère O, Cacoub P, Cooper C (2014) Management of osteoporosis of the oldest old. Osteoporos Int 25:2507–2529

[57] Boucher B (2012) The problems of vitamin D insufficiency in older people. Aging Dis 3:313–329

[58] Bischoff-Ferrari H, Willett W, Orav E, Lips P, Meunier P, Lyons R, Flicker L, Wark J, Jackson R, Cauley J, Meyer H, Pfeifer M, Sanders K, Stahelin H, Theiler R, Dawson-Hughes B (2012) A pooled analysis of vitamin D dose requirements for fracture prevention. N Engl J Med 367:40–49

[59] Bischoff-Ferrari H, Dawson-Hughes B, Staehelin H, Orav J, Stuck A, Theiler R, Wong J, Egli A, Kiel D, Henschkowski J (2009) Fall prevention with supplemental and active forms of vitamin D: a meta-analysis of randomised controlled trials. BMJ 339:b3692. https://doi.org/10.1136/bmj.b3692

[60] Rizzoli R, Boonen S, Brandi N, Bruyer O, Cooper C, Kanis J, Kaufman J, Ringe J, Weryha G, Reginster J (2013) Vitamin D supplementation in elderly or postmenopausal women: a 2013 update of 2008 reccomandations from the European Society for Clinical and Economic Aspects of Osteoporosis and Osteoarthritis (ESCEO). Curr Med Res Opin 29:305–313

[61] Bischoff-Ferrari H, Kiel D, Dawson-Hughes B, Orav J, Li R, Spiegelman D, Dietrich T, Willett W (2009) Dietary calcium and serum 25-hydroxyvitamin D status in relation to BMD among U.S. adults. J Bone Miner Res 24:935–942

[62] Bolland M, Avenell A, Baron J, Grey A, MacLennan G, Gamble G, Reid I (2010) Effect of calcium supplements on risk of myocardial infarction and cardiovascular events: metaanalysis. BMJ 341:c3691

[63] Burckhardt P (2011) Potential negative cardiovascular effects of calcium supplements. Osteoporos Int 22:1645–1647

[64] Genaro P, Martini L (2010) Effect of protein intake on bone and muscle mass in the elderly. Nutr Rev 68:616–623

[65] Eisman JA, Bogoch ER, Dell R, Harrington JT, McKinney RE Jr, McLellan A, Mitchell PJ, Silverman S, Singleton R, Siris E (2012) Making the first fracture the last fracture: ASBMR task force report on secondary fracture prevention. J Bone Miner Res 27:2039–2046

[66] Conley RB, Adib G, Adler RA, Akesson KE, Alexander IM, Amenta KC, Blank RD, Brox WT, Carmody EE, Chapman-Novakofski K, Clarke BL, Cody KM, Cooper C, Crandall CJ, Dirschl DR, Eagen TJ, Elderkin AL, Fujita M, Greenspan SL, Halbout P, Hochberg MC, Javaid M, Jeray KJ, Kearns AE, King T, Koinis TF, Koontz JS, Kuzma M, Lindsey C, Lorentzon M, Lyritis GP, Michaud LB, Miciano A, Morin SN, Mujahid N, Napoli N, Olenginski TP, Puzas JE, Rizou S, Rosen CJ, Saag K, Thompson E, Tosi LL, Tracer H, Khosla S, Kiel D (2020) Secondary fracture prevention: consensus clinical recommendations from a multistakeholder coalition. J Bsone Miner Res 35:36–52. https://doi.org/10.1002/jbmr.3877

[67] Rabenda V, Mertens R, Fabri V, Vanoverloop J, Sumkay F, Vannecke C, Deswaef A, Verpooten G, Reginster JY (2008) Adherence to bisphosphonates therapy and hip fracture risk in osteoporotic women. Osteoporos Int 19:811–818

[68] Tafaro L, Nati G, Leoni E, Baldini R, Cattaruzza MS, Mei M, Falaschi P (2013) Adherence to anti-osteoporotic therapies: role and determinants of "spot therapy". Osteoporos Int 24(8):2319–2323

衰弱和肌少症

Finbarr C. Martin, Anette Hylen Ranhoff

4

4.1 衰弱

衰弱通常被认为是与年龄相关的生理上的渐进性衰退，导致生理储备减少，使患者极易受到疾病负荷的影响，并导致一系列不良健康后果的风险增加。然而，在临床和研究中衰弱有 2 个截然不同的概念。第一个概念是，衰弱是一种与潜在的生理和代谢变化相关的综合征，这种变化导致进行性的躯体和认知损害，最终导致功能丧失，通常是由急性或慢性疾病或损伤引起的。这可以用 20 年前提出的且目前仍然有效的定义来概括 [1]。因此，衰弱患者的残障或死亡风险因轻微的疾病负荷而增加。

第二个概念介绍了一种可操作的方法，即将衰弱视为未来不良事件的风险因素的集合，但衰弱不一定与这些结果有直接的病理生理关系。如后文所述，这些立场并非不相容。无论是从流行病学角度还是从概念上看，衰弱都与共病和残疾重叠，但又有别于它们 [2]。在横断面研究中，一些衰弱的个体既不处于共病的状态也不处于残疾的状态，但共病的个体比其他人更有可能变得衰弱；而根据定义，衰弱个体更有可能出现一种新的残疾。因此，与高血压、高胆固醇血症、肥胖和吸烟等更传统的危险因素一样，衰弱可以被视为功能衰退的一个危险因素 [3]。

4.1.1 衰弱的本质

在预测新的残疾、住院和死亡等不良后果的发生率增高方面，有几种关于衰弱的诊断性定义和测量方法在不同人群中得到验证。其中 2 种最成熟的方法是美国 Fried 团队开发的表型模型 [4] 及加拿大 Rockwood 和 Mitnitski 开发的缺陷累积模型 [5]，这 2 种方法均在国际上不相关的队列中得到了验证。

表型模型是根据经验从纵向数据集中测试的大量候选特征中产生的，在与相关正常人群比较下分为 5 个组成部分：非故意的体重下降、自我报告的疲劳、低体力活动状态（低耗能）、步速减慢和握力弱。存在 3 种或 3 种以上的异常，定义为衰弱；存在 1 种或 2 种异常，定义为衰弱前期。判断异常的标准如表 4.1 所示，但在实践中，研究人员根据可用的数据调整了标准定义。

如上所述，该表型模型并没有明确地包括认知或心理社会特征，但这些特征也可以预测不良健康结果，并且可能会影响 5 个方面中的任何 1 个。例如，情绪低落可能与自我报告的疲劳有关，认知障碍与步速减慢有关。然而，有大量证据表明，这种以老年人躯体衰弱为主要评估指标的量表对不良健康结果还是有相当的预测力。

表 4.1　Fried 衰弱表型模型

异常	标准
体重下降	自我报告的体重降低超过 4.5 kg，或者每年有记录的体重下降超过 5%
疲劳	自我报告的疲倦，使用美国流行病学研究中心的抑郁量表 73（每周超过 3 ~ 4 天）
低耗能	男性 < 383 kcal/ 周，女性 < 270 kcal/ 周
步速减慢	按性别和身高分层的行走 4.57 m 的标准化截止时间
握力弱	按性别和体重指数分层的握力

缺陷累积模型的方法则完全不同。它可操作性地将衰弱视为与年龄相关的有害（"缺陷"）因素的总和，这些因素可以是症状、感觉障碍、异常的临床发现或实验室检查结果、疾病、残疾或缺乏社会支持。合适的参数是那些随着年龄的增长而日益普遍，但并不一定和年龄相关，却与健康显著相关的参数。所以，白发不是合适的参数！一般来说，每一个因素都因存在或不存在而被赋值 0 分或 1 分，但有些变量有可能被分为 3 个或更多的等级，因此被赋值为一个分数。总分称为衰弱指数（frailty index，FI），由所有缺陷分数之和除以项目数计算得出，因此，FI 的理论范围在 0（无明显缺陷，健康状况良好）到 1（每个项目都有缺陷）之间。但实际上，许多研究表明，数值在 0.7 以上的人很少能存活下来。缺陷累积模型是一种方法，而不是一种固定的工具，因此非常灵活。FI 可以由关于个体的任何综合数据集中的合适的变量构建，只要它涵盖了这些健康相关领域的广泛范围，并且包含超过 30 个条目。尽管这 2 种诊断衰弱的方法截然不同，但当它们被应用到一个公共数据集时，它们在识别衰弱方面的表现相当相似[6-7]。

4.1.2　衰弱的流行病学

无论用什么方法来定义衰弱，随着年龄的增长，衰弱都会变得越来越普遍。在社区和护理机构，衰弱的患病率分别为 12%（95% 可信区间为 10% ~ 15%）和 45%（95% 可信区间为 27% ~ 63%）。当使用比物理表型更宽泛的定义时，衰弱的患病率提高到 16%（95% 可信区间为 7% ~ 29%）[8]。对于 85 岁以上的人群，衰弱的患病率会上升到 20% ~ 50%[9]，并在女性中更为常见。但一些研究表明，女性比男性更能适应衰弱。衰弱的患病率的地理差异可能与医疗资源不平衡有关，因为患病率与国家经济指标有着显著的联系。国家内部的差异也可能与社会经济因素（包括社会剥夺）有关[10]。衰弱是一种动态的综合征，是可逆的，患者可以由衰弱状态恢复健康并反复多次再进入衰弱状态[11]。然而，关于衰弱发展轨迹的研究却寥寥无几。

4.1.3　衰弱如何发展

从衰老和进化的角度来理解，衰弱是最好的。生命是身体的结构和功能逐渐产生有害变化的一个普遍过程，衰弱对个体的影响程度不同，且并不与特定的外因相关。这些与衰老相关的损伤源于未修复的分子和细胞损伤的终生累积，这些损伤的表现形式多样，影响细胞存活、蛋白质合成以及损伤检测和修复过程的效率。这些损伤所导致的病理生理学途径还没有完全阐明，但可能包括细胞因子和炎症反应的其他成分[12-13]。年轻人的防御和修复机制非常完善，能够支持正常的生长、发育，但防御和修复机制并没有进化到可以为老年人提供无限期的保护的程度。这是由于进化方面并没有修复的压力，因为所有的新陈代谢都需要能量（最终来自食物），所以修复能力足够即可，多余的修复能力不必要，这是有生物学意义的。这些与年龄相关的变化与某些"退行性"疾病的发生概率增高有关,但这些变化并不普遍。残疾是由于特定属性(如力量或平衡)的严重损伤,这些损伤是由衰老或疾病或两者共同所致。

4.1.4 临床实践中的衰弱评估

所需评估的范围和细节以及评估工具的选择应根据被评估人群和评估目的而定。例如,对于急性髋部骨折患者,许多功能测试,如步行速度和计时起立—行走测试都不可行。表型模型和 FI 在常规临床实践中都不是特别可行,一些更简单的量表更常用,如临床衰弱量表[14]或埃德蒙顿(Edmonton)衰弱量表[15]。临床衰弱量表涵盖了运动、能量、体力活动和功能等领域的描述,使标准的临床评估能够描述从非常健康、健康到严重衰弱和疾病终末期的 9 个级别(图4.1)。这提供了一个可行的基于常规临床评估的描述,但并没有从概念上区分衰弱和共病或残疾。临床衰弱量表的死亡率预测与更详细的 FI

有可比性,并且有助于快速的临床决策。

采用埃德蒙顿衰弱量表进行评估需要进行一些具体但相当简单的临床测量,这是对常规临床实践的补充,内容包括认知(画钟测验)、一般健康状况、功能、社会支持、药物使用、营养、情绪、自制力和活动性功能测试(计时起立—行走测试)。分数从 0 分到 17 分不等,评分为 8分或 8 分以上通常被认为衰弱,但相关的界值可以根据目的具体制订。例如,低分值与较高的术后并发症的发生率有关。与其他一些工具相比,埃德蒙顿衰弱量表确定了一些临床重要领域的潜在干预目标。

在社区或初级保健环境中,量表评估用于确定需要健康干预措施(如优化营养和提高体力活动水平)的目标群体。在这些环境中可能需要一种更简单的筛查方法。最近对可用工具的系统评价表明,PRISMA-7 可能是最准确的[16],3 分或更高的分数表明残疾发生的可能性增加[17](表4.2)。

 1 非常健康 精力充沛、积极运动、动机明确、有活力。经常规律锻炼,同年龄中健康状况最好。

 2 健康 无疾病,但比第一级别稍逊。偶尔积极运动,比如有季节性。

 3 相对健康 有疾病但控制良好,除常规散步外无积极运动。

 4 亚健康 日常能独立生活,活动有一定受限。常抱怨行动变慢和(或)劳累感。

 5 轻度衰弱 更明显的活动缓慢,高阶的工具性日常生活活动(经济活动、交通、重体力家务、医疗)需要帮助。典型的表现为购物及独立外出能力、做饭及做家务能力逐渐受损。

(活动能力下降)

 6 中度衰弱 所有外出活动,以及部分室内活动需要帮助。上下楼梯、洗浴需要帮助,穿衣时需要小的提示并需要他人帮助站立。

 7 重度衰弱 日常活动完全依赖他人,无论是因为躯体状况还是认知障碍。但总体稳定,不具有死亡高风险(6 个月之内)。

 8 严重衰弱 完全依赖他人,走向生命末期。典型表现为难以从小病中恢复。

 9 疾病终末期 走向生命末期。这个分类用于预期寿命少于 6 个月,并无明显衰弱的患者。

(自理能力下降)

痴呆患者衰弱评分:衰弱程度和痴呆程度相关;轻度痴呆包括忘记近期事件的细节,即便仍记得事件本身,会重复同一个问题或故事,社会功能减退;中度痴呆包括近期记忆力严重受损,即便远期记忆力看似良好,在提示下可照顾自己;重度痴呆患者若无他人帮助无法生活。

图 4.1 临床衰弱量表

表4.2 PRISMA-7评分

条目	内容	评分
1	年龄是否大于85岁？	若是，得1分
2	是否为男性？	若是，得1分
3	是否由于健康问题而活动受限？	若是，得1分
4	日常活动是否需要帮助？	若是，得1分
5	是否由于健康问题无法外出？	若是，得1分
6	如果需要，家中有人可以予以帮助吗？	若是，得1分
7	常规是否使用拐杖、助行器或轮椅来活动？	若是，得1分
	总分	

4.1.5 将衰弱纳入治疗计划和服务计划

一般来说，没有足够的证据支持进行衰弱筛查[18]。临床中对衰弱病例的发现可以分两个阶段进行，先使用简单的测试筛查，然后使用老年综合评估（CGA）来确诊（如果有老年服务），或者至少对营养和肌肉功能进行评估。因此，需要为那些被认为是衰弱前期或衰弱的人提供干预或打包的干预措施，以防止、减缓或逆转衰弱[19]。例如，在急诊时，对脆性骨折患者可通过使用临床衰弱量表（从患者和其近亲那里获得关于骨折前状态的信息）来评估其衰弱程度。在康复阶段，可定制个体方案，用埃德蒙顿衰弱量表或全套CGA来进行评估。

4.2 肌少症

肌少症是Rosenberg提出的一个术语，它是公认的随着年龄增长而失去肌肉的现象[20]，是衰弱的主要组成部分。建议将肌少症的诊断、治疗和预防作为常规治疗的一部分[21]。骨骼肌的重量占总体重的1/3或更多。除了运动，肌肉在体温调节和新陈代谢等方面也起着关键作用。肌肉质量低与急性疾病预后不良有关，可能是因为代谢储备减少（肌肉是蛋白质和能量的储存库，而蛋白质和能量可用于抗体合成和糖异生）。

4.2.1 肌少症的本质

肌少症的特点是运动神经元丢失，每个运动单元的肌肉质量减少，快速收缩纤维相对减少，每横截面单元的收缩力量降低。肌纤维因运动神经元脱落而丧失功能。通过存活的神经元再生出的肌纤维重新神经化会导致纤维束类型在横截面上的分布不均匀，主要是与力量（力和肌肉收缩速度的乘积）相关的Ⅱ型纤维的损失相对较大[22]。

肌肉质量和力量是相关的，但不是呈线性关系[23]。对躯体的表现和残疾而言，功能比质量更重要[24]；随着年龄的增长，40%的功能状态的下降来自腿部力量的下降[25]。那些到80多岁仍坚持体力活动的男性会出现肌纤维代偿性肥大，以补偿肌纤维数量的减少。效率的降低也源于纤维内和纤维间脂肪的积累以及非收缩组织的增多。肌肉的力量和功能还取决于神经–肌肉的完整性、肌肉的表现以及肌肉的特性。事实上，外部对大肌群（如股四头肌）电刺激产生的力超过了肌肉最大自主收缩所能达到的力，这强调了非肌肉因素的重要性。

4.2.2 流行病学

欧洲老年人肌少症工作组（EWGSOP）对肌少症患病率进行了系统评价，结果表明，社区居民中肌少症的发病率为1%～29%，长期护理机构中的老年人的肌少症的发病率为14%～33%，急诊人群中肌少症的发病率为10%[26]。据报道，挪威住院老年人的比例高达30%[27]。在这些研究中，肌少症的患病率随着年龄的增长而增高，但存在性别差异。来自冰岛的一项研究发现，从75岁到80岁，肌少症的患病率从7%增高到17%。在老年（65岁以上）髋部骨折患者中，肌少症的患病率为17%～74%，最高的患病率来自中国男性患者。根据EWGSOP在2010

年提出的定义，在居家、平均年龄为 79 岁的老年髋部骨折患者中，38% 的患者患有肌少症[28]。

4.2.3 肌少症如何发展

肌纤维的发育发生在出生前，但肌纤维在儿童时期会长大，在成年早期达到高峰。峰值质量受子宫内因素、遗传和早期生活的影响。随着年龄的增长，肌纤维的质量和功能逐渐下降[29]。这种下降受体力活动、营养和性别的影响，在更年期以后的女性中更为明显。随着年龄的增长，由于急性疾病或慢性疾病的影响，肌肉质量出现不可避免的逐渐下降，下降 15%～25%；这些疾病通常通过代谢压力、食物摄入减少和身体活动缺乏等机制产生负面影响。肌肉质量的损失被认为是多因素导致的，可能的因素如图 4.2 所示。

肌少症的相关因素与衰弱的相关因素有重叠。肌少症的一个主要特征是肌肉蛋白质的合成速度降低。这导致蛋白质水平下降，包括负责肌肉工作强度的线粒体氧化酶的水平下降。与年龄相关的激素平衡紊乱，可出现低水平的睾酮、生长激素和胰岛素样生长因子 – Ⅰ，导致肌肉蛋白质合成率的降低，这也限制了肌肉损伤或细胞凋亡后结构的恢复，并可能减少运动源的合成刺激[30]。白细胞介素 –1β、白细胞介素 –6、肿瘤坏死因子 –α 等细胞因子的作用尚不明确。它们在急性疾病和慢性炎症疾病的分解代谢过程中发挥作用；但像一些人群研究所报告的，与衰弱相关的循环中细胞因子的微小差异是否和与年龄相关的肌少症有关还不能确定。

4.2.4 肌少症的临床评估

几种不同的诊断定义导致早期调查出的社区居住的老年人中肌少症患病率存在一定的差异。欧洲老年医学会（European Geriatric Medicine Society）所成立的 EWGSOP 于 2010 年首次提出了对肌少症进行筛查和分级的共识定义与方法，并于 2018 年进行了修订[31]，如图 4.3 所示。步速测量在几乎任何社区环境中都是可行

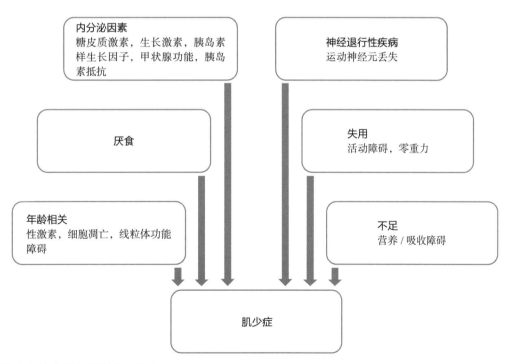

图 4.2 肌少症的病因和机制［改编自 Cruz-Jentoft AJ，Baeyens JP，Bauer JM，et al. Sarcopenia: European consensus on denition and diagnosis: Report of the European Working Group on Sarcopenia in Older People. Age Ageing，2010，39(4):412–423］

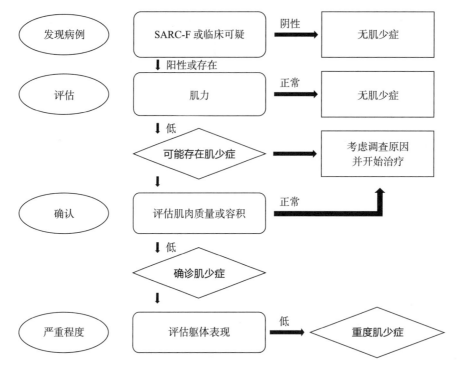

图4.3　EWGSOP对肌少症的诊断和分级［改编自 Cruz-Jentoft AJ，Bahat G，Bauer JM, et al. Sarcopenia: revised European consensus on definition and diagnosis. Age Ageing, 2019，48(1):16-31］。该文章对如何应用该流程做了进一步的探讨，并提出了可行、可靠的评价肌肉力量、质量和容积以及体能的方法

的，步速是一个有用的全球健康指标，步速较慢与发生残疾、跌倒、需要机构照护和死亡的可能性更大有关[32]。由于握力测量是一种便携、简单、可靠、有效的身体力量测量方法，且握力与下肢物理性能有良好的相关性，因此选择握力作为人体力量的替代指标。社区老年人握力弱与跌倒、事故致残率增高和早期死亡率有关。它还能预测男性患病后功能恢复的缓慢和不完全的程度[33]。

肌肉质量的测量可以通过CT扫描，或精确度略差的阻抗技术或人体测量（测量上臂中围、估计上臂中段肌肉横截面积、测量小腿中围）来完成[31]。超声是一种很有前途的新兴技术，但尚未被常规应用。在临床部分人群中，如下肢骨折患者中，用上述方法评估肌少症可能不可行；这时肌肉功能的测定比肌肉质量的测量更重要。使用SARC-F工具可以获得骨折前严重肌少症的指征，SARC-F是一份关于肌肉功能（活动性和

负重能力）的简短问卷。SARC-F工具有多种语言版本[34]。

4.2.5　将肌少症纳入治疗和服务计划

最近，肌少症作为一种临床诊断，在国际疾病分类系统中有相应的编码。对于肌少症的诊断，建议使用EWGSOP或美国国立卫生研究院基金会（Foundation for the National Institutes of Health，FNIH）的定义。但对于需要快速筛查的患者和特殊患者群体（如髋部骨折患者），建议使用SARC-F进行快速筛查。所有从事老年患者相关工作的医务人员都应该认识肌少症。

4.3　衰弱和肌少症对跌倒、骨折及骨折后恢复的影响

除了椎体骨折外，大多数老年人的骨折都与跌倒相关。骨骼健康的损害使骨折更易发

生，但从人群的角度来看，跌倒风险比骨密度更能预测骨折[35]，因此骨折一级预防的重点在于识别有跌倒风险的人，而不是那些患有骨质疏松症的人[36]。而在发生脆性骨折后，必须考虑预防跌倒和保持骨骼健康，如第 14～16 章所述。

衰弱、肌少症和骨质疏松症在生物学方面存在共同的危险因素和重叠。衰弱预示着骨密度降低、跌倒风险增加、脊柱和髋部骨折的可能性增加[37-38]。肌少症和骨质疏松症经常共同存在，它们存在共同的危险因素，因此产生了肌少性骨质疏松症的概念[39]。典型的髋部骨折常见于 80 岁以上的衰弱女性，因此预防需要采取包含预防衰弱的多因素的方法。

对于患有骨质疏松症的老年人，共识小组推荐了一个包括阻力和平衡训练在内的多成分运动计划[40]。一般来说，体育锻炼计划被证实对减缓或延迟衰弱是有效的，以团体的形式进行可能使老年人获益更多。通过体育锻炼以及营养补充和认知训练的联合治疗，可对减缓衰弱产生有利影响[41]。对衰弱的充分认识是管理衰弱人群的关键。例如，对于髋部骨折患者，据 FI 评估的衰弱程度与住院时间延长和 30 天内出院的机会减少有关[42]。

4.4　结语

衰弱、肌少症、骨骼健康不良与老年跌倒综合征之间有密切的流行病学、生物学和临床联系。对于跌倒和（或）骨折的老年人，应评估其衰弱程度和肌少症的严重程度，以便更好地制订护理计划。这就需要一种综合的临床方法来预防和治疗脆性骨折。

（翻译：张萍，审校：芮云峰）

参考文献

[1] Campbell AJ, Buckner DM (1997) Unstable disability and the fluctuations of frailty. Age Ageing 26(4):315–318

[2] Fried LP, Ferrucci L, Darer J, Williamson JD, Anderson G (2004) Untangling the concepts of disability, frailty, and comorbidity: implications for improved targeting and care. J Gerontol Med Sci 59(3):255–263

[3] Cesari M, Pérez-Zepeda MU, Marzetti E (2017) Frailty and multimorbidity: different ways of thinking about geriatrics. J Am Med Dir Assoc 18(4):361–364

[4] Fried LP, Tangen CM, Walston J et al (2001) Frailty in older adults: evidence for a phenotype. J Gerontol A Biol Sci Med Sci 56:M146–M156

[5] Rockwood K, Song X, MacKnight C, Bergman H, Hogan DB, McDowell I, Mitnitski A (2005) A global clinical measure of fitness and frailty in elderly people. Can Med Assoc J 173(5):489–495

[6] Romero-Ortuno R (2013) The frailty instrument for primary care of the Survey of Health, Ageing and Retirement in Europe predicts mortality similarly to a frailty index based on comprehensive geriatric assessment. Geriatr Gerontol Int 13:497–504

[7] Rockwood K, Andrew M, Mitnitski A (2007) A comparison of two approaches to measuring frailty in elderly people. J Gerontol A Biol Sci Med Sci 62(7):738–743

[8] O'Caoimh R, Galluzzo L, Rodríguez-Laso á, Work Package 5 of the Joint Action ADVANTAGE et al (2018) Prevalence of frailty at population level in European ADVANTAGE Joint Action Member States: a systematic review and meta-analysis. Ann Ist Super Sanita 54(3):226–238

[9] Collard RM, Boter H, Schoevers RA, Oude Voshaar RC (2012) Prevalence of frailty in community-dwelling older persons: a systematic review. J Am Geriatr Soc 60(8):1487–1492

[10] Lang IA, Hubbard RE, Andrew MK, Llewellyn DJ, Melzer D, Rockwood K (2009) Neighborhood deprivation, individual socioeconomic status, and frailty in older adults. J Am Geriatr Soc 57(10):1776–1780

[11] Xue QL, Bandeen-Roche K, Varadhan R, Zhou J, Fried LP (2008) Initial manifestations of frailty criteria and the development of frailty phenotype in the Women's Health and Aging Study II. J Gerontol A Biol Sci Med Sci 63(9):984–990

[12] Clegg A, Young J, Iliffe S, Rikkert MO, Rockwood K (2013) Frailty in elderly people. Lancet 381(9868):752–762

[13] Puts MTE, Visser M, Twisk JWR, Deeg DJH, Lips P (2005) Endocrine and inflammatory markers as predictors of frailty. Clin Endocrinol 63:403–411

[14] National Institute for Health and Care Excellence (2016) Multimorbidity: assessment, prioritisation and management of care for people with commonly occurring multimorbidity. NICE guideline. http://www.nice.org.uk. Accessed 12 Sept 2019

[15] Rolfson DB, Majumdar SR, Tsuyuki RT et al (2006) Validity and reliability of the Edmonton Frail Scale. Age Ageing 35:526–529

[16] Hoogendijk EO, Van Der Horst HE, Deeg DJH et al (2013) The identification of frail older adults in primary care: comparing the accuracy of five simple instruments. Age Ageing 42:262–265

[17] Raiche M, Hebert R, Dubois MF (2008) PRISMA-7: a case-finding tool to identify older adults with moderate to severe disabilities. Arch Gerontol Geriatr 47:9–18

[18] Dent E, Martin FC, Bergman H, Woo J, Romero-Ortuno R, Walston JD (2019) Management of frailty: opportunities, challenges, and future directions. Lancet 394:1376–1386

[19] Rodríguez-Laso á, O'Caoimh R, Galluzzo L, Carcaillon-Bentata L, Beltzer N, Macijauskiene J, Albaina Bacaicoa O, Ciutan M, Hendry A, López-Samaniego L, Liew A, Work Package 5 of the Joint Action ADVANTAGE (2018) Population screening, monitoring and surveillance for frailty: three systematic reviews and a grey literature review. Ann Ist Super Sanita 54(3):253–262

[20] Rosenberg IH (1989) Summary comments. Am J Clin Nutr 50:1231–1233

[21] Cruz-Jentoft AJ, Sayer AA (2019) Sarcopenia. Lancet 393(10191):2636–2646

[22] Lexell J (1995) Human aging, muscle mass, and fiber type composition. J Gerontol A Biol Sci Med Sci 50:A11–A16

[23] Goodpaster BH, Park SW, Harris TB et al (2006) The loss of skeletal muscle strength, mass and quality in older adults. J Gerontol A Biol Sci Med Sci 61:1059–1064

[24] Metter EJ, Talbot LA, Schrager M, Conwit R (2002) Skeletal muscle strength as a predictor of all-cause mortality in healthy men. J Gerontol A Biol Sci Med Sci 57(10):B35

[25] Foldvari M, Clark M, Laviolette LC et al (2000) Association of muscle power with functional status in community-dwelling elderly women. J Gerontol A Biol Sci Med Sci 55A:M192–M199

[26] Cruz-Jentoft AJ, Landi F, Schneider SM, Zuniga C, Arai H, Boirie Y et al (2014) Prevalence of and interventions for sarcopenia in ageing adults: a systematic review. Report of the International Sarcopenia Initiative (EWGSOP and IWGS). Age Ageing 43(6):748–759

[27] Jacobsen EL, Brovold T, Bergland A, Bye A (2016) Prevalence of factors associated with malnutrition among acute geriatric patients in Norway: a cross-sectional study. BMJ Open 6(9):e011512

[28] Steihaug OM, Gjesdal CG, Bogen B, Kristoffersen MH, Lien G, Hufthammer KO et al (2018) Does sarcopenia predict change in mobility after hip fracture? a multicenter observational study with one-year follow-up. BMC Geriatr 18(1):65

[29] Janssen I, Heymsfield SB, Wang ZM, Ross R (2000) Skeletal muscle mass and distribution in 468 men and women aged 18–88 yr. J Appl Physiol 89(1):81–88

[30] Giannoulis MG, Martin FC, Nair KS, Umpleby AM, Sonksen P (2012) Hormone replacement therapy and physical function in healthy older men. Time to talk hormones? Endocr Rev 33(3):314–377. https://doi.org/10.1210/er.2012-1002

[31] Cruz-Jentoft AJ, Bahat G, Bauer J et al (2019) Sarcopenia: revised European consensus on definition and diagnosis. Age Ageing 48(1):16–31. Erratum in: Age Ageing. 48(4):601, 2019

[32] Vermeulen J, Neyens JC, van Rossum E, Spreeuwenberg MD, de Witte LP (2011) Predicting ADL disability in community-dwelling elderly people using physical frailty indicators: a systematic review. BMC Geriatr 11:33

[33] Roberts HC, Syddall HE, Cooper C, Aihie Sayer A (2012) Is grip strength associated with length of stay in hospitalised older patients admitted for rehabilitation? Findings from the Southampton grip strength study. Age Ageing 41(5):641–646

[34] Bahat G, Yilmaz O, Oren M et al (2018) Cross-cultural adaptation and validation of the SARC-F to assess sarcopenia: methodological report from European Geriatric Medicine Society Sarcopenia Special Interest Group. Eur Geriatr Med 9:23–28

[35] Kaptoge S, Benevolenskaya LI, Bhalla AK et al (2005) Low BMD is less predictive than reported falls for future limb fractures in women across Europe: results from the European Prospective Osteoporosis Study. Bone 36(3):387–398

[36] Järvinen TL, Sievänen H, Khan KM, Heinonen A, Kannus P (2008) Analysis—shifting the focus in fracture prevention from osteoporosis to falls. BMJ 336:124–126

[37] Sternberg SA, Levin R, Dkaidek S, Edelman S, Resnick T, Menczel J (2014) Frailty and osteoporosis in older women – a prospective study. Osteoporos Int 25(2):763–768

[38] Ensrud KE, Ewing SK, Taylor BC et al (2007) Frailty and the risk of falls, fracture, and mortality in older women: the study of osteoporotic fractures. J Gerontol A Biol Sci Med Sci 62:744–751

[39] Hassan EB, Duque G (2017) Osteosarcopenia: a new geriatric syndrome. Aust Fam Physician 46(11):849–853

[40] Giangregorio LM, Papaioannou A, MacIntyre NJ (2014) Too fit to fracture: exercise recommendations for individuals with osteoporosis or osteoporotic fracture.

Osteoporos Int 25:821–835

[41] Apóstolo J, Cooke R, Bobrowicz-Campos E et al (2018) Effectiveness of interventions to prevent pre-frailty and frailty progression in older adults: a systematic review. JBI Database System Rev Implement Rep 16(1):140–232

[42] Krishnan M, Beck S, Havelock W, Eeles E, Hubbard RE, Johansen A (2014) Predicting outcome after hip fracture: using a frailty index to integrate comprehensive geriatric assessment results. Age Ageing 43(1):122–126

老年骨科服务的建立

Terence Ong, Opinder Sahota

5

5.1 引言

老年脆性骨折患者并不是只有骨折这一个紧急问题。发生骨折的同时，许多患者还伴有内科疾病、衰弱、多种合并症以及残疾状态。这一类患者还有再次跌倒和（或）骨折的风险，围手术期管理更具挑战性，患者发生并发症的风险高，而且很多患者无法恢复至伤前的功能状态。老年骨科模式是对老年综合评估（CGA）的一种改良[1-2]，是对老年人进行的多维度、多学科的评估和治疗。这种采用 CGA 原则的协同管理模式，汇集了脆性骨折治疗相关的多学科专业意见，已被证实是解决这些患者复杂医疗需求并改善其预后的最有效方法[1,3-4]。老年骨科模式是目前为管理髋部骨折患者建立的理想模型，多个国家指南都有推荐［可在脆性骨折联盟（FFN）网站上选择地区范围，并选择"脆性骨折医疗指南"选项］[5]。

根据骨科和老年科之间不同的互动交流模式，已经有各种老年骨科模式被应用于治疗髋部骨折[3,6]。最成熟的共管模式已经在术前等待时间、住院时长和生存状况方面显示出很好的结局[3,4,7]。本章关注的是构建这样一种老年骨科服务的框架，虽然这里不会描述老年骨科服务的具体细节步骤，但是将会提供启动这项服务或者进

一步发展这项服务所需要的相关指南。

5.2 设计老年骨科服务

5.2.1 步骤 1：规划髋部骨折路径

老年骨科服务需要考虑骨折患者从进入急诊到功能锻炼、康复的整个过程。因此，要迈出的最重要的第一步就是通过规划练习去理解当地髋部骨折路径和未来的老年骨科服务如何能因地制宜地实施。规划练习是对患者住院全程每一个治疗阶段（包括急诊、术前、术中、术后和康复阶段）所发生情况的详细评估。对每一阶段，规划练习都需要明确治疗的目标（治疗原则）和这些目标如何才能实现（实施的具体医疗内容）（表5.1）。

规划髋部骨折路径的一个好处是可以收集信息，从而为当地的老年骨科服务的实施提供依据。老年骨科模式在全球许多地方尚未成为常规措施。将髋部骨折治疗从骨科团队被动投入的总管模式转变为骨科与老年科共管模式需要证明其必需性。这对肌肉骨骼系统健康不在国家规划里而且尚不受关注的地区尤其重要。获取和翻译其他单位或国家发现的信息和临床证据可能还不够。医疗管理者也更愿意使用本地数据来建立服

表 5.1　老年骨科服务规划练习中针对不同治疗阶段所需实施内容的示例

治疗阶段	治疗原则	医疗实施内容
急诊	1. 迅速识别骨折 2. 缓解疼痛 3. 转诊至创伤科 / 骨科病房	1. 髋部骨折的早期临床和影像学识别 2. 及时进行疼痛评估以及基于疼痛程度给予合理镇痛 3. 尽快将患者转诊至创伤科 / 骨科
术前阶段	1. 多学科诊疗团队参与 2. 术前评估及处理合并症 3. 不良结局的风险分层	1. 老年骨科医疗团队尽早参与、制订手术、麻醉和医疗计划 2. 专业之间共享文件及清晰的信息，例如，使用创伤联合收治手册 3. 术前充分的镇痛和合理使用神经阻滞 4. 处理伴随疾病及合并症（例如，维持体液状态的平衡、治疗谵妄、治疗贫血、控制血糖、抗凝） 5. 对于常见问题（如逆转抗凝、输血、谵妄管理）按标准指南处理 6. 使用现有可信的髋部骨折风险分层工具（如诺丁汉髋部骨折评分）并设置适当的治疗上限 7. 专科检查的标准途径（如 MRI 用于检查隐匿骨折，超声心动图用于评估心脏功能）
术中阶段	1. 及时手术 2. 选择适合患者的麻醉方法和术式	1. 尽量减少术前等待时间 2. 充足的医务人员和手术室资源 3. 标准的预防性抗生素治疗 4. 由经验丰富的临床医生制订恰当的手术和麻醉计划 5. 明确的术后指导，包括对负重情况的要求 6. 识别术后需要严密监测的患者 7. 明确输血的标准以及目标血红蛋白水平
术后阶段	1. 活动 2. 减少住院并发症 3. 营养支持 4. 排便护理 5. 预防压疮 6. 制订出院后的医疗计划	1. 由老年骨科团队成员进行常规检查，以早期发现并发症并促进康复 2. 早期活动，识别所遇到的阻碍（如疼痛、谵妄、低血容量、贫血） 3. 识别存在营养不良风险的患者并制订营养支持策略 4. 肠道和排便护理 5. 定期检查受压迫区域 6. 识别需要加强静脉血栓预防的患者
康复阶段	1. 恰当的出院后支持治疗 2. 与患者及初级保健人员共享信息 3. 跌倒和骨折的风险评估和治疗	1. 常规定期开展多学科小组会议，以讨论康复和出院后的治疗计划 2. 尽快进入社区康复 3. 确定跌倒和骨折的危险因素，实施个体化的跌倒和骨折预防方案 4. 成立相关临床小组，对跌倒和骨折的预防方案进行跟进 5. 与初级保健人员进行明确的信息共享

务。因此，这种规划练习还应该致力于产出数据，以服务于两个重要目的。

- 使人们相信当前存在的问题，收集就诊于当地医院的全部本地髋部骨折患者的流行病学数据。如有可能，还应收集这些数据随着时间变化的情况的有关信息。
- 证实骨科与老年科共管模式就是解决方法，揭示那些需要骨科与老年科共管模式的患者（主要是脆性骨折和衰弱患者）的

特征和结局。

5.2.2　步骤 2：确立一个多学科核心团队并建立领导小组

拥有不同学科背景的医疗专业人员能够为老年髋部骨折患者的高质量医疗服务做出贡献。规划临床路径能够识别出这种交叉专业的多学科团队（multidisciplinary team，MDT）当中的关键成员。这些关键成员通常包括：

- 骨科医生。
- 在老年、衰弱、创伤和骨骼健康方面具有专业知识的医生（例如，老年骨科医生）。
- 麻醉医生。
- 护士。
- 物理治疗师。
- 职业理疗师。

这并不是一个面面俱到的清单，因为成功的医疗服务还包括许多其他医疗保健专业人员，如社会工作者、临床药剂师、营养师、骨折联络服务人员和放射科医生。高效的多学科工作的关键是团队各个成员之间的协调和沟通。根据患者的临床需要，团队各个成员在整个治疗过程中分担责任。例如，实施手术是骨科医生的职责，而清除患者早期活动的医疗障碍则最好由老年科医生来主导。

合理恰当的组织查房以及通用入院 / 评估量表的使用可以支持 MDT 的大量工作。许多入院 / 评估量表可以从网站下载，比如英国国家髋部骨折数据库（National Hip Fracture database，NHFD）的下载单元[8]。

然而，在许多国家，老年科医生（例如具有管理老年衰弱患者专业知识的医生）的人数相当有限，这既是因为老年科执业医师的数量很少，也因为老年医学自身的医学专业性仍未被认可。在这种情况下，老年医学的相关工作可由其他医生（如内科医生或全科医生）学习并承担，以支持对老年髋部骨折患者的治疗。表 5.2 列出了在老年骨科模式中老年骨科医生的能力特征。

5.2.3　步骤 3：分析和回顾患者路径

在早期阶段确定的 MDT 关键成员还将组成领导小组，审计整个髋部骨折路径，确定总体战略（短期、中期和长期目标），审计质量改进工作，并通过定期会议讨论临床管理问题。实际上，领导小组的发起需要一些拥护者——那些已经认识到多学科模式好处及经济效益的人，尤其是髋部骨折患者，他们是数量最多和花费最多的

表 5.2　髋部骨折管理中老年骨科医生的能力特征

老年骨科医生的能力特征
熟悉不同的老年骨科模式，能评估它们的证据基础
理解髋部骨折对老年人的影响
理解髋部骨折治疗相关的手术和麻醉问题
急性疾病和慢性病的术前处理
术后护理和相关并发症的管理，包括对谵妄、大小便控制问题、组织活力问题、肺炎、血栓栓塞、贫血、急性肾损伤和心血管并发症的处理
了解姑息治疗和临终关怀的作用
营养评估和干预
了解能恰当评估活动能力、日常生活和功能的工具
规划康复目标及转院治疗（出院规划）
了解跌倒和脆性骨折的原因和管理
了解骨折联络服务和其证据基础
能在多学科团队中发挥作用以及重视不同团队成员的角色
具有领导和管理多学科团队的能力
理解质量改进、审计和发病率 / 死亡率回顾的作用

注：改编自英国《老年骨科学》中对老年医学专业实习生的训练要求[9]。

患者群体。尽管领导小组本身需要保持一个可管理的规模，以便召开有效的会议，但更重要的是，在整个髋部骨折路径中，需要有更多的医疗工作者适时地参与进来。这有助于在范围更大的MDT中提高成员的总体知识水平，并促进共识。

领导小组需要决定如何实施老年骨科服务，以及应如何实施每一阶段的治疗。这是由研究成果、临床共识和临床医生的经验所决定的（本书后续章节将更详细地描述每个治疗阶段中的有效实践）。即使在规划阶段，也需要与卫生健康管理者和相关人员进行接触。

在分析和解决医疗方面的差距时，有两种管理策略已被证实有效。第一个策略是"五个为什么"[10]，这是一种循序渐进的方法，先解决表面的、症状性的、显而易见的问题，接下来将它们逐步分解，从而分析出真正的潜在问题。问5次"为什么"通常会揭示出服务使用者之前没有意识到的问题。第二个策略是执行SWOT［优势（strengths）、劣势（weaknesses）、机会（opportunities）和风险（threats）］分析[11]。这使得组织/团队能够专注于内部因素（现有服务的优势和劣势）和外部因素（新服务潜在的机会和风险）。这为审视当前形势提供了一个非常清晰的全局观点，且往往揭示了以前没有考虑到的问题。这两种分析策略都依赖于领导小组的头脑风暴，从而能规避个人的偏见。

5.2.4　步骤4：评估驱动组织内部变革所需的资源

建立这样的服务所需的资源不仅仅是资金。由Waterman等于1980年设计的"7S"模型（图5.1）是一种全方位思考推动组织内部改革所需资源的方式，以求构建最佳的髋部骨折医疗结构[12]。每一个"S"必须得到解决以满足管理标准。

- 团队成员（Staff）：是否有合适的团队成员协助推进新的老年骨科服务？需要更多还是更少的成员？需要考虑适当的招聘

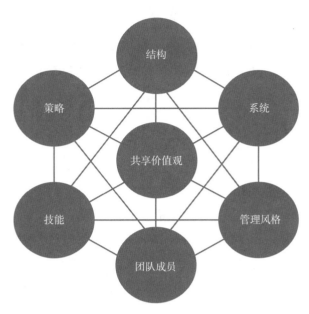

图5.1　Peters、Waterman和Phillips开发的"7S"模型（改编自Business Horizons[12]）

方式。

- 技能（Skills）：成员是否具备必要的专业知识？他们需要更多的培训吗？
- 结构（Structure）：现有的组织结构是否能够支持这个项目？大多数创伤中心的回答是肯定的，因为大多数外科科室已经开展髋部手术。这是现有服务的自然发展过程。
- 共享价值观（Shared values）：所有参与改革的各方都必须坚信改革过程本身，这样才能使改革顺利进行。管理部门、病房及手术室工作人员（包括外科医生）都需要支持这个项目。只有在从理念到实施的整个过程中所有各方都参与进来的情况下才能实现改革。其间必须有探讨和辩论的机会。
- 管理风格（Style of management）：目前的管理风格是否适合监管这个组织？老年骨科服务主要由管理层作为自愿合作伙伴的核心MDT推动，独断专行的管理是不合适的。

- 策略（Strategy）：是否有适当的步骤来推进改革？所有提供髋部骨折医疗服务的成员都需要了解患者路径；患者需要了解新的医疗服务，病房工作人员必须改变现有的治疗方案，使其更加明确、具体。要确保成功，就需要具有整体性的长远策略。
- 系统（Systems）：这包括从信息技术到患者支持系统的所有方面。现有的系统可能需要调整。

5.2.5　步骤5：为老年骨科服务建立业务案例

先前的步骤和所做的信息收集应该为建立老年骨科服务业务案例提供基础。业务案例是一份简明的文档，它将从观念（说明为什么需要它）到服务的实施（如何实施）向读者（通常是相关的卫生健康行业管理者）进行介绍和展示。它的目的是向那些经费负责人和服务提供者说明老年骨科服务是如何使患者、科室、医院和更广泛的组织获益的。它必须是全面细致、无一遗漏并经过严格核查的。业务案例还必须符合灵活可行、便于实际操作的特点。业务案例应分成几个副标题，包括：

- 项目名称。
- 概述。
- 背景。
- 服务描述。
- 获益分析。
- 项目计划。

英国国家髋部骨折数据库（NHFD）网站有一个资源板块[8]，其中包含一份老年骨科医疗手册，内容包括：

- 推荐的老年骨科医生和专科护士的工作计划。
- 介绍不同老年骨科服务模式的出版物的链接。
- 介绍业务案例和成本‒效益的出版物的链接。

5.2.6　步骤6：实施和维持服务

当业务案例被医院董事会（包括执行和非执行董事会成员、经理、临床医生和财务代表）批准后，这项服务可以从一个小型而完整的老年骨科服务路径开始或只是试行路径中某些特定的阶段（表5.1）。这项由领导小组监督的服务，旨在实施那些将在本书后续章节中进一步阐述的有效实践。

老年骨科服务并不因此而停止。领导小组还将进行持续性服务评估并开展质量改善工作，以维持和发展这项工作。PDSA〔计划（Plan），实施（Do），研究（Study），行动（Act）〕循环是一个被广泛接受并应用于开发、测试和实施改革的框架[13]（图5.2）。

用于改善治疗的PDSA循环示例

计划

与不使用抗凝血药的髋部骨折患者相比，使用抗凝血药的患者的术前等待时间更长。实施一个质量改进项目，以报告问题的大小和确定潜在的解决方案。

实施

采用医院服务水平资料和病历记录进行回顾性分析。收集患者的术前等待延长时间及其临床影响和延误发生环节的数据。

研究

使用维生素K拮抗剂（华法林）的患者比不使用任何抗凝血药的患者等待时间延长近24小时，而服用直接口服抗凝血药（DOACs）的患者比不使用任何抗凝血药的患者等待时间延长超过48小时。这些患者的住院时间更长。在识别这些患者、使用维生素K来逆转华法林效果上均存在延迟，逆转后复查凝血情况时也会出现延迟，最后一次使用DOACs时间存在不确定性，手术医生决定最后一次用药后所需手术等待时间

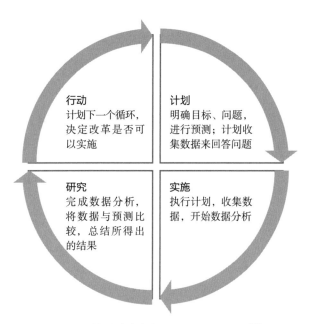

图5.2　PDSA 循环（改编自 NHS Improvement[13]）

存在差异性。

行动

制订一个包括逆转华法林和 DOACs 的效果、监测凝血状况以及明确何时可以开始安全手术的髋部骨折围手术期抗凝管理指南。调整入院登记流程以明确患者是否在接受抗凝治疗以及最后一次接受抗凝治疗的时间。领导小组就进入手术室的时间达成共识。这些步骤对抗凝管理进行了标准化，减少了实践中的差异。指南中也包含审计工作，并用已经发布的标准校准临床实践操作。

重要的是要记住，成功开展老年骨科服务并不意味着它的成功。老年骨科服务需要维持和发展。每一步都必须精确、恰当，且应不断地对临床路径进行再评估，以确保资源与提供的服务相匹配。置身其中的领导小组和领导者需要不断地驱动服务。已有大量文献报道了医疗服务的持续性和对服务的改进[14-16]。一份由卫生服务机构发布的报告（NHS Improvement）强调了实现可持续发展的 6 个关键因素[14]。

（1）支持性的管理结构。

（2）安全地改进结构（例如，IT 系统和基础设施），以便植入相关内容。

（3）通过健全、透明的反馈系统和 PDSA 循环进行改进。

（4）从管理人员到一线员工的多层次有效协作，以及对有待改进的系统有共同的认识。

（5）参与成员和患者共同进步的文化。

（6）通过正式和非正式培训开展能力建设项目。

5.2.7　步骤 7：收集服务改进的证据（审计）

审计是一种根据已确定的质量标准来评价正在实施的内容的方法。国家审计，如英国苏格兰髋部骨折审计与 NHFD，已经允许医院在统一的质量标准基础上持续审计临床质量，并与其他单位进行比较。这些审计有助于维持和推动改进医院和全国范围内的髋部骨折治疗。在老年骨科服务已经成为常规的国家，可进行国家审计；然而在一些情况并非如此的地方，仍然需要在医疗服务中嵌入贯穿整个临床路径的有效审计流程来定期检查医疗服务质量。领导小组商定的审计标准需要衡量整个老年骨科服务提供了什么（过程和服务成果）。这些质量标准十分重要，应在规定的时间框架内确保完成。这不同于临床效果评价，如对住院时间、死亡率和医疗并发症的评价。

审计标准示例：改编自《苏格兰髋部骨折患者治疗标准》[17]

（1）髋部骨折患者在 4 小时内从急诊科转到骨科病房。

（2）入院后 24 小时内进行谵妄筛查、营养评估、跌倒评估和受压迫部位评估。

（3）患者在入院 36 小时内接受髋部骨折手术。

（4）患者在手术前无须禁食，直到手术前 2 小时可口服无渣液体。

（5）除非有临床指征，否则均施行骨水泥型半髋关节置换术。

（6）老年患者在入院 72 小时内接受老年科医生的检查。

（7）术后第 1 天开始早期活动。

（8）每位患者在入院 72 小时内都接受职业治疗评估。

（9）每位患者在 60 天内都接受骨骼健康评估或建议。

（10）在患者入住骨科病房早期开展多学科团队会议。

图 5.3 说明了使用审计循环来评价和改进对髋部骨折患者谵妄的评估[18]。

除了审计之外，所有的老年骨科服务都需要一个健全的管理流程，定期从对损害、发病率和死亡率的回顾中学习。这有助于一种改善医疗服务的开放式学习氛围的形成。此外，髋部骨折的治疗方法仍在持续进展，且仍是一个具有极大研究价值的课题。因此，需要在这方面进行持续的专业化培训，以跟上现有的进展。信息共享、网络联系和专家会议为借鉴其他地方的新信息和优秀实践来解决具体临床问题提供了机会，例如抗凝的逆转和围手术期 DOACs 的管理。

5.2.8　步骤 8：接受区域、国家以及国际组织的支持

在许多国家，没有关于肌肉骨骼系统相关疾病的国家议程或政策。因此，应寻求其他方面的支持来更好地突出脆性骨折治疗的重要性。世界卫生组织关于老龄化和健康的报告中强调了肌肉骨骼健康和预防骨折的重要性，并将其作为健康老龄化战略的一部分[19]。许多国家及国际骨科和老年医学协会都采用骨科与老年科共管模式，以更好地治疗老年髋部骨折患者。这些社会机构一起合作，支持 FFN 的工作，以及最近的《全球行动呼吁》[20]。FFN 的年度全球大会和区域专家会议是很好的学习机会，可以从不同国家的同行那里获取处理类似问题的优质想法和建议。此外，患者或公众人物可以成为老年骨科模式的有力推广者，这应得到鼓励。许多非专业人员已经进入国家级委员会（比如英国的"跌倒与脆性骨折审计计划小组"）。因此，维持老年骨科服务的一种方式是将地方举措与更大的国家和国际

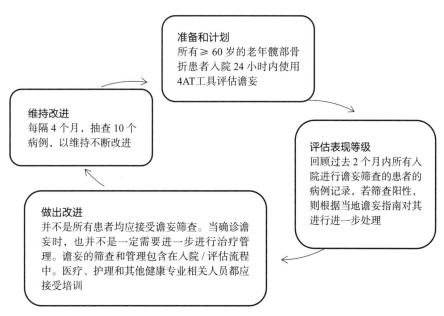

图 5.3　筛查与管理谵妄的审计循环

举措相结合。

5.3　结语

本章通过 8 个步骤描述了如何建立髋部骨折老年骨科服务的框架。建立这样一种服务是具有挑战性的，需要高度的奉献精神、管理人员和临床工作人员的齐心协力，以及致力于改善医疗效果的大量工作。国际上老年骨科服务的发展表明，通过正确的方法和适当的支持，建立这样的服务是可行的。老年骨科服务一直以来为髋部骨折患者提供了更好的治疗及疗效，应该成为髋部骨折常规治疗的一部分。

建立老年骨科服务的 8 个步骤

（1）规划髋部骨折路径。

（2）确立一个多学科核心团队并建立领导小组。

（3）分析和回顾患者路径。

（4）评估驱动组织内部变革所需的资源。

（5）为老年骨科服务建立业务案例。

（6）实施和维持服务。

（7）收集服务改进的证据（审计）。

（8）接受区域、国家以及国际组织的支持。

（翻译：芮云峰　陈辉，审校：李宁）

参考文献

[1] Ellis G, Whitehead MA, Robinson D, O'Neill D, Langhorne P (2011) Comprehensive geriatric assessment for older adults admitted to hospital: meta-analysis of randomised controlled trials. BMJ 343:d6553

[2] Eamer G, Taheri A, Chen SS, Daviduck Q, Chambers T, Shi X, Khadaroo RG (2018) Comprehensive geriatric assessment for older people admitted to a surgical review. Cochrane Database Syst Rev 2018(1):CD012485. https://doi.org/10.1002/14651858.CD012485.pub2

[3] Kammerlander C, Roth T, Friedman SM, Suhm N et al (2010) Ortho-geriatric service—a literature review comparing different models. Osteoporos Int 21(supple 4):s637–s646

[4] Grigoryan KV, Javedan H, Rudolph JL (2014) Ortho-geriatric care models and outcomes in hip fracture patients: a systematic review and meta-analysis. J Orthop Trauma 28(3):e49–e55

[5] Fragility Fracture Network. http://fragilityfracturenetwork.org/global-regions/. Accessed 31 Oct 2019

[6] Giusti A, Barone A, Razzano M, Pizzonia M, Pioli G (2011) Optimal setting and care organization in the management of older adults with hip fracture. Eur J Phys Rehabil Med 47(2):281–296

[7] Patel JN, Klein DS, Sreekumar S, Liporace FA, Yoon RS (2020) Outcomes in multidisciplinary team-based approach in geriatric hip fracture care: a systematic review. J Am Acad Orthop Surg 28:128–133. https://doi.org/10.5435/JAAOS-D-18-00425

[8] National Hip Fracture Database. http://www.nhfd.co.uk/20/hipfractureR.nsf/ResourceDisplay. Accessed 31 Oct 2019

[9] British Geriatrics Society. https://www.bgs.org.uk/resources/clarification-of-training-requirements-for-higher-specialist-trainees-in-geriatric-0. Accessed 31 Oct 2019

[10] Pojasek RB (2000) Asking "Why" five times. Environ Qual Manag 10(1):79–84

[11] Cranfield S, Ward H (2006) Managing change in the NHS: making informed decisions on change. NCCSDO, London

[12] Peters TJ, Waterman RH, Phillips JR (2006) The seven S model—a managerial tool for analysing and improving organizations. NCCDSO, London

[13] NHS Improvement. https://improvement.nhs.uk/documents/2142/plan-do-study-act.pdf. Accessed 31 Oct 2019

[14] NHS Institute for Innovation and Improvement. https://www.england.nhs.uk/improvementhub/wp-content/uploads/sites/44/2017/11/ILG-1.7-Sustainability-and-its-Relationship-with-Spread-and-Adoption.pdf. Accessed 31 Oct 2019

[15] NHS Scotland Quality Improvement Hub. http://www.qihub.scot.nhs.uk/media/596811/the%20spread%20and%20sustainability%20ofquality%20improvement%20in%20healthcare%20pdf%20.pdf. Accessed 31 Oct 2019

[16] Lennox L, Maher L, Reed J (2018) Navigating the sustainability landscape: a systematic review of sustainability approaches in healthcare. Implement Sci 13(1):27

[17] Scottish Standards of Care for Hip Fracture Patients. https://www.shfa.scot.nhs.uk/_docs/2019/Scottish-standards-of-care-for-hip-fracture-patients-2019.pdf. Accessed 31 Oct 2019

[18] Healthcare Quality Improvement Partnership. https://www.hqip.org.uk/wp-content/uploads/2018/02/developing-clinical-audit-patient-panels.pdf. Accessed 31 Oct 2019

[19] World Health Organization. World report on ageing and health. https://www.who.int/ageing/events/world-report-2015-launch/en/. Accessed 31 Oct 2019

[20] Dreinhofer KE, Mitchell PJ, Begue T, Cooper C et al (2018) A global call to action to improve the care of people with fragility fractures. Injury 49(8):1393–1397

院前救护与急诊科处理

6

Alex Ritchie, Andrew Imrie, Julia Williams,
Alice Cook, Helen Wilson

6.1　院前救护

　　髋部骨折被认为是一个重要的全球健康挑战[1]，尤其对体弱的老年人来说。保守估计在未来的数十年中，患病人数还会增加，到 2050 年，预计世界范围内会有 450 万髋部骨折患者[2]。据英国医疗改善促进会[3]估计，英国每年发生大约 76 000 例髋部骨折。可以合理推测，大部分患者都需要通过院前救护服务就诊。因此必然有大量患者需要院前救护人员给予评估、管理及治疗。各国由于医疗体系的不同，针对髋部骨折患者的院前处理流程、救护主体乃至用药习惯和医疗人员的技能水平都可能存在差异，但是关于患者管理和治疗的本质与原则都是相同的。

　　在英国，去现场的急救人员可能不包括专业的医务人员。在需要对患者实施系统评估和诸如必要情况下的静脉给药等治疗时，这类急救团队往往需要专业医疗后援。

　　本章将着重阐述已排除其他可能第一时间危及生命安全的事件的拟诊髋部骨折患者的现场处理原则。由于这类患者伤后 1 年内的死亡率很高（常常出现多种并发症）[4]，我们不能忽视髋部骨折事件对于这类衰弱老年人的严重影响。对单纯髋部骨折患者的院前管理以及所依据的再次

评估要点，列于表 6.1。此项对患者的系统评估应在完成现场的动态风险评估和初始评估之后进行。

6.1.1　临床评估：初始评估

　　为了使评估简洁明了且系统化，对院前创伤患者进行初始评估使用的是下述"R＜C＞ABCDE"流程[3,5]。此流程须依顺序逐步实施，且应随时纠正出现的并发症，然后继续逐项进行：

- R——反应水平（Response level）。
- C——致命性大出血（Catastrophic haemorrhage）。
- A——气道（Airway）（根据颈椎损伤情况进行评估）。
- B——呼吸（Breathing）。
- C——循环（Circulation）。
- D——运动能力（Disability）。
- E——暴露与环境（Exposure and environment）。

如果初始评估过程中发现患者存在上述需要紧急救治的问题，急救团队须尝试予以纠正。如果在现场无法做到这一点，他们可以决定在安全且符合当地法规的情况下，在途中继续对患者进行治疗的同时，对合适的接收单位进行预警，并

表 6.1　拟诊股骨颈骨折患者经再次评估后的院前管理

对拟诊股骨颈骨折患者的院前管理	
基于病史和充分的再次评估，团队须确认患者是否存在下列的部分或全部情况： • 中度或重度疼痛 • 下肢短缩和（或）外展和（或）畸形 • 髋部疼痛和（或）膝部牵涉痛 • 无法直腿抬高 • 无法负重 • 临床医生拟诊髋部骨折	**镇痛指南** 应符合当地法规 **轻度至中度疼痛** • 笑气，必要时（吸入） • 甲氧氟烷，3 ml（吸入） • 对乙酰氨基酚，1 g（静脉注射）
注意事项 • 患者跌倒了吗？ • 患者在评估前长期卧床吗？ • 是否接受过抗凝或抗血小板药物治疗？ • 患者患侧髋关节是否骨折过或有假体？ • 患者是否有骨质疏松症、关节炎或恶性肿瘤？	**重度疼痛** • 吗啡，2 ~ 10 mg（静脉注射） • 昂丹司琼，4 mg（静脉注射）（或使用其他镇吐药预防呕吐） **不推荐使用非甾体抗炎药**
管理：无院前急救医疗人员的团队 • 控制出血（如果出现出血） • 检查足背动脉及腘动脉搏动是否良好 • 监测生命体征 • 对疼痛等级的一般评估 • 笑气（或其他安全的镇痛药） • 请求医疗团队支援 • 检查皮肤完整性并根据情况进行处置 • 用夹板固定患肢 • 确认使患者处于手术前最佳状态，考虑予以禁食 • 使患者平卧于骨科铲式担架或带有充气功能的紧急救护床上	**谨记** 在治疗的各个时期均应对患者的疼痛进行再评估 考虑使用非药物的镇痛技术，如复位和对患肢的物理支持 **此类患者适用髂筋膜间隙阻滞吗？** **髂筋膜间隙阻滞的禁忌证** • 患者拒绝 • 对局部麻醉药过敏 • 注射部位感染 • 既往股血管手术史 • 患者不能反馈信息（例如严重痴呆、神志不清） • 存在骨筋膜室综合征高风险
管理：有院前急救医疗人员的团队 进行上述的各项内容，并考虑增加以下措施： • 开放静脉通路 • 静脉输注对乙酰氨基酚（如果其他手段无法控制疼痛，考虑静脉注射吗啡） • 静脉补液（起始 250 ml，弹丸式注射） • 使用吗啡后考虑给予氧疗，脉氧饱和度目标值为 94% ~ 98%（对于慢性阻塞性肺疾病患者，该目标值为 88% ~ 92%） • 使用吗啡后予以心电监护	如果存在髂筋膜间隙阻滞禁忌证，应考虑静脉使用吗啡（在符合地方法规的前提下）
转运：无专科医生的快速通道 • 患者接受有效的患肢固定 • 提前对创伤单元 / 急诊科发出预警 • 平稳转运 • 转运全程保证患者舒适 • 高效且系统地与创伤单元或急诊团队进行患者交接　　**转运：有当地专科医生的快速通道** 　　• 患者接受有效的患肢固定 　　• 对当地快速通道的接收单元发出预警。此路径可能涉及绕行创伤单元 / 急诊科而直接抵达备选的指定目的地（如病房或放射科）；此路径也可能本身就不包括创伤单元 / 急诊科 　　• 平稳转运 　　• 全程保证患者舒适 　　• 高效且系统地与快速通道接收团队进行患者交接	**说明：**本书写作时，由院前救护医疗人员操作的髂筋膜间隙阻滞并不是英国的常规做法

实施严格控制时间的紧急转运。这可能意味着对其他更严重的并发症（诸如急性心肌梗死或急性脑卒中）的治疗须优先进行，而针对髋部骨折的治疗措施会被延迟。而如果评估过程中无须进行干预，初始评估通常只需由一名经验丰富的院前救护医务人员在 1 分钟内完成 [5]。

6.1.2　临床评估：再次评估

如果经过初始评估判断患者不存在危及生命的状况，院前救护医务人员（或其他急救团队工作人员）可以完成详尽的再次评估，同时仍须兼顾对患者提供及时的最佳治疗。这一过程包括采集病史、一套"从头到脚"的体格检查，并应系统记录患者的生命体征。后者有助于完善患者的国家早期预警评分 2（National Early Warning Score 2, NEWS2），而这将为后续院内监测患者病情的任何变化提供基线信息。

6.1.3 患者病史

询问患者病史应作为再次评估的一部分。为了准确判断患者状况，应在患者跌倒后尽快询问患者的病史。病史应包括跌倒发生的细节、如何跌倒、既往病史、过敏史、用药史及社会关系[5-6]。应全面了解患者及其环境的整体状况，其中包括患者的一般情况、居住状况及自理能力等。这些信息对于后续的出院后规划至关重要。

不论因何种原因而"跌倒不起"，只要发生跌倒的时间超过 1 小时，患者合并低体温、因压力导致的皮肤破损、横纹肌溶解综合征和吸入性肺炎的风险均将大大升高[7-9]。

院前救护人员在早期疼痛评估及处置中处于重要地位[10]。例如，对于髋部骨折患者，救护人员移动其腿部会使其产生可放射至膝盖的大腿和（或）腹股沟部位的疼痛[11]。

列出一份患者的目前用药史及任何已知可引起其过敏的药物清单是非常重要的。其中，识别其既往的抗血小板及抗凝治疗史更是必不可少的。另外，院前救护人员在拟给予患者更多镇痛药之前，应明确患者近期服用镇痛药的情况。

6.1.4 系统查体及生命体征评估

尽早评估患者的生命体征有助于识别潜在的继发性疾病、监测患者的病情进展并识别其临床状况的恶化情况。基本的监测指标包括血糖水平以排除低血糖。对患肢的评估应包括视诊和触诊，并将其与健肢进行比较[6]，并检查患肢是否存在不规则／畸形、肿胀或红肿，其中髋部骨折的典型表现是腿部长度缩短和大腿外旋。未移位

的髋部骨折可能没有任何症状，但患者可能会抱怨患肢存在内旋疼痛，并且无法直腿抬高患肢[12]。患者可能有坐起的活动能力，但由于疼痛而无法承受自身体重。对于出现这些症状和体征的老年人，院前救护人员只要怀疑其有髋部骨折，均应将患者转移到相应医疗机构进行影像学评估。

如果没有导致患者跌倒的明显致伤因素，应进行 12 导联心电图检查，并进行简便的神经学评估，如 FAST 评估（包含面部、手臂、语言测试），以排除脑卒中和短暂性脑缺血发作[7]。

这些评估将为医务人员提供相关信息，以便其进行鉴别诊断和制订管理计划。同时院前救护人员应注意争取缩短时间，如果患者存在髋部骨折，时间延误可能会影响患者的整体预后。

6.1.5 疼痛管理

疼痛管理包括非药物选择，如夹板固定、制动、复位等，另外也可使用药物镇痛。注意须始终动态评估患者的疼痛程度。

疼痛评估需要兼顾静息痛（患者休息时）和动态疼痛（患者移动或被搬运时）。在将患者从受伤现场转移到救护车上并运送到医院之前，应给予患者足够的镇痛措施。疼痛评估量表可用于对镇痛药及其他镇痛手段进行疗效评价。可用于评估疼痛的量表有很多种[5-7,13]。①数字评分量表（Numeric Rating Scale，NRS）：其要求患者在 0 到 10 之间评分，其中 10 分代表"最严重的疼痛程度"。②视觉模拟评分法（Visual Analogue Scale，VAS）：患者选择一条线上的任何一个点，通常在 0 到 100 之间，0 表示"完全不痛"，100 表示"最严重的疼痛"。③面部疼痛量表（常用于儿童和有一定程度认知障碍的人）：有一排连续的面部表情，其中一端为快乐的表情，然后逐渐变为痛苦的表情。④语言分级评分法（Verbal Rating Scale，VRS）：通过让患者根据自身情况选择诸如"无痛苦""轻度疼痛"等

陈述进行评估[14]。

无论使用什么样的量表，在临床干预前后都要评估疼痛程度，以明确治疗是否有效。

镇痛治疗的选择首先取决于院前医疗团队的综合能力。在英国，如果院前救护团队为非医务人员，那么最常用的速效镇痛药是早在1970年就引入院前急救系统的笑气[15]。笑气有起效迅速且代谢快的特点，但在老年虚弱患者中使用笑气仍可能存在一些挑战。因为笑气需要与一套带有呼吸阀门及吸入器的装置配合使用，并且吸入过程中患者需要努力吸气和协调呼吸；这并不适合所有的患者。如果患者难以使用吸入器，替代方法是通过面罩吸入[16]。理想情况下，如果患者能够独立拿着面罩，笑气可随呼吸自然吸入，但与前一种方法相同，这并不是所有患者都能做到的。而如果医疗团队中有专业医务人员，则应考虑静脉应用对乙酰氨基酚，因为在对单个肢体创伤的疼痛控制中，对乙酰氨基酚的镇痛效果与吗啡相当[17]。需要强调的是，要确保对低体重患者静脉应用对乙酰氨基酚时给药的剂量应恰当。

另一种治疗单纯髋部骨折疼痛的方法是由院前医疗人员实施髂筋膜间隙阻滞（fascia iliaca compartment block，FICB）。这是院前医疗人员执业技能的一个新的考量因素，但目前在英国还不是常规做法。本章后文还有对FICB更详细的介绍。而一项在威尔士进行的针对医疗辅助人员进行FICB操作的可行性试验[18]显示，早期的研究结果是积极、有效的。而一项自2020年10月起开展的关于在院前环境中由医疗辅助人员实施FICB的多中心随机对照试验（randomized controlled trial，RCT）也获得了资金的支持。

如果在有医疗辅助人员在场的情况下患者的疼痛仍无法缓解，那么可以考虑给患者静脉注射吗啡。起始治疗剂量应从尽可能低的剂量开始，并逐渐滴定剂量到治疗效果满意。但需要强调的是，阿片类药物通常会产生显著的副作用，且对老年虚弱患者来说尤为显著，因此不建议将其作为该年龄组的首选药物[7]。由于阿片类药物引起恶心的发生率较高，建议同时预防性使用镇吐药[5]。由于吗啡是中枢神经系统抑制剂，静脉注射吗啡后应仔细观察患者的生命体征。建议进行心电监测和血压监测，以发现任何早期变化。此外，由于吗啡是一种呼吸抑制剂，患者在应用吗啡后可能需要氧疗。成人的目标氧饱和度为94%~98%[7]；若患者合并慢性阻塞性肺疾病（chronic obstructive pulmonary disease，COPD），则目标氧饱和度应控制在88%~92%。

非药物性的疼痛管理技术包括小心摆放患肢和确保患肢得到良好保护。夹板固定和制动可以帮助患者减轻疼痛，并防止血管和（或）神经进一步受到损伤。目前的建议是在健肢和患肢之间填充衬垫（整个下肢长度），然后使用宽带固定。宽带固定应按顺序进行，首先在脚和脚踝处进行8字固定。这种轻柔的手动牵引将有助于下肢伸直，并使其呈功能位。然后，应该在膝关节上方和下方各放置两条宽带，以确保下肢伸直并尽量减少下肢活动的可能性[7]。

对这类患者来说，要想达到理想的镇痛效果，往往需要使用药物与非药物相结合的疼痛管理方式。

6.1.6 补液

年老体弱的患者经常会出现脱水的情况，因而应对其予以静脉补液，但对合并心力衰竭病史的患者，补液需要慎重。在英国，建议给予患者的静脉输注治疗量为250 ml的0.9%氯化钠晶体液[7]，这能改善患者的组织灌注并避免脱水。但具体到不同的患者个体时，每个人的需求会有所不同。静脉补液的另一个适应证是创伤及可能的大出血。由于各个地方的医疗政策决定了院外急救医务人员在稳定患者血流动力学方面可进行何种操作，因此医疗人员须遵循与补液治疗相关的当地政策[5-7,19]。

6.1.7 搬运

院外急救人员必须考虑将髋部骨折患者转移到救护车上并将他们运送到目的地医院的最佳方法。椅式转运有可能使患者的受伤部位进一步损伤，并可能使患者产生剧烈疼痛，因此其并不适合这类患者[19]。而骨科铲式担架是一个很好的选择，它在无须使患者轴向滚动的前提下，就可以将患者从地面抬到转运推车上。但是，如果须将患者抬下楼，铲式担架则使用起来相对困难，急救团队可能需要额外的人手来安全地进行搬运。另外，使用带有充气功能的紧急救护床也可作为一种搬运的辅助手段，但有时现场可供搬运的设备选择往往有限[19]。

6.1.8 转运

一些国家已经发展出了自己的髋部骨折绿色通道流程，但该流程仍没有标准化。未来仍需要进一步的研究来明确髋部骨折绿色通道应由哪些处置措施组成以及在哪个阶段进行何种处置，从而使相关患者的治疗效果及获益最显著[20]。这些院前救护相关研究应包含针对医务人员及其他急救团队成员的研究。

在英国，有越来越多的疑诊髋部骨折的患者经上述绿色通道进行转诊。在部分地区，当院前救护人员向院内进行预警通话后，救护人员将绕过急诊科，将患者直接送至影像科或专科病房，从而减少进行专科治疗的延误时间。而其他地区的流程仍是院前急救人员向接收医院进行预警通话，以确保患者经绿色通道进入急诊科并进行诊疗[7]。

转运过程中患者管理的主要原则是持续监测其生命体征。同样重要的还有反复评估患者的疼痛程度，并采用药物干预、夹板固定、患肢制动、将患者以合适的体位摆放以及尽可能平稳驾驶以避免不必要的颠簸等方式来减轻患者的疼痛。

有效的院前和院内交接也是必不可少的。常可借助一些框架图表来进行交接，比如澳大利亚设计的 IMIST-AMBO 框架图表（包括患者身份特征、受伤机制、伤情信息、全身体征、生命体征、格拉斯哥昏迷评分、已给予的治疗及疗效、过敏史、用药史、家庭信息及生活环境背景等信息）[21]。这套流程相比于其他方法，有信息质量高、交接时间短、交接后出现的问题少等特点。在英国，使用的是一个可用于快速交接的包含相关临床信息的 ATMIST 框架图表（包含患者年龄、发病时间、伤情、致伤因素调查、患者体征和患者已接受的治疗）[7]。不过目前仍然需要进一步的证据来确定使用标准化框架图表进行交接是否能够取得更好的效果，以及这种优势是否明显[22]。

院前急救医生在髋部骨折患者的治疗中起着重要作用。他们可以清楚地了解患者的跌倒情况、患者的症状和环境因素等信息，他们将这些信息移交给院内医疗团队可以节省时间并避免重复检查。早期对患者进行疼痛管理和补液也可以预防相关围手术期并发症。因此院前及院内医务人员应共同学习及协同工作，从而不断提高对这类患者的医疗照护水平。

6.2 急诊科

拟诊髋部骨折的患者一旦被送至急诊科，分诊时应尽快使用早期预警评分系统评估患者，明确其生命体征是否稳定。简要回顾患者的致伤原因尤为重要，目的是确保没有遗漏诸如脱水、脓毒症、消化道出血、脑卒中或心源性晕厥等致伤因素。

英国的大多数医院目前都可为疑似髋部骨折的患者提供绿色通道[23]。这使得在分诊时被评估为病情稳定的患者能够优先接受 X 线检查。英国皇家急救医学院目前推荐的目标是：90% 患者的 X 线片应在到达医院后的 60 分钟内完成，75%的髋部骨折患者应在到达后120分钟内收入院[24]。

对于虚弱或合并呼吸系统基础病的患者，应进行胸部X线片检查。对于患有恶性肿瘤或不除外病理性骨折的患者，需要完善股骨全长的影像学检查，以评估是否存在溶骨性病变并便于制订后续手术计划。

应尽早对患者进行采血并完善常规化验检查，理想情况下应进行即时快速检测以明确血红蛋白和乳酸水平，从而指导早期治疗。由于围手术期需要输血的患者占很大比例，应常规送检血样以供配血使用。

对于那些存在复合骨折或既往服用抗血小板药或抗凝血药的患者，由于其可能会出现骨折部位的大量出血，应尽早开始静脉液体复苏，并在适当的情况下考虑对其进行输血。

6.2.1 营养支持及液体支持

如果可能的话，应该鼓励患者进食，直到术前6小时。对于择期手术的患者，有证据表明在术前2~3小时内进行持续而清洁的经口补液也是安全的[25]。对于符合术后进一步积极康复指征的择期手术患者，应积极鼓励其饮用含碳水化合物的饮料。

大多数体弱的患者均有较高的营养不良风险，因而不应对其进行不必要的经口禁食。而那些跌倒后原地不动时间较长的患者以及那些有并发症的患者很可能会出现脱水，这时应通过适当的液体复苏来进行治疗。而那些伴有明显疼痛或谵妄的患者，由于不适宜对其进行经口补液，应为其开通静脉通路，给予合适剂量的静脉补液治疗。但需要注意的是，对伴有失代偿性心力衰竭或其他引起容量负荷过重的疾病的患者，补液时需慎重。

6.2.2 疼痛管理

对骨折引起的疼痛，最好的管理方式是通过

初始的固定以及对愈合有帮助的手术固定来实现的。由于身体虚弱的老年患者的一般状况较差，不做手术而采用石膏固定或牵引的治疗方法对这类患者有显著风险，因为制动会很快导致患者出现经口摄入营养不足、全身肌无力、坠积性肺炎、血栓栓塞性疾病、失禁以及皮肤破损甚至压疮。因此，早期手术往往是最好的选择。

6.2.3 持续镇痛

导致强烈痛苦的疼痛是最令人恐惧的症状。疼痛可能是易感人群出现谵妄的主要诱发因素。

如前所述，监测静息状态下的疼痛（静息痛）和活动状态下的疼痛（动态疼痛）都很重要，因为即使是那些长时间静止不动的人，仍会在进行个人护理和如厕期间的活动时感到疼痛。疼痛程度应该被监测，最好是在入院时和给予镇痛药30分钟后进行疼痛评估，以确保药物起效[26]。持续的疼痛回顾也应该是常规护理工作的一部分。建议可每6小时服用一次对乙酰氨基酚。据报道，它的副作用很小，它也可以有效地减少谵妄的发生[27]。

阿片类药物如可待因、曲马多等有明显的副作用，加之老年人的耐受性差，会引起恶心、呕吐、便秘和精神症状，一般情况下应避免使用。

如确实需要使用阿片类药物，应给予最低起效剂量，以尽量避免引起恶心、呕吐、镇静和呼吸抑制。需注意，肾功能不全的老年患者可能无法有效代谢阿片类药物，因此即使小剂量使用也可能产生持续的副作用。

非甾体抗炎药（nonsteroidal anti-inflammatory drug，NSAID）的使用应极其谨慎。创伤和经口进食障碍本身就会增加对胃的刺激并增加上消化道出血的风险，使用NSAID可能会加剧这种情况。而且服用降压药的人群在服用NSAID后发生肾损害的风险很高。

6.2.4 局部神经阻滞

局部神经阻滞正越来越多地被应用于静息痛和动态疼痛的镇痛,可减少对阿片类药物的需求。

英国国家卫生与临床优化研究所(National Institute for Health and Clinical Excellence,NICE)发布的相关指南指出,在可能的情况下,应使用神经阻滞来进行全身镇痛[28]。对于髋部骨折,股神经阻滞和髂筋膜间隙阻滞(FICB)都被证实是有效的[29]。而术前给予单剂量 FICB 即可显著降低术后镇痛和整个围手术期镇痛的需求。且应用 FICB 的患者的谵妄发生率较低,而那些术后即可归家的患者则可因此更快地返回家中,从而降低了住院费用,同时也减轻了这类老年髋部骨折患者的经济负担[30]。

FICB 可应用于术前 8~16 小时的早期镇痛。按照传统,这一治疗操作应由麻醉医生完成。但如大不列颠及爱尔兰麻醉协会的立场声明所述,FICB 是一种无需很强专业技能且低成本的操作,可以由包括非执业医师在内的受过培训的相关人员来完成[31]。髂筋膜间隙是一个内部包括髂肌、股神经和股外侧皮神经的潜在空间。给予 0.25% 左布比卡因单次大容量局部注射[30 ml(55 kg 以下)至 40 ml(55 kg 以上)],经阔筋膜注入髂筋膜间隙,可阻滞股神经、股外侧皮神经和一定范围的闭孔神经。这些神经支配大腿的内侧、前部和外侧以及股骨头。一项小规模研究表明,虽然 FICB 可以在没有超声引导的情况下由训练有素的医生进行操作,并且其效果良好,但在有条件的情况下,超声引导可将疗效从 47%~60% 提高到 82%~95%[32]。

指南建议在神经阻滞后 30 分钟内对患者进行严密监测。因为随着骨折疼痛的缓解,先前使用吗啡的副作用可能会表现出来,进而导致呼吸抑制,从而产生致命的后果[33]。

6.2.5 皮肤护理

牵引很少用于髋部骨折,因其对患者无明显益处,且那些皮肤条件比较脆弱的老年人对牵引的耐受性很差。

对于长期卧床制动的人,特别是那些低体重、营养不良、皮肤条件差和大小便失禁的人来说,皮肤破损和压疮的风险很高。上述患者如合并糖尿病或神经系统病变,则发生压疮的风险更高。

如有可能,应使用防压疮床垫,以将压力引起的皮肤损害的发生风险降至最低。

另外,术前可考虑短期使用导尿管,以帮助减少皮肤损伤,并减少可引起疼痛的不必要活动。

6.2.6 早期手术

骨科评估应该在拿到患者受伤部位 X 线片的第一时间启动,如能明确骨折诊断,则应尽早实施手术。

6.3 结语

总的来说,对于髋部骨折患者,需要进行早期评估并早期启动疼痛管理。可以早在院前救护时即启动,以减少院外到院内途中患者经受的痛苦。本章所述的有关病情评估、患者管理和优化的原则已经有了越来越多的证据支持。当然因不同地区医疗体系的不同,以及不同地区院外及急诊科救护人员的身份构成不同,患者的院前及急诊科管理路径也可能会与本章所述有所差异。

(翻译:王聪,审校:芮云峰)

参考文献

[1] Lu Y, Uppal HS (2019) Hip fractures: relevant anatomy, classification, and biomechanics of fracture and fixation. Geriatr Orthop Surg Rehabilit 10:2151459319859139. https://doi.org/10.1177/2151459319859139

[2] Veronese N, Maggi S (2018) Epidemiology and social costs of hip fracture. Injury 49(8):1458–1460

[3] Healthcare Quality Improvement Partnership. National Hip Fracture Database Annual Report. https://data.gov.uk/dataset/3a1f3c15-3789-4299-b24b-cd0a5b1f065b/national-hip-fracturedatabase-annual-report-2018. Accessed 23 Dec 2019

[4] Riemann AHK, Hutchison JD (2016) The multidisciplinary management of hip fractures in older patients. Orthop Traumatol 30(2):117–122

[5] Willis S, Dalrymple R (eds) (2020) Fundamentals of paramedic practice: a systems approach, 2nd edn. Wiley Blackwell, Oxford

[6] Gregory P, Ward A (2010) Sanders' paramedic textbook. Mosby, Edinburgh

[7] Joint Royal Colleges Ambulance Liaison Committee (2019) Association of Ambulance Chief Executives JRCALC Clinical Guidelines 2019. Class Professional Publishing, Bridgewater

[8] Wongrakpanich S, Kallis C, Prasad P, Rangaswami J, Rosenzweig A (2018) The study of rhabdomyolysis in the elderly: an epidemiological study and single center experience. Aging Dis 9(1):1–7

[9] Bledsoe BE, Porter RS, Cherry RA (2014) Paramedic care, principles & practice, 4th edn. Pearson Education Ltd, New York

[10] Pilbery R, Lethbridge K (2016) Ambulance care practice. Class Professional Publishing, Bridgewater

[11] LeBlanc KE, Muncie HL Jr, LeBlanc LL (2014) Hip fracture: diagnosis, treatment, and secondary prevention. Am Fam Physician 89(12):945–951

[12] Greaves I, Porter K (2007) Oxford handbook of pre-hospital care. Open University Press, Oxford

[13] Blaber AY, Harris G (eds) (2016) Assessment skills for paramedics, 2nd edn. Open University Press, Maidenhead

[14] Ferreira-Valente MA, Pais-Ribeiro JL, Jensen MP (2011) Validity of four pain intensity rating scales. Pain 152(10):2399–2404

[15] Baskett PJ, Withnell A (1970) Use of Entonox in the ambulance service. Br Med J 2:41–43

[16] Gregory P, Mursell I (2010) Manual of clinical paramedic procedures. Wiley, Oxford

[17] Craig M, Jeavons R, Probert J et al (2012) Randomised comparison of intravenous paracetamol and intravenous morphine for acute traumatic limb pain in the emergency department. Emerg Med J 29(1):37–39

[18] Jones JK, Evans BA, Fegan G, Ford S, Guy K, Jones S et al (2019) Rapid Analgesia for Prehospital hip Disruption (RAPID): findings from a randomised feasibility study. Pilot Feasibil Stud 5(1):77

[19] Eaton G (2012) Management of an isolated neck-of-femur fracture in an elderly patient. JPP 4(7):400–408

[20] Pollmann CT, Røtterud JH, Gjertsen JE, Dahl FA, Lenvik O, Årøen A (2019) Fast track hip fracture care and mortality–an observational study of 2230 patients. BMC Musculoskelet Disord 20(1):248

[21] Iedema R, Ball C, Daly B, Young J, Green T, Middleton PM, Foster-Curry C, Jones M, Hoy S, Comerford D (2012) Design and trial of a new ambulance-to-emergency department handover protocol: 'IMIST-AMBO'. BMJ Qual Saf 21(8):627–633

[22] Fitzpatrick D, McKenna M, Duncan EA, Laird C, Lyon R, Corfield A (2018) Critcomms: a national cross-sectional questionnaire based study to investigate prehospital handover practices between ambulance clinicians and specialist prehospital teams in Scotland. Scand J Traum Resuscit Emerg Med 26(1):45

[23] Audit Commission (2000) United they stand: co-ordinating care for elderly patients with hip fractures. HMSO, London

[24] Royal College Emergency Medicine (2014) Clinical Standards for Emergency Departments. https://www.rcem.ac.uk/docs/Clinical%20Standards%20and%20Guidance/Clinical%20Standards%20for%20Emergency%20Departments.pdf

[25] Brady M, Kinn S, Stuart P (2003) Preoperative fasting for adults to prevent peri-operative complications. Cochrane Database Syst Rev 2003(4):CD004423

[26] NICE (2011) NICE clinical guideline 124. Hip Fracture: the management of hip fracture in adults. Guidance.nice.org.uk/cg124

[27] Morrison R, Magaziner J, McLaughlin MA et al (2003) The impact of post-operative pain on outcomes following hip fracture. Pain 103(3):303–311. Management of Pain Reduces Delirium.

[28] NICE Guidance: The Management of Hip Fractures in Adults (2017) Page 36. https://www.nice.org.uk/guidance/cg124/evidence/full-guideline-pdf-183081997

[29] Foss NB, Kristensen BB, Bundgaard M et al (2007) Fascia iliaca compartment blockade for acute pain control in hip fracture patients: a randomized, placebo-controlled trial. Anesthesiology 106(4):773–778

[30] Callear J, Shah K (2016) Analgesia in hip fractures: Do fascia-iliac blocks make any difference? BMJ Quality Improv Rep 5:u210130.w4147

[31] Griffiths R, Tighe S (2013) Fascia iliaca blocks and non-physician practitioners. Aagbi Position Statement. http://www.aagbi.org/sites/default/files/Fascia%20Ilaica%20statement%2022JAN2013.pdf

[32] Dolan J et al (2008) Ultrasound guided fascia iliaca block: a comparison with the loss of resistance

technique. Reg Anesth Pain Med 33(6):526–531

[33] RCEM (2018) Safety alert: the importance of monitoring after Fascia-iliaca block. https://www.rcem. ac.uk/docs/Safety%20Resources%20+%20Guidance/ RCEM_Fascia%20Iliaca%20Block_Safety%20 Newsflash%20Feb%20(22022018)%20revised.pdf

术前评估和优化

7

Helen Wilson, Amy Mayor

7.1 术前评估

有充分的证据表明老年综合评估（CGA）可降低死亡率、提高出院后直接回家的患者比例并缩短住院时间[1]。这种评估应该成为针对所有虚弱的老年骨折患者的院内基础评估。

术前评估是多学科协作的一部分，目的是了解患者的身体情况和功能状况。患者的病史可以由内科医生、麻醉医生、围手术期管理医生或老年科医生进行评估，负责评估的医生应该清楚地认识到患者的合并症对患者应对创伤、麻醉和手术的能力的影响。

此外，康复师常常通过初始的评估来获取患者的活动能力、日常生活能力、认知、情绪、生活环境和社会环境状况等信息。

7.2 患者信息收集

因老年患者通常不知道自己的既往史、检查结果和用药原因，甚至相当比例的患者因有认知障碍而无法提供信息，收集这类人群的信息比想象的更复杂。因此从护理人员、初级保健医生、以前的医疗记录、既往影像学和病理学结果获得相关的资料信息是获得完整病史的关键。

采用标准化表格可以确保获取所有必要的信息，包括术前认知功能的评估。这些信息连同来自患者家人、朋友、护理人员的相关信息，可以帮助识别那些已确诊的痴呆患者，以及那些可能尚未确诊的痴呆患者。这些患者有非常高的围手术期谵妄的发生风险。有研究表明主动式老年骨科管理可将髋部骨折后谵妄的发生率降低1/3，将严重谵妄的发生率降低一半[2]。

有研究观察了围手术期对有谵妄发生风险的患者常规使用氟哌啶醇进行治疗的效果。一项纳入430例患者的随机对照试验结果显示，与每天使用安慰剂相比，每天使用1.5 mg氟哌啶醇，并没有降低谵妄发生率，但氟哌啶醇治疗可减轻谵妄的严重程度，减少谵妄的持续时间，缩短住院时间。因此，不推荐常规预防性使用氟哌啶醇[3]。

4AT是有效识别和监测谵妄的临床工具[4]。这是一个简单的评分工具，不需要特定的培训就可以由所有医护人员进行有效的评估。4AT谵妄评估已在髋部骨折患者中得到验证[5]，并应该成为髋部骨折管理的常规部分。

对老年患者个体器官功能的评估可帮助了解患者的合并症影响和病情严重程度，特别是对于合并心肺疾病的患者。代谢当量（metabolic equivalents，METs）通常用于评估患者的器官功能，1 METs可定义为静息时每千克体重每分钟消耗的氧气量，为 3.5 ml/（kg·min）[6]。那些能够轻松上楼梯（4 METs 或更高）的人一般不会存在明显的心肺疾病，并且心血管系统的风险较低（表 7.1）。

表 7.1 代谢当量

体力活动	代谢当量（METs）
坐着看书/看电视	1.0
洗漱和穿衣	2.1
平地缓慢步行	2.3
进行一般的家务劳动	2.5
遛狗（3 km/h）	2.7
缓慢骑行/打保龄球	3.0
进行园艺活动	3.6
快速行走（5 km/h）	3.6
不间断地爬楼梯	4.0
跳舞	4.5
球拍类运动（如打网球）	8.5

日常活动能力低的患者可能存在无症状的潜在的心血管疾病，或可能受限于肌肉骨骼疾病（包括关节炎、骨质疏松症伴脊柱后凸、肌少症）或肥胖症等疾病。

7.3 心血管疾病

有缺血性心脏病病史的患者是围手术期发生心脏事件的高危患者，除此之外，还应考虑心血管危险因素，包括糖尿病、高血压和吸烟史。

Goldman 心脏风险指数[7]或修订后的心脏危险指数[8]可用于识别心血管事件的高危患者，并预测围手术期发生心脏事件或死亡的可能性。

一份常规心电图就可能显示无症状心脏病的征兆，比如左束支传导阻滞，出现 Q 波或胸前导联 R 波下传不良。

超声心动图可明确心肌梗死区域的异常活动情况，进行左心室功能的评估，提示患者潜在的

心脏瓣膜疾病。这些信息可协助医生进行患者的风险分层，但不应该因此延误手术。

对于疑似患有冠状动脉疾病的患者，术前外科医生应该与麻醉医生进行病情讨论。除非患者有心源性胸痛的症状等临床表现，否则不应为了心脏检查而推迟手术。常规的肌钙蛋白检测对早期诊断并没有帮助，和早期死亡率也没有相关性[9]。那些已经接受 β 受体阻滞剂治疗的患者应该在手术前继续接受常规剂量治疗，除非其有明显的心动过缓或低血压。关注血红蛋白水平极为重要，因围手术期贫血可能加剧心脏负荷并可能增加发生心脏事件的风险。

7.3.1 心脏瓣膜疾病

心脏杂音在老年人群中比较常见，最常见于主动脉硬化或轻度二尖瓣反流。一项大型的回顾性研究显示，有 6.9% 的髋部骨折患者患有以前未确诊的主动脉狭窄[10]。这些信息可能会影响麻醉方式的选择并增加对有创心功能监测的需求。如果患者的主动脉区域出现收缩期杂音，患者有运动时心绞痛病史，且曾出现过不明原因的晕厥或近乎晕厥，肱动脉处脉搏搏动上升缓慢，缺少第二心音或在没有高血压的情况下其心电图上发现左室高电压，则怀疑其有明显的主动脉瓣狭窄。对于有明显主动脉瓣狭窄的患者，须格外关注其液体平衡，且此类患者为肺水肿的高危人群。不应该因为超声心动图检查而延误手术时机，但如果超声心动图检查容易实施，就可能有帮助。

7.3.2 心力衰竭

许多老年患者在存在高血压、缺血性心脏病、心脏瓣膜疾病或心房颤动的情况下，往往会有心功能不全的病史或症状。主要的治疗药物是利尿药、血管紧张素转换酶抑制药、血管紧张素受体阻断药、β 受体阻滞剂、醛固酮拮抗药，以及肼屈嗪和硝酸盐的联合应用。抗心力衰竭治疗包括日益广泛应用的电生理干预，

如心脏再同步化治疗（cardiac resynchronisation therapy，CRT），带或不带植入型心律转复除颤器（implantable cardioverter defibrillator，ICD）的起搏器。近期的超声心动图有助于评估左心室功能不全的严重程度，但不应为此推迟手术。通常可以根据病史、症状和所需药物对患者的心力衰竭严重程度进行评估。

那些血容量正常的患者应该尽早接受手术治疗，术后 48～72 小时不用治疗心力衰竭的药物，以避免影响活动的症状性低血压的发生。密切观察并谨慎进行静脉补液。积极防治贫血，维持血红蛋白水平超过 100 g/L。一旦患者能够下床活动，可逐渐重新应用治疗心力衰竭的药物。这些患者常常在手术后 5～7 天出现外周水肿加重，可能需要在一段时间内增加利尿药的剂量。

需要特别关注已经出现失代偿性心力衰竭和液体超负荷的患者。应在术前稳定急性心脏左心衰竭患者的病情，患者病情的恶化通常与急性心脏缺血事件有关。但治疗急性心脏缺血事件需要谨慎，因为抗血小板和抗凝治疗可能会导致骨折部位出血增加。术前应与心脏病专家讨论适当的干预措施和手术时机，针对患者的情况做出个体化决策。

应对那些右心室功能较差和液体超负荷的患者使用高剂量利尿药，密切监测其水肿程度、体重和肾功能。这些表现通常与低钠血症、低血压和肾功能不全有关，需要予以密切观察。一般来说，纠正到正常血容量状态需要 5～10 天。因此，通常在外科手术的同时以及术后处理失代偿性心力衰竭更有利。然而如果明显的外周组织水肿范围达到大腿处，预示着伤口裂开的风险增加。

7.3.3 心脏传导障碍、心脏起搏器和植入型心律转复除颤器（ICD）

通过常规 12 导联心电图发现的心脏传导障碍在老年人中很常见。临时起搏仅适用于完全心脏传导阻滞或者三分支心脏传导阻滞所致的晕厥。如果没有症状，一度心脏传导阻滞、束支传导阻滞和异位传导都不太重要，也不需要术前进行特殊检查。

心脏起搏器已经设计得越来越复杂，为了有助于老年脆性骨折患者急性期的管理，我们需要了解不同心脏起搏器及其适应证的基本知识。所有装有心脏起搏器的患者都要进行常规年检；若过去 12 个月内未检查过心脏起搏器或出现过心脏起搏器故障，则术前需要对起搏器再次进行检查。

理解装置的原理以及了解患者是否依赖起搏器非常重要，手术期间也必须备有外部起搏设备和除颤仪。手术中采用电切或电凝可引起电干扰，可能会给使用起搏器和 ICD 的患者带来额外的风险。高频电流将能量引入心脏导联系统，会在导联电极尖端引起组织升温[11]。制造商建议如果在距离装置 50 cm 的范围内进行手术，须避免进行电切或电凝。如果必须进行电切，那么建议使用短脉冲能量的双极电切，以最大限度地降低风险。在尽可能的情况下，应考虑使用超声手术刀。

如果有心功能室的技术人员在场，则可以将 ICD 设备转换到监测模式，以防止手术期间发生电击。否则，应该通过在设备上放置磁体来关闭 ICD，并使用微孔胶带固定。对于术中出现的任何持续性室性心动过速或心室颤动，应该进行体外除颤。手术后应该取下磁铁，并密切监护患者，直到检查确认 ICD 处于完好状态。

7.3.4 心房颤动（AF）

诸如"了解你的脉搏"等公共宣传活动提高了公众对心房颤动（简称房颤）导致脑卒中风险的意识。靠药物控制心室率的永久性房颤患者应在手术前继续使用控制心率的药物（通常为 β 受体阻滞剂、维拉帕米等），手术当天也需要按常规剂量使用。有一些患者患有阵发性房颤

（paroxysmal atrial fibrillation，PAF）。胺碘酮、氟卡尼或β受体阻滞剂等药物常用于维持窦性心律并防止阵发性房颤发作。快房颤通常由创伤、麻醉和应激引起。

新发房颤、持续性房颤或阵发性房颤伴快速心室率的患者需要接受临床评估。心动过速可能由疼痛、心脏事件或脓毒症等诱发，建议采用12导联心电图、乳酸检测和炎症标志物检测进行临床评估和明确原因。无这些心脏事件或脓毒症临床证据的患者可能只是存在新发房颤或心率控制不良。若存在脱水和电解质紊乱，则需要迅速予以纠正。如果心率持续高于110次/分，则须在术前对心率进行快速控制。地高辛通常需要24小时才能控制心率。β受体阻滞剂可能导致低血压，故不建议术前使用β受体阻滞剂，应慎用短效的静脉用美托洛尔。最有效的方法是静脉注射胺碘酮。通常持续1小时以上缓慢推注300 mg胺碘酮，接着按0.5 mg/（kg·h）24小时输注胺碘酮（450 mg胺碘酮加入500 ml生理盐水中）。静脉注射胺碘酮必须通过中心静脉导管，且注射在心电监护情况下进行更为理想。病情复杂的患者常常需要心脏病专家进行会诊。

7.4　抗凝血药和抗血小板药的管理

在外周血管疾病和继发性心脏事件中，抗血小板药主要用于脑卒中的二级预防。抗血小板药可引起不可逆的血小板功能障碍，只能通过7~10天后新的血小板产生而恢复血小板功能。然而并不推荐因此延迟急诊手术，如股骨颈骨折的手术治疗[12]。关于麻醉方式的选择，阿司匹林通常对麻醉没有什么影响；在采用阿司匹林单一疗法的情况下，苏格兰校际网络指南支持椎管阻滞麻醉[12]。若患者单用氯吡格雷，也不应该延迟手术[13]，而且事实上其不应该成为脊椎麻醉（简称腰麻）或者硬膜外麻醉的禁忌证，因为几乎没有证据证明其会增加硬膜外血肿的发生

率[12]。对采用双重抗血小板治疗的患者，应考虑选择全身麻醉[12]。除非术中出血过多，否则一般不需要在围手术期预防性输注血小板[12]。

高达40%的髋部骨折患者接受抗凝治疗[14]。直接口服抗凝血药（DOACs），如阿哌沙班、利伐沙班、艾多沙班、达比加群酯，目前在英国比华法林更常用[15]。它们具有药物相互作用少、不用监测血药浓度、高效和相对安全等优势[16]。

针对使用华法林的患者，AAGBI指南推荐，当国际标准化比值（international normalized ratio，INR）通过静脉使用维生素K降至2.0以下时，选择全身麻醉手术[17]。当INR < 1.5时，脊椎麻醉下的手术被认为是安全的[17]。

目前缺乏关于对接受DOACs治疗的髋部骨折患者进行麻醉和手术的指南。欧洲指南提倡根据实用的药代动力学模型，在停药和中枢神经阻滞之间间隔2个半衰期[17]。

凝血因子 Xa 抑制剂阿哌沙班和利伐沙班有一个逆转剂，Andexanet alfa，但是只允许其用于危及生命的出血急救而不作为常规使用。ANNEXA-4 研究证实了 Andexanet alfa 可有效用于临床止血，但在30天的随访中，18%的患者出现了血栓性事件[18]。

直接凝血酶抑制剂达比加群酯有一个获批上市的安全的逆转剂——艾达司珠单抗（idarucizumab）。

传统的凝血试验如凝血酶原时间（PT）/INR 和活化部分凝血活酶时间（activated partial thromboplastin time，APTT）检测在监测 DOACs 的血浆活性方面并不敏感[17]。此外，当 DOACs 的血浆药物浓度达到临床要求的浓度时，INR 可以是正常的。因此，不推荐进行传统的凝血功能相关检测。血浆凝血因子 Xa 检测比较准确，但在许多医院的实验室中其很少被列入常规检查项目，也没有证据基础可以用来指导其血浆水平和神经功能安全的相关性，因此其应用受限。相

反，达比加群酯的作用活性可以简单而可靠地通过血浆凝血酶时间（thrombin time，TT）进行监测。

国家审计项目 ASAP1 的二次分析显示，将接受全身麻醉的髋部骨折患者与接受脊椎麻醉的髋部骨折患者进行对比，两组患者的 30 天死亡率没有差异，对很多人来说，全身麻醉代替脊椎麻醉是可以接受的[19]。然而这不是一个直接的临床决策，应该基于抗凝血药类型、患者的肾功能、所需手术类型、预计失血量、疼痛控制和不活动风险来制订个体化方案。表 7.2 给出了不同抗凝血药的详细治疗方案。

理解抗血小板药 / 抗凝血药的治疗原理对于控制围手术期血栓栓塞事件的风险非常重要。曾接受心脏支架置入术的骨科手术患者发生血栓事件和心脏事件的风险较高，应持续应用抗血小板药或停用时间尽可能短。

安装有机械瓣膜（特别是二尖瓣）的患者，近期发生过脑卒中、下肢深静脉血栓形成或肺栓塞的房颤患者，都是围手术期血栓栓塞事件的高危人群，应该考虑采取桥接措施。可在术前 24 小时皮下注射治疗剂量的低分子肝素，或者术前 2 ~ 4 小时静脉注射普通肝素，而后者需要每 4 ~ 6 小时监测一次 APTT 以确保剂量合适。

对于有近端下肢静脉血栓或者肺栓塞的患者，应考虑置入临时腔静脉滤器。

一项关于髋部骨折患者的小样本研究证实，氨甲环酸可以在不影响 3 个月死亡率的情况下减少输血需求量[20]。但是在一项类似的小样本研究中，血栓栓塞事件的风险却明显增加[21]。一项纳入近 600 例患者的荟萃分析显示，氨甲环酸可以在不影响血栓事件发生的情况下减少出血量和输血需求。建议在广泛推荐氨甲环酸用于髋部骨折手术之前，需要进行一项大规模、高质量的随机对照试验，以确定其安全性，并制订最佳方案、剂量和用药时间[22]。

表 7.2　脆性骨折患者常用的抗血小板药和抗凝血药

药物	清除半衰期	围手术期管理	可进行椎管内麻醉的条件
华法林	4 ~ 5 天	5 mg 维生素 K 静脉滴注 4~6 小时后复查 INR，可重复给予维生素 K，或考虑给予 Beriplex 进行拮抗	如果 INR < 1.5
氯吡格雷	对血小板的作用不可逆	可进行全麻手术，监测术中出血情况。如果考虑术中出血与氯吡格雷的效应有关，则输注血小板	单用抗血小板药；如果采用双抗治疗，则予全身麻醉
静脉使用肝素	1 ~ 2 小时	手术前 2 ~ 4 小时停止静脉使用肝素	4 小时
预防性剂量的低分子肝素（皮下给药）	3 ~ 7 小时	与最后一次给药至少间隔 12 小时后方可考虑手术	12 小时
治疗剂量的低分子肝素（皮下给药）	3 ~ 7 小时	与最后一次给药至少间隔 12 ~ 24 小时后方可考虑手术，监测术中出血量	24 小时
替格瑞洛	8 ~ 12 小时	可进行全麻手术，监测术中出血情况。如果考虑术中出血与替格瑞洛有关，则输注血小板	5 天或血小板输注后（与氯吡格雷的最后一次给药时间至少间隔 6 小时）
阿司匹林	对血小板的作用不可逆	可进行手术	继续使用
利伐沙班	7 ~ 10 小时	如果肾功能正常，最后一次给药至少 24 小时后方可进行手术及麻醉	如果肾功能正常，最后一次给药 2 个半衰期 /24 小时
达比加群酯	12 ~ 24 小时	TT 正常则可以进行手术或麻醉；如果 TT 延长，用艾达司珠单抗逆转	TT 正常或者艾达司珠单抗注射后 30 分钟
阿哌沙班	12 小时	如果肾功能正常，最后一次给药 24 小时后方可考虑手术和麻醉	如果肾功能正常，最后一次给药 2 个半衰期 /24 小时

7.5　贫血

入院时的贫血是预后不良的独立危险因素，此类患者占髋部骨折患者的 10%～12%[23]。它通常反映患者存在潜在的疾病，如恶性肿瘤、慢性肾病或者营养不良。输血前应重视对血标本行血液病学检查，以辅助确诊及后续的处理。在没有明确病因及与血液病专家沟通前，不应给巨幼细胞贫血患者输血。尽管存在争议，但大多数临床医生还是会把术前血红蛋白目标值定为至少 100 g/L。

可以根据骨折类型来预测失血量，其中囊内骨折失血约 1000 ml，囊外骨折失血约 1200 ml，转子间或者转子下骨折失血达 1600 ml[24]。接受抗血小板或者抗凝治疗的患者可能出血更多。

FOCUS 研究是一项大型的随机对照研究，旨在比较针对髋部骨折患者的开放性输血与限制性输血策略对预后的影响。结果表明两组患者的死亡率、术后 60 天独立行走能力及住院时间没有差异[25]。然而，临床医生应考虑患者的衰弱程度、心肺储备及功能等级，制订术前个体化输血决策。通常，对于身体状况尚可的患者，血红蛋白应维持在 80 g/L 以上；对于心肺储备较差的患者，血红蛋白应维持在 100 g/L 以上。

有研究对术前静脉输注铁剂以减少术后第 1 周输血需求进行了评估，结果发现术前静脉输注铁剂对减少术后第 1 周输血需求既无效也不够快速[26]。

7.6　糖尿病

围手术期血糖控制不佳会导致持续的高血糖、脱水和伤口愈合不良。低血糖也会带来严重的后果，如谵妄、跌倒和癫痫发作。

在术前，脆性骨折患者通常由于疼痛、制动和镇痛药的副作用而不愿进食。虽然制动可能导致能量的需求减少，但疼痛和应激仍可导致高血糖。

术前梳理糖尿病药物治疗方案，并定期监测血糖水平尤为重要。AAGBI 针对围手术期糖尿病管理制订了全面的指南[27]。对口服长效降血糖药或注射长效胰岛素的患者应密切监测血糖，若术前禁食，则可能需要缓慢输注 5% 葡萄糖。

术前应对糖尿病患者的碳水化合物或高糖饮食摄入进行限制，否则可能导致其血糖水平控制不佳。

大多数口服降血糖药的患者在手术当天停用药物即可，但吡格列酮无须停用。由于二甲双胍与乳酸酸中毒相关，有肾损害风险的人群应停药 48 小时。如果术前血糖水平高于 12 mmol/L，考虑可调节的静脉胰岛素输注（variable-rate intravenous insulin infusion，VRIII）。一旦患者能够进食，应尽快恢复口服药物治疗。

对于常规注射胰岛素的患者，应该忽略其常规的剂量，并且在术前静脉输液时开始实施 VRIII。如果患者血糖低的话，应该输注 5% 葡萄糖。对于 1 型糖尿病的患者，绝对不能彻底停用胰岛素。

长效的胰岛素类似物（甘精胰岛素或地特胰岛素）可以在围手术期继续使用，但一些学者主张减少 1/3 的剂量。

制订一个术后血糖管理计划很重要。一旦患者开始进食，就应尽快停止 VRIII 策略，以避免液体超负荷和电解质紊乱。在患者恢复正常饮食和活动之前，普通胰岛素的剂量可能需要不断调整。

7.7　慢性肾病

慢性肾病（chronic kidney disease，CKD）在老年人中很常见且与较高的手术并发症发生率有关[28]。了解患者的 CKD 病程和基础肾功能很重要。CKD 患者伴有尿素氮、肌酐和代谢产物水平升高，可能提示其排泄功能受损。此外，CKD 患者可能还有合成代谢功能受损的问题，会出现酸中毒、高钾血症、高血压和水肿。CKD 还能造成红细胞生成减少性贫血和维生素 D 羟化降低导致的低钙血症和高磷血症。血小板功能障碍也常见于 CKD 患者，增加了患者的出血风险。

术前应该把患者的贫血和代谢异常纠正到可接受的程度。术前难以快速纠正 CKD 患者的液体超负荷，但对于依赖透析的终末期肾病患者，术前 24 小时内应予以透析治疗以减少液体超负荷。

许多药物经过肾脏排泄，故容易在 CKD 患者体内产生蓄积。需要调整此类药物的剂量或给药间隔，某些情况下甚至需要完全避免使用此类药物。

麻醉通常会引起低血压，导致肾血流量骤降，进而引起术后肾功能恶化。麻醉医生应该意识到 CKD 患者的肾储备功能不佳，从而想方设法使患者避免出现低血压。

CKD 患者通常伴有缺血性心脏病，因此继续服用 β 受体阻滞剂并纠正贫血可能有助于减少心血管事件的发生。

7.8　呼吸系统疾病

应提前发现术后肺部并发症风险最高的患者，以进行术前干预和优化治疗。所有髋部骨折患者都存在肺不张和肺部感染的风险，这是提倡早期手术和活动的原因之一。那些患有潜在肺部疾病或未诊断出肺部疾病的吸烟者，发生呼吸道并发症的风险更高。低蛋白血症、近期体重减轻和生活不能自理也会增加麻醉后不良转归的风险[29]。

阿片类镇痛药和麻醉药可以减少呼吸驱动力，导致低氧血症、高碳酸血症和肺不张，应慎用。

肥胖会导致肺容量减少，从而使气体交换减少，严重时可导致高碳酸血症性呼吸衰竭，但尚未有证据表明高 BMI 的髋部骨折患者术后并发症的发生率更高[30]。

肺源性心脏病和肺动脉高压患者的并发症发生率和死亡率显著增高。

术前的临床评估、胸部 X 线片和动脉血气分析可提供重要的基础信息。

对于慢性阻塞性呼吸道疾病加重的患者，术前可能需要予以治疗和优化管理，但大多数呼吸道感染患者的手术不应被推迟，除非其伴有脓毒症、心血管功能不全或高流量氧需求。

关于麻醉药的选择见第 8 章。

7.9　药物治疗评估

在一些国家，临床药师在患者入院后便对其服用的药物进行评估和调整。了解患者对复杂病情的理解和认识很重要，这有助于改善患者的认知和提高其依从性。某些特定的药物可能会提示某个特定的诊断，但通过这种关联假设进行诊断应该谨慎。

应在药物图表上标明所有常规药物的适应证，并清楚记录术前哪种药物应该继续服用或停用。大多数衰弱的老年患者在脆性骨折后会出现血容量不足，因此围手术期需要停用可能导致肾脏低灌注和急性肾衰竭的药物（如利尿药、血管紧张素转换酶抑制药、抗高血压药）。

由于许多麻醉药有镇静作用，因此围手术期应该对长效镇静药（如苯二氮䓬类药物、抗精神病药）重新评估或减少其用量。这些药物不宜突然停用或长期停用。

其他药物必须在手术当天的早晨伴少量水吞服（例如，治疗心绞痛或控制心率的 β 受体阻滞剂，抗惊厥药，治疗帕金森病的药物）。

需要在围手术期对一些药物重新进行评估和调整（见"7.4　抗凝血药和抗血小板药的管理"以及"7.6　糖尿病"）。针对服用氢化可的松治疗垂体功能衰竭或长期服用低剂量类固醇可能出现肾上腺功能衰竭的患者，应增加药物剂量，通过肌内或静脉注射 50 mg 氢化可的松进行诱导，并在最初 24 小时内按一天 3 次的频率进行。当患者卧床制动时，可将气雾吸入器换成雾化器以方便给药。

每一种处方药都应该有明确的当前适应证，且患者用药的受益应大于其风险。入院时接受的多学科综合管理是对药物进行评估的良好时机。术前用药的再评估是老年综合评估的一个重要方面，需要花费大量的时间。此项工作应该在术前开展，但需要在术后继续评估和调整。

对于可能导致跌倒的药物，应该给予谨慎考虑（见第 16 章）。

7.10　预防并发症：血栓栓塞事件

由于创伤、手术和制动的原因，脆性骨折患者被认为是发生血栓栓塞事件的高危群体。衰弱的老年患者可能伴有其他合并症，如心力衰竭或血栓栓塞史，这进一步增加了发生血栓栓塞事件的风险。英国 NICE 指南推荐所有住院患者每天预防性使用低分子肝素（low molecular weight heparin，LMWH）[31]，有明确禁忌证者除外。LMWH 应入院即用，除非患者要在 12 小时内手术。如果手术可能延迟，进行术前 LMWH 的剂量选择时应考虑到骨折部位有进一步出血的风险。

髋部骨折术后，有症状的静脉血栓栓塞（venous thromboembolism，VTE）的发生率为 1%～9%，有症状的肺栓塞（pulmonary embolism，PE）的发生率为 0.2%～1.7%。然而，使用 LMWH 的患者出现严重出血的风险为 0.8%～4.7%[32]。

尚无有力的证据表明弹力袜对髋部骨折患者有益，而且不应低估弹力袜对皮肤状况不佳和血液循环不良的患者可能造成的潜在伤害。应对每个患者的获益和风险进行个体评估，从而决定是否遵循当地医院的政策。

7.11　预防性使用抗生素

强烈建议在骨折外科处理中预防性使用抗生素，以预防深部伤口感染。各家医院都有关于常见病原菌本院抗生素耐药的文件。预防性使用抗生素的方法是，通常术前给予单次剂量，术后 24 小时内应用。在医院或养老院里跌倒的骨折患者的抗生素选择可能会有所不同，因为在此情况下患者感染耐药菌的概率更高。

7.12　合适的医疗护理终点

许多脆性骨折患者非常虚弱，1/4 的患者处在他们生命的最后一年。让患者及其至亲对此有现实的理解很重要，理解哪些治疗可能会使患者受益，哪些治疗可能会造成伤害或痛苦。在慢性疾病终末期发生的器官衰竭通常不可逆转，转入重症医学科进行器官支持治疗对此类患者可能无效，因此也无必要。对于可逆因素导致的器官衰竭，应在术前积极讨论是否将患者转入重症监护室接受有创治疗以及对可能逆转的器官衰竭进行支持治疗。

心脏骤停后的心肺复苏对这些生理储备差的患者不太可能有效，有些国家甚至会要求这类患者事先填一个拒绝心肺复苏（Do Not Attempt Cardiopulmonary Resuscitation）的表格（DNACPR 表）。

许多老年患者并不希望接受延长生命的维持治疗措施，他们可能已经就此与亲属进行过讨论，或者已经制订了进一步的医疗护理方案。在术前评估时与患者及其亲属就此问题进行讨论是非常关键的，以确保所有人都明确患者的优先选择。在手术室和复苏室，如果可以确保患者能从麻醉中完全恢复，且患者的心脏或呼吸系统没有受到损害，则可以在围手术期随时撤销DNACPR的要求。在短时间内采用相应的药物和技术进行心肺复苏是有指征的[33]。

7.13 结语

对脆性骨折患者的术前评估需要相关的技能、时间和精力。最好通过多学科讨论并收集清晰、精准的患者病史的信息来完成评估。许多患者的药物治疗在围手术期需要被调整，因此有必要对药物治疗进行紧急优化。对大多数患者来说，立即进行手术能使他们获益最大，因为大多数合并症不能被快速逆转，并且由于疼痛控制不佳以及患者无法坐直，不稳定的骨折会进展。AAGBI 已就延迟手术可接受的理由制订了指南[34]，见表 7.3。良好的术前评估包括针对最佳管理方式的共同决策，除了要考虑到患者优先选择的决策，同时也要兼顾决策的风险与获益。基于证据的方案和指南很重要，但是最终此过程需要医生进行临床判断，并需要一支经验丰富的资深团队。

表 7.3　AAGBI 工作小组所认为的可接受和不可接受的推迟髋部骨折手术的原因[33]

可接受的原因	不可接受的原因
血红蛋白浓度 < 80 g/L	缺乏设施或病房
血钠浓度 < 120 mmol/L 或 > 150 mmol/L	等待超声心动图检查结果
血钾浓度 < 2.8 mmol/L 或 > 6.0 mmol/L	外科技术不达标
未控制的糖尿病	轻微电解质紊乱
未控制或急性发作的左心衰竭	
可纠正的心律失常伴心室率 > 120 次 / 分	
胸腔感染伴感染性休克	
可逆的凝血功能障碍	

（翻译：刘松桥　邱晓东　杨毅，审校：张萍）

参考文献

[1] Welsh T, Gordon A, Gladman J (2014) Comprehensive geriatric assessment—a guide for the non specialist. Int J Clin Pract 68(3):290–293

[2] Marcantonio E, Flacker J, Wright R et al (2001) Reducing delirium after hip fracture: a randomized trial. J Am Geriatr Soc 49(5):516–522

[3] Kalisvaart K et al (2005) Haloperidol prophylaxis for elderly hip surgery patients at risk for delirium: a randomised placebo controlled trial. J Am Geriatr Soc 53(10):1658–1666

[4] www.the4AT.com

[5] Bellelli G et al (2014) Validation of the 4AT; a new instrument for rapid delirium screening: a study in 234 hospitalised older people. Age Ageing 43:496–502. https://doi.org/10.1093/ageing/afu021

[6] Jette M et al (1990) Metabolic equivalents (METS) in exercise testing, exercise prescription, and evaluation of functional capacity. Clin Cardiol 13:555–565

[7] Goldman L, Caldera DL, Nussbaum SR et al (1977) Multifactorial index of cardiac risk in noncardiac surgical procedures. N Engl J Med 297(9):845–850

[8] Lee T, Marcantonio E, Mangione C et al (1999) Derivation and prospective validation of a simple index for prediction of cardiac risk of major noncardiac surgery. Circulation 100:1043–1049

[9] Spurrier E, Wordsworth D, Martin S et al (2011) Troponin T in hip fracture patients: prognostic significance for mortality at one year. Hip Int 16:757

[10] McBrien M, Heyburn G, Stevenson M et al (2009) Previously undiagnosed aortic stenosis revealed by auscultation in the hip fracture population-echocardiographic findings, management and outcome. Anaesthesia 64:863–870

[11] MRHA (2006) Perioperative management pacemakers/ICDs March 2006

[12] Scotttish Intercollegiate Guidelines Network (2009) Management of hip fracture in older people

[13] Dolman B, Moppett I (2015) Is early hip fracture surgery safe for patients on clopidogrel? Systematic review, meta-analysis and met-regression. Injury 46:954–962

[14] Schermann H et al (2019) Safety of urgent hip fracture surgery protocol under the influence of direct oral anticoagulation medications. Injury 50(2):398–402

[15] Mullins B, Akehurst H, Slattery D et al (2018) Should surgery be delayed in patients taking direct oral anticoagulants who suffer a hip fracture? A retrospective, case-controlled observational study at a UK major trauma centre. BMJ Open 8(4):e020625

[16] Benzon H, Avram M, Green D et al (2013) New oral anticoagulants and regional anaesthesia. BJA 111(S1):i96–i113

[17] AAGBI Safety Guideline (2011) Management of proximal femoral fractures

[18] Connolly S, Milling T, Eikleboom J et al (2016) Andexanet alfa for acute major bleeding associated with factor Xa inhibitors. N Engl J Med 375:1131–1141

[19] White SM et al (2016) Secondary analysis of outcomes after 11,085 hip fracture operations from the prospective UK Anaesthesia Sprint Audit of Practice (ASAP-2). Anaesthesia 71(5):506–514

[20] Lee C et al (2015) The efficacy of tranexamic acid in hip hemiarthroplasty surgery: an observational cohort study. Injury 46(10):1978–1982

[21] Zufferey P et al (2010) Tranexamic acid in hip fracture surgery: a randomized controlled trial. Br J Anaesth 104:23–30

[22] Zhang P, He J, Fang Y et al (2017) Efficacy and safety of intravenous tranexamic acid administration in patients undergoing hip fracture surgery for hemostasis: a meta-analysis. Medicine 96(21):e6940

[23] White S et al (2014) Outcome by mode of anaesthesia for hip fracture surgery. An observational audit of 65,535 patients in a national dataset. Anaesthesia 69:224–230. https://doi.org/10.1111/anae.12542

[24] Foss N, Kehlet H (2006) Hidden blood loss after surgery for hip fracture. J Bone Joint Surg 88-B:1053–1059

[25] Carson J, Michael M, Terrin L, et al for the FOCUS investigators (2011) Liberal or restrictive transfusion in high-risk patients after hip surgery. N Engl J Med 365:2453–2462

[26] Moppett I, Rowlands M, Mannings A et al (2019) The effect of intravenous iron on erythropoiesis in older people with hip fracture. Age Ageing 48(5):751–755.

https://doi.org/10.1093/ageing/afz049

[27] Dhatariyal K, Levy N, Kilvert A et al, for the Joint British Diabetes Societies (2010) Diabetes UK position statements and care recommendations NHS diabetes guideline for the perioperative management of the adult patient with diabetes. Diabet Med 29:420–433

[28] Salifu M et al (2016) Peri-operative management of the patient with chronic renal failure. Medscape. http://emedicine.medscape.com/article/284555-overview#showall. Accessed 6 Apr 2016

[29] Arozullah A, Conde M, Lawrence V (2003) Preoperative evaluation for postoperative pulmonary complications. Med Clin North Am 87(1):153–173

[30] Batsis J et al (2009) Body mass index and risk of non-cardiac postoperative medical complications in elderly hip fracture patients: a population based study. J Hosp Med 4(8):E1–E9

[31] NICE Clinical Guideline 92 (2010) Venous thromboembolism: reducing the risk. www.nice.org.uk/nicemedia/pdf/CG92NICEGuidelinePDF.pdf

[32] Rosencher N, Vielpeau C, Emmerich J et al (2005) Venous thromboembolism and mortality after hip fracture surgery: the ESCORTE study. J Thromb Haemost 3(9):2006–2014

[33] The Association of Anaesthetists of Great Britain and Ireland (2009) Do not attempt resuscitation decisions in the peri-operative period. www.aagbi.org/sites/default/files/dnar

[34] Griffiths R, Alper J, Beckingsale A et al (2012) Management of proximal femoral fractures 2011 Association of Anaesthetists of Great Britain and Ireland. Anaesthesia 67(1):85–98

老年骨科麻醉

8

Stuart M. White

8.1 引言

传统的围手术期治疗策略可能并不适用于需要接受手术治疗的老年髋部骨折患者。过去，为了处理骨折的急性疼痛，患者在手术前会接受相对较大剂量的阿片类镇痛药，而手术经常因管理因素或麻醉相关评估的需求延迟 48 小时以上。在传统的医疗模式中，很多患者因为被评估为围手术期死亡风险过高而接受卧床保守治疗，却没有接受手术治疗；也有部分接受手术治疗的患者由年资较低或相关专业经验不足的医生对其进行麻醉和手术，这些医生对于对该类患者如何合理使用阿片类镇痛药、如何实施适宜深度的全身麻醉，以及如何使用相关的外科手术技术和植入物并不熟悉；此外，由于通常手术后的延续治疗由骨科医生协调，对患者内科合并症的治疗通常为被动的、间断的治疗。上述这些因素都将导致围手术期并发症发生率和病死率增高，术后患者的住院时间延长。

随着发达国家以及越来越多的发展中国家的人口构成比例迅速变化，从卫生经济学角度来看，传统治疗方式是不适宜的。尽管髋部骨折的发生率一直保持稳定或略有下降，但人口寿命的延长使老年髋部骨折患者数量增加。因此，一些欧洲国家开始发展老年骨科医学，以简化和协调

髋部骨折的治疗路径。

8.2 麻醉医生与老年骨科医生的关系

在过去的 20 年中，新出现的以老年骨科医生为主导的多学科治疗模式可能最大限度地改善了髋部骨折患者的预后。此模式的主要优势在于，它可以使麻醉医生和老年骨科医生在整个围手术期共同为患者提供连续的专业化的医疗服务。

以下是围手术期治疗的 3 个阶段：术前、术中和术后阶段（图 8.1）。

术前阶段是指从骨折发生至患者进入手术室准备实施手术的这段时间。髋部骨折后，无论是日常护理行为还是骨科专科查体，都会导致骨折断端移位，这会给患者带来剧烈的疼痛。外科手术复位固定是缓解疼痛并恢复患者活动能力的唯一方法。保守治疗会给患者带来其他并发症发生风险，这些并发症如血栓栓塞、压疮和独立生活能力的下降甚至丧失。因此，外科手术治疗相对于保守治疗具有更大的优势，应该是优先的选择。术前阶段的目标是快速完成有效的术前准备。老年骨科医生和麻醉医生的协作可以完成更标准的术前评估（比如，按照既定模式进行详细的病史采集、术前化验检查、交叉配血等），使

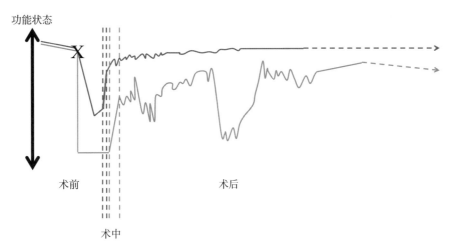

图 8.1　对比接受传统麻醉和围手术期管理策略的髋部骨折患者（灰线）与接受积极的多学科治疗策略的髋部骨折患者（黑线）在住院期间 3 个不同阶段的功能状态的变化

用评分系统进行风险评分，按标准化路径进行术前疼痛管理、液体复苏、内科合并症诊疗，并且有组织地以患者为中心进行术前准备。

术中阶段，麻醉的目标是减轻手术对患者的病理生理影响，维持患者生理功能稳定。髋部骨折患者大多年老体弱、生理储备功能受限，合并一种或多种基础疾病而需要服用多种药物，且常伴有认知功能障碍。因此，这类患者围手术期并发症的发生风险和死亡风险相对较高。术中麻醉不仅是为了让高危患者度过 0.5 ~ 2 小时的急诊修复手术，麻醉医生应更加关注如何使患者的病理生理功能正常化，以使患者能在术后几小时内恢复正常的生理功能状态。

全国性调查显示，该类手术的麻醉方法种类繁多，实施何种技术很大程度上取决于麻醉医生的个人喜好，没有确凿证据表明哪一种技术具有决定性的优势[1-2]。然而，观察性研究和荟萃分析表明，某些麻醉方法可能会改善患者的预后[3-4]。相对来说，每一家医院都应当采用标准化的麻醉方案，以便老年骨科医生制订术后护理方案并处理一些麻醉及手术的并发症。

术后骨科护理的目的是使患者恢复活动、恢复术前生活能力，以及更好地做好出院准备，以便患者回到骨折前的生活环境。患者术后早期活动至关重要，延迟康复锻炼与住院时间延长有关。良好的麻醉护理通过减少阿片类药物用量来避免患者术后谵妄、低血压和贫血的发生，从而促进患者早日康复。

图 8.1 展示了麻醉医生和老年骨科医生协作治疗应当完成的护理目标的时间轴。灰线代表了传统的麻醉护理理念。老年患者的生理功能在受伤前一段时间内缓慢下降，直到他们跌倒后发生髋部骨折（曲线上的"X"点），这时患者完全失去了自理能力。他们被送往医院，术前基本没有接受护理，也就没有功能上的改善。术中医生对患者进行血压监测、镇痛、输血、补液、骨折固定，患者的功能状态得以改善并可保持至术后早期。然而术后早期，患者可能因为过度依赖阿片类药物镇痛而出现谵妄，或者由于恶心、呕吐过于剧烈而不能活动。接下来的数天内，患者准备进行康复锻炼，但是长时间的卧床可能会引起压疮或者肺栓塞，这样功能锻炼再次延迟。最终，患者在骨折修复手术完成后康复出院，但没有恢复至骨折前的功能状态水平。患者亲属认为患者的功能状态不如骨折前，并且其功能状态在出院后持续缓慢下降（灰色虚线所示）。

相反，积极的多学科护理（图中以黑线表示）的目的在于让患者迅速恢复至骨折前状态。

简单的恢复性治疗（镇痛、补液、饮食）可减少骨折后功能状态的相对下降，并可能在术前即开始改善患者的功能状态。尽可能地缩短术前等待时间，并在围手术期使用标准化的麻醉护理措施来促进患者生理功能的恢复并使患者的生理功能最终恢复正常。这样患者的功能状态得以迅速恢复至骨折前水平，患者没有因制动而发生并发症，患者可以更早出院并且在出院后保持良好的功能状态。

8.3 术前护理

脆性骨折联盟（FFN）在2018年发布的国际共识建议中指出，髋部骨折患者应该在全球任何一家医院接受特定模式的、有组织的、跨学科的麻醉护理，并详细阐述了护理内容[5]。英国麻醉医生协会（AAUK）联合英国老年病学会于2012年公布的指南详细介绍了针对老年髋部骨折患者的护理策略，该指南在2020年进行了更新，进一步确认了护理策略的详细内容[6]。该指南建议的护理内容包括：由高年资医生组成一个多学科团队，骨折患者通过快通道路径被收入医院急诊骨科/髋部手术病房，日常使用监护，列出保护性优先手术患者列表以使这一部分髋部骨折患者具有优先手术权。

术前护理的多个方面涉及麻醉医生和骨科医生的协作，包括如何提供术前镇痛、术前准备和伦理及法律考虑。

8.3.1 术前镇痛

髋部骨折多是由站立高度意外跌倒，累及骨质疏松的骨而引起的低能量损伤。由于囊外骨折对骨膜连续性的破坏较大，囊外骨折（股骨转子间骨折、股骨转子下骨折、股骨颈基底部骨折）较囊内骨折（股骨头下骨折、股骨颈骨折）更为痛苦。

大约1/3的骨折患者存在轻度疼痛，1/3的患者存在中度疼痛，另外1/3的患者存在重度疼痛。患者移动时疼痛加重，比如患肢被动抬高20°时。

患者入院后，疼痛往往得不到充分的评估。单纯使用数字评分量表（NRS）不能充分评估疼痛的持续时长和程度。疼痛评分应当在患者静息时和运动时进行，并在给予患者镇痛药之前和之后分别进行。沟通障碍（耳聋、失明、偏瘫）、认知受损与痴呆、入院前已行镇痛处理等情况的存在，使得对该类患者进行评估更加困难。

标准化的镇痛方案应当确保疼痛得到充分的评估和处理，合理的镇痛应该避免使用大剂量阿片类药物，以免引起认知功能障碍。反过来，这也有助于实施其他方面的术前护理（如生理状态评估、沟通、进食饮水和生活自理）。

对乙酰氨基酚（扑热息痛）是一种有效的镇痛药，髋部骨折患者对此药耐受性良好，因此可以在整个围手术期常规应用扑热息痛。

髋部骨折患者中合并肾功能受损者的比例可达40%，对于这部分患者，NSAID或者可待因、曲马多应当慎用或者不用。

阿片类药物具有很强的镇痛作用，但是会影响认知功能，且随着年龄增长和肾功能受损加重，这一影响会更为显著（此类患者使用阿片类药物时，剂量应减少，给药间隔应延长）。需要长期应用阿片类药物时，应根据要求合理使用，丁丙诺啡、芬太尼和羟考酮优于吗啡。

为了使阿片类药物的使用最小化，避免其不良反应，近年来人们越来越多地关注周围神经阻滞[7]。髋关节的感觉神经支配源于股神经、闭孔神经和坐骨神经，手术切口周围的皮肤感觉由股外侧皮神经支配。股神经阻滞或髂筋膜间隙阻滞已成功用于减轻骨折患者的急性疼痛并可减少术前阿片类药物的使用。神经刺激器和超声的使用大大提高了周围神经阻滞的成功率[8]，但仍然需要使用辅助设备并勤加练习。神经刺激器和超声的使用相对简单，非麻醉专业的住院医师和相关的卫生专业人员都能较容易地掌握，在没有麻醉医生介入的情况下，他们能够进行程序化的操作。当无法进行手术或者必须延迟手术时，可行连续的股神经阻滞或髂筋膜间隙阻滞（置入导管并连续给药）来进行急性疼痛处理，当然这需要医生具有更丰富的专业知识和熟练操作的能力。

8.3.2　术前准备

髋部骨折患者大多高龄，存在器官功能衰退，且合并多种需要药物治疗的疾病。其中一项因素或多项因素联合起来导致了老年患者跌倒及骨折的发生。但很少有人注意到，与延期手术带来的风险相比，花费一些时间来处理这些术前合并的不利因素对总体预后带来的好处更多。因此，麻醉医生需要再次向骨科医生确认，患者已经处于手术麻醉的合适时机——各项生理功能"正常化"而不是"最优化"——此时，恰当的麻醉能够最大限度地降低手术风险。而骨科医生也需要清楚恰当的麻醉包括哪些内容（见下文），并且应在术前和那些不熟悉髋部骨折患者的麻醉，因而容易因为医学相关问题停止麻醉从而导致手术延迟的麻醉医生进行恰当地交流。

麻醉医生协会的指南详细介绍了该类患者存在的一些常见问题（如使用抗凝治疗、伴有心脏瓣膜疾病、植入了起搏器、电解质紊乱等，这些问题可能会增加麻醉风险），并对如何在术前处理这些问题给予了相应的建议[6]。这些处理流程可在线获得使用，并根据不同机构的规定自行调整[9]。这些都是术前准备的一部分，但并不能代替麻醉医生和骨科医生之间直接的沟通交流。

值得一提的是，协会指南明确定义了哪些情况下可以延期手术，哪些情况下不可以（表8.1）。即便如此，"可以延期"不等于"强制延期"，当额外风险得到了恰当的控制，手术也是可以进行的。这些建议为麻醉医生和骨科医生讨论手术时机提供了依据。

8.3.3　伦理及法律考虑

尽管髋部骨折患者术中死亡不常见（发生率约为0.5%），但是老年患者的髋部骨折与死亡、并发症发生、心理社会状态的显著变化和生活质量的下降有关。传统上，因为无法量化风险，医生与患者及家属之间对各种手术方案以及术后恢复方案的获益和风险的讨论是存在障碍的。最近出现了一个获得英国权威机构认证的评分量表——诺丁汉髋部骨折评分（Nottingham Hip Fracture Score，NHFS）量表（表8.2）。有证据支持它可以用来评估髋部骨折术后30天内患者的死亡率，并用以进行风险调整。也有证据表明该量表可以用来预测患者的1年死亡率及早期出院的可能性[10-11]。使用NHFS进行评分时，需针对患者的个体化差异进行调整。这就需要麻醉医生与骨科医生在术前进行充分的交流和沟通，与患者及其家属进行讨论，以使该量表能够精确地反映他们决定的治疗方案带来的最终结果。

表8.1　延迟髋部骨折手术的可接受和不可接受的原因[6]

可接受延期手术的原因	不可接受延期手术的原因
• 血红蛋白浓度 < 80 g/L • 血钠浓度 < 120 mmol/L 或 > 150 mmol/L 和（或）血钾浓度 < 2.8 mmol/L 或 > 6.0 mmol/L • 糖尿病控制差 • 未得到控制的左心衰竭或急性左心衰竭 • 可纠正的心律失常，心室率 > 120 次/分 • 胸部感染合并脓毒血症 • 可逆的凝血功能异常	• 缺乏设备或手术室 • 未行超声心动图检查 • 没有手术专家 • 轻度的电解质紊乱

表 8.2 诺丁汉髋部骨折评分（NHFS）

8 项变量	权重	总分	术后 30 天内的死亡率 / %
年龄为 66～85 岁	3	0	0.4
年龄 ≥ 86 岁	4	1	0.6
男性	1	2	1.0
入院时血红蛋白浓度 ≤ 100 g/L	1	3	1.7
入院简明心理测试 ≤ 6/10	1	4	2.9
住在养老院里	1	5	4.7
合并症超过 1 项 *	1	6	7.6
近 20 年内有活动性恶性肿瘤病史	1	7	12.3
总分		8	18.2
		9	27.0
		10	38.0

注：诺丁汉髋部骨折评分（满分 10 分）的得分是由 8 项变量（最左栏）的加权积分计算出来的，总分用于预测患者在髋部骨折手术后 30 天内死亡的风险（最右栏）。

*合并症包括心肌梗死、心绞痛、心房颤动、心脏瓣膜疾病、高血压、脑血管意外、短暂性脑缺血发作、哮喘、COPD、肾功能受损。

同样地，麻醉医生应当参与讨论围手术期复苏所需达到的标准和（或）治疗方案的终点，这些信息在每个患者的手术前都应当确认。

麻醉记录对于完善患者医疗相关信息有相当重要的价值，例如提供患者可以接受何种药物以镇痛、镇吐，以及安全的麻醉干预措施的相关信息。

8.4 术中护理

就像麻醉医生需要理解衰弱对老年骨科患者管理的重要性一样，老年骨科医生同样需要理解麻醉是如何影响患者术后转归的。

麻醉方案需要根据患者的年龄、衰弱程度和合并症情况来制订，医生应通过改善术后镇痛、促进患者的功能锻炼和饮食恢复、改善患者的认知功能来促进髋部骨折患者的康复。

理想的状况是，患者在术后早期应当能坐起，能够清晰地进行交流，正常饮食，没有疼痛，不需要吸氧、输液和导尿（所有这些措施均会妨碍活动）。虽然很难同时实现以上所有目

标，但麻醉管理的最终目的应当在于促进上述目标尽可能多地实现。

有关麻醉干预措施对患者预后影响的证据非常有限。起初，争议主要集中在全身麻醉与椎骨内麻醉（复合或不复合镇静）相比，哪种麻醉方式更有利于患者的转归。随机对照研究已经证实这是没有定论的，因为全身麻醉和椎管内麻醉包括了众多不同的技术，2 小时的麻醉也不可能影响到 30 天后的死亡率，5 天内的早期死亡是小概率事件，因而需要大型临床研究来发现差异。同时，纳入和排除标准明显导致了选择偏倚，由于大多数麻醉医生都会带有偏见地认为一种或另一种技术是最好的，这就导致入组欠缺均衡性，同时对入组患者进行随访是非常困难的[12]。将研究中的结果标准化，以明确荟萃分析中技术之间的差异[13]。与之相反，随着大数据时代的到来，多项区域性和国家层面的观察性研究已经启动，但是迄今未能在某种技术相较另一种技术优越这方面达成共识，至少不同技术对死亡率没有明显的影响[1-2,14]。

8.4.1　选择全身麻醉还是椎管内麻醉

全身麻醉通过使用麻醉药和催眠药使患者在手术过程中处于无意识状态。不论患者是保留自主呼吸，还是使用肌肉松弛药并建立人工气道，都需要对患者给予呼吸道支持措施。

椎管内麻醉包括硬膜外麻醉及蛛网膜下腔麻醉。脊椎麻醉即蛛网膜下腔麻醉，是指使用穿刺针特意穿破硬脊膜及蛛网膜，将 1～3 ml 局部麻醉药（通常是布比卡因或罗哌卡因）通过一根细针注入腰部蛛网膜下腔的脑脊液中，使脐平面以下产生持续几小时的镇痛和运动麻痹效果。通常麻醉医生会通过单次注射或持续给药的方式给予辅助镇静药。

关于全身麻醉或脊椎麻醉哪种麻醉方法的术后死亡率低，近期的荟萃分析、随机对照研究和大型观察性研究报告了互相矛盾的结果[2-3,14]。然而，在脊椎麻醉术后并发症发生率和住院费用较全身麻醉低这一点上，观点是非常一致的。私下讨论时，如果麻醉医生自身需要接受髋部骨折手术，他们会优先选择脊椎麻醉。老年骨科医生也报告接受脊椎麻醉的患者术后恢复较好，物理治疗师报告脊椎麻醉患者术后功能活动较早。即将进行的 RCT 研究（REGAIN、REGARD、iHOPE）的结果应该能为这一争议提供更多信息。

然而，与其讨论脊椎麻醉或全身麻醉哪种技术更好，不如关注实施恰当的麻醉与患者预后的相关性。虽然基于理论和试验的结果，老年患者应避免全身麻醉（和镇静），但与麻醉和手术的诸多副作用（包括低血压、疼痛与镇痛、缺氧和贫血）相比，这些理由的分量似乎很轻。相反，麻醉医生应该专注于手术过程中对患者的密切监测，并给予适当的干预措施使其生理状态处于正常水平，例如输液和升压药的使用、麻醉深度 / 脑氧合的监测。

近期的研究（例如，ASCRIBED、HIP-HOP 和 RAGA-delirium 等 RCT 研究）已经开始聚焦于与麻醉更加特异性相关的术后早期预后指标（如疼痛、低血压和谵妄）的发生情况，并进一步细化需要进行比较的麻醉技术（例如，保留自主呼吸的全身麻醉复合神经阻滞的麻醉方法，与不使用阿片类药物、不使用镇静药的脊椎麻醉复合切口局部浸润的麻醉方法对预后指标影响的比较研究）。

8.4.2　周围神经阻滞

周围神经阻滞（髂筋膜间隙阻滞、股神经阻滞、腰丛神经阻滞或局部麻醉药浸润）应当作为多模式镇痛方案的一部分而与全身麻醉或椎管内麻醉联合应用，从而尽量减少阿片类药物的使用量[5-6,15,16]。

术中，髂筋膜间隙阻滞是一种可供选择的区域阻滞技术，能够提供对髋关节和手术切口部位的镇痛效果，而不会对股神经产生持久和影响功能活动的阻滞效果。预先进行髂筋膜间隙阻滞或股神经阻滞能够减少患者侧卧位接受脊椎麻醉穿刺时镇静药的使用剂量，同时避免脊椎麻醉复合使用阿片类药物，进一步避免阿片类药物导致的术后瘙痒、呼吸抑制和尿潴留的发生。

预先复合使用周围神经阻滞可以减少各年龄段患者全身麻醉药的维持剂量。

8.4.3　椎管内麻醉

包括脊椎麻醉在内的椎管内麻醉的目的在于使手术侧下肢达到 T_{10}～T_{12} 感觉平面以下 2 小时以内的单侧神经阻滞效果，同时尽可能避免脊椎麻醉对交感神经的阻滞作用导致的过度低血压。这可以通过对蛛网膜下腔使用不含阿片类药物的 1～1.5 ml 0.5% 重比重布比卡因或等剂量的局部麻醉药来实现[17]。但实际上，只有 20% 接受脊椎麻醉的患者接受了这个剂量。麻醉医生普遍使用超过 2 ml 的 0.5% 布比卡因[14,18]，这将导致患者的血压较术前基础血压有较大幅度的下降；另外，与使用低剂量局部麻醉药相比，血压的下降幅度更大。这一改变会一直持续到术后早期，并影响患者术后在床上坐起或下地站立。

老年骨科医生有责任鼓励本院的麻醉医生以低剂量局部麻醉药实施脊椎麻醉。

8.4.4 镇静

同样，老年骨科医生有责任鼓励麻醉医生在实施脊椎麻醉的过程中尽可能少地使用镇静药或不使用镇静药。

一般情况下，接受脊椎麻醉复合周围神经阻滞的患者会在整个手术过程中处于睡眠状态，这是因为脊椎麻醉后患者的疼痛缓解，之前使用的阿片类药物的镇静作用会增强，也因为患者手术前一天晚上通常会因疼痛而失眠，因而疼痛缓解后患者往往会进入睡眠状态。

如果患者要求镇静或者必须使用镇静药以使患者在术中更加舒适或避免患者乱动，则应在最短的时间内使用最少剂量的镇静药，以避免药物累积以及患者术后持续处于镇静状态。

一些研究表明，持续输注镇静药会导致较大比例的髋部骨折患者达到全身麻醉的程度（没有气道支持）[19]。因此，镇静应当被限制在手术的关键步骤（比如截骨、捶击和重新定位）时小剂量使用。如果持续输注镇静药，最好使用麻醉深度监测来指导镇静药的使用。

理论上，丙泊酚在体内代谢得比较快，它的代谢产物没有药理作用（不似咪达唑仑），它也不会导致持久的认知功能损伤（不似氯胺酮），是可选的镇静药。没有证据支持该类患者术中应联合使用镇静药，即使这是很普遍的做法。

8.4.5 全身麻醉

老年患者对全身麻醉药的心血管效应（负性心率作用和外周血管扩张作用）更加敏感。和脊椎麻醉相比，全身麻醉时术中低血压的发生比例更高，降低术中使用的吸入麻醉药和静脉麻醉药

的总量能够降低低血压的发生率。此外，老年患者手术期间所需要的麻醉维持剂量较年轻患者更低，特别是在术前接受了周围神经阻滞的患者。

手术期间采用麻醉深度监测技术〔如脑电双频指数（bispectral index，BIS），E-Entropy〕能使低血压的发生率降到最低，所以强烈建议在针对老年患者的任何类型的全身麻醉手术中应用该监测技术[5-6]。另外，可以采用 Lerou 列线图调整不同年龄患者所需吸入的麻醉药剂量，或者使用有年龄校正系统的静脉麻醉注射泵。

麻醉医生采用何种方式对接受全身麻醉的髋部骨折患者进行气道管理还存在争议，虽然喉罩可以避免机械通气带来的病理生理效应，但气管插管可以降低吸入性肺炎的发生风险。与椎管内麻醉相比，全身麻醉后呼吸衰竭的发生率高，术后肺部并发症的发生风险与全身麻醉中肌肉松弛药的使用呈正性剂量依赖关系，但目前尚无研究证实对髋部骨折手术患者而言是避免误吸还是避免机械通气会获益更多。

8.4.6 避免缺血事件发生

不管是采用全身麻醉还是采用椎管内麻醉，髋部骨折患者术中低血压的发生率都很高，但全身麻醉与椎管内麻醉相比，患者出现低血压的情况更常见。研究表明，术后死亡率与血压下降幅度呈正相关[14,18]。可以通过减少麻醉药用量、动态监测血压、避免术前脱水、适当补液和使用血管收缩药等措施预防和缓解低血压。

从理论上讲，避免低血压的发生能够减少器官组织灌注不足相关的术后并发症的发生，这类并发症如精神错乱 / 谵妄[20]、心律失常、急性肾损伤（acute kidney injury，AKI）和活动障碍。确保患者术后血氧饱和度维持在较高水平（当 $SpO_2 \leqslant 95\%$，可以采用鼻导管吸氧）、避免过度贫血（例如监测手术结束和术后第 1 天血红蛋白浓度的变化，必要时行输血治疗）和提供完善的术后镇痛（减少氧耗）可以进一步减少缺血并发

症的发生。需要强调的是，不应该仅仅通过减少麻醉药的剂量来降低低血压的发生率，还需要注意减少输液量从而避免稀释性贫血，以及复合使用周围神经阻滞，以减少缺血事件的发生。

8.4.7　骨水泥植入综合征

骨水泥植入综合征（bone cement implantation syndrome，BCIS）是指在骨水泥植入后出现的一过性低血压、低氧血症、心律失常、心搏骤停、心肺功能障碍等并发症的总称。髋部手术中 BCIS 的发生率约为 20%，其中心搏骤停的发生率为 0.5% 左右[19,21]。

大不列颠及北爱尔兰麻醉协会、英国老年医学会和英国骨科协会已经发布了多学科指南，强调在围手术期需要联合决策、团队协作和关注细节[22]。

特别重要的是应在术前识别容易发生 BCIS 的高危患者，BCIS 的危险因素包括高龄、男性、服用利尿药和合并心肺疾病（尤其是急性肺部疾病）。

和使用非水泥型假体（生物型假体）相比，使用水泥型假体行髋部骨折修复手术，可以增加患者术后无痛活动能力，降低再手术的风险。然而，指南推荐外科医生、麻醉医生和老年骨科医生术前应当权衡使用水泥型假体的获益和骨水泥植入综合征的风险。

8.4.8　麻醉规范

在过去的 10 年间，英国评判髋部骨折患者术后的临床结局和其他医疗质量的标准逐年提高，这是医保部门制订的医疗质量标准化所致。如果医院达到了既定的医疗目标（"按临床结局付费"），医保部门则向医院支付医疗费用，同时给予奖励。然而与麻醉相关的医疗质量目标明显缺失，再加上目前缺乏对髋部骨折手术麻醉的证据支持和专业的麻醉培训，导致英国髋部骨折手术麻醉的实践标准存在很大差异[1-2,12,15]。

当然，有人认为麻醉对髋部骨折患者预后的影响甚微，麻醉质控标准的存在可能无关紧要，但这种看法显然是不合理的，因为麻醉是在髋部骨折康复的最关键阶段进行的，所以会对术后恢复产生直接影响。然而，在没有获得更好的研究证据之前，谨慎的做法是拒绝研究证据缺乏的医疗方案，把当前有循证医学证据的医疗规范作为提高安全性的一种方法使用，这种方式类似加速康复外科中麻醉质控标准的应用。

只有有限证据支持标准化医疗规范优于个体化治疗方案，尚无证据支持个体化医疗方案优于标准化医疗方案。

在临床医疗实践中，标准化医疗方案有益于对大量治疗成本高昂、临床结局不佳的相似疾病的患者实施循证护理，此方案也被专业人士称为次优方案，髋部骨折属于该类疾病。

标准化医疗方案能确保为大多数患者提供可靠、一致、廉价、高质量的医疗服务，最重要的是能保证医疗的基本原则不被忽视。此外，标准化医疗方案能以研究证据的形式帮助更新现行的医疗标准，减少主观因素引起的医疗过失（医疗人员疏忽、失误或缺乏知识引起的医疗过失），提高对客观差异（患者之间的差异）的应对水平，进而发现医疗中的不足，确定未来的研究方向和教育领域。

目前麻醉质控标准已在 www. hipfractureanaesthesia.com 这一网站上公布。此标准是基于最新的研究证据和专家意见制订的，同时该网站公布了制订标准的基本依据，也确立了未来的研究领域。随着标准的不断更新和完善，个别麻醉医生偏离标准进行临床实践的原因也能从中找到答案。

特别鼓励老年骨科医生和麻醉医生密切合作，遵循标准，制订下一步的研究方案，实现医疗质量的持续改进，达到优化术后早期治疗的目的。就像在术前协作评估及监护一样，麻醉医生和老年骨科医生在麻醉标准化方面也应共同协商，目的是优化患者从骨折发生到早期固定的临床路径。

8.5 术后护理

上文阐述了许多对术后恢复产生影响的麻醉事项，无论患者是接受全身麻醉还是椎管内麻醉（有/无复合镇静），骨科医生都希望患者术后回到病房后能够立即重新启用关节功能（恢复日常活动），并能在家进行康复训练。

2012/20 AAGBI 发布的指南详细介绍了常见的术后早期并发症的管理，包括镇痛、氧疗、维持液体平衡和谵妄的处理[6]，这也是麻醉的主要目的的延续，即通过充分镇痛、调节血压、液体和血液管理、避免造成器官组织的"局部缺血"，减少"局部缺血"引起的如心脏泵衰竭、心律失常、急性肾损伤、运动延迟等不良事件的发生[23]。

肠功能紊乱是髋部骨折患者术后常见的并发症，并且容易被忽视。恶心、呕吐会延迟经口进食和营养素的摄入。绝大多数患者会出现便秘，尤其是不进食或者因利尿或灌肠而发生脱水的患者。营养不良在衰弱和意识受损的患者中尤其常见，密切关注患者的进食情况对促进患者重新恢复功能活动至关重要。

重症监护病房在髋部骨折患者治疗中的作用仍不确定。当然，因髋部骨折患者的年龄而拒绝他们使用这些资源显然是不符合伦理要求的，而且在其他任何具有类似术后 30 天死亡率的患者（或死亡率高于 1% 的患者，例如需要接受紧急剖腹探查手术的患者）中，重症监护设施的使用更为常规。事实上，当患者术前明确存在一两个重要器官病变而需要术后支持治疗时，如果急诊骨科病房无法提供同等的支持治疗的条件，将这类患者有计划地收入重症监护病房进行治疗是非常重要的。例如，合并慢性阻塞性肺疾病、急性肺损伤（感染、栓塞）或急性左心衰竭的患者将

获益于重症监护病房的治疗。被有计划地收入重症监护病房的患者的预后好于被非计划地收入重症监护病房的患者，但非计划收治可能是由于患者发生了术中并发症，比如骨水泥植入综合征、心搏骤停、脑血管意外或大出血。

采用老年骨科医学护理系统可以让较多存在合并症的老年髋部骨折术后患者在急诊骨科病房接受"加急"医疗服务，而不去占用宝贵的急诊重症资源。此外，老年医学护理系统能够逐渐降低护理等级，减少重症监护的时间。与采用优化器官功能的危重症护理方法相比，骨科医生可能会采用更为务实的方法来帮助患者恢复到骨折前的生理状况，尽管这一主张的有效性尚待进一步研究。

（翻译：王庚，审校：芮云峰）

参考文献

[1] National Hip Fracture Database (2019) Annual Report 2018. http://www.nhfd.co.uk/files/2018ReportFiles/NHFD-2018-Annual-Report-v101.pdf. Accessed 1 Oct 2019

[2] White SM, Moppett IK, Griffiths R (2014) Outcome by mode of anaesthesia for hip fracture surgery. An observational audit of 65 535 patients in a national dataset. Anaesthesia 69:224–230

[3] Parker M, Handoll HHG, Griffiths R (2016) Anaesthesia for hip fracture surgery in adults. Cochrane Database Syst Rev 4:CD000521

[4] Luger TJ, Kammerlander C, Gosch M et al (2010) Neuroaxial versus general anaesthesia in geriatric patients for hip fracture surgery: does it matter? Osteoporos Int 21:S555–S572

[5] White SM, Altermatt F, Barry J et al (2018) International Fragility Fracture Network consensus statement on the principles of anaesthesia for patients with hip fracture. Anaesthesia 73:863–874

[6] Association of Anaesthetists (2020) Management of hip fractures 2020. Currently under review

[7] Guay J, Parker MJ, Griffiths R, Kopp SL (2017) Peripheral nerve blocks for hip fractures: a Cochrane review. Cochrane Database Syst Rev 1:CD001159

[8] Dolan J, Williams A, Murney E, Smith M, Kenny

GN (2008) Ultrasound guided fascia iliaca block: a comparison with the loss of resistance technique. Reg Anesth Pain Med 33:526–531

[9] White SM (2019) Hip fracture anaesthesia. www.hipfracture.anaesthesia.co.uk. Accessed 25 Oct 2019

[10] Moppett IK, Parker M, Griffiths R, Bowers T, White SM, Moran CG (2012) Nottingham Hip Fracture Score: longitudinal and multi-centre assessment. Br J Anaesth 109:546–550

[11] Marufu TC, White SM, Griffiths R, Moonesinghe SR, Moppett IK (2016) Prediction of 30-day mortality after hip fracture surgery by the Nottingham hip fracture score and the surgical outcome risk tool. Anaesthesia 71:515–521

[12] White SM, Griffiths R, Moppett I (2012) Type of anaesthesia for hip fracture surgery—the problems of trial design. Anaesthesia 67:574–578

[13] O'Donnell CM, Black N, McCourt KC et al (2019) Development of a Core Outcome Set for studies evaluating the effects of anaesthesia on perioperative morbidity and mortality following hip fracture surgery. Br J Anaesth 122:120–130

[14] White SM, Moppett IK, Griffiths R et al (2016) Secondary analysis of outcomes after 11,085 hip fracture operations from the prospective UK Anaesthesia Sprint Audit of Practice (ASAP-2). Anaesthesia 71:506–514

[15] The National Institute of Clinical Excellence. Clinical Guideline 124 (2011) The management of hip fracture in adults. http://www.nice.org.uk/nicemedia/live/13489/54918/54918.pdf. Accessed 1 Apr 2016

[16] Scottish Intercollegiate Guidelines Network (2009) Management of hip fracture in older people. National clinical guideline 111. www.sign.ac.uk/pdf/sign111.pdf. Accessed 1 Apr 2016

[17] Wood RJ, White SM (2011) Anaesthesia for 1131 patients undergoing proximal femoral fracture repair: a retrospective, observational study of effects on blood pressure, fluid administration and perioperative anaemia. Anaesthesia 66:1017–1022

[18] Royal College of Physicians and the Association of Anaesthetists of Great Britain and Ireland (2014) National Hip Fracture Database. Anaesthesia Sprint Audit of Practice 2014. http://www.nhfd.co.uk/20/hipfractureR.nsf/4e9601565a8ebbaa802579ea0035b25d/f085c664881d370c80257cac00266845/$FILE/onlineASAP.pdf. Accessed 1 Apr 2016

[19] Sieber FE, Gottshalk A, akriya KJ, Mears SC, Lee H (2010) General anesthesia occurs frequently in elderly patients during propofol-based sedation and spinal anesthesia. J Clin Anesth 22:179–183

[20] Ballard C, Jones E, Gauge N et al (2012) Optimised anaesthesia to reduce post operative cognitive decline (POCD) in older patients undergoing elective surgery, a randomised controlled trial. PLoS One 7:e37410

[21] Donaldson AJ, Thomson HE, Harper NJ, Kenny NW (2009) Bone cement implantation syndrome. Br J Anaesth 102:12–22

[22] Griffiths R, White SM, Moppett IK et al (2015) Association of Anaesthetists of Great Britain and Ireland; British Orthopaedic Association; British Geriatric Society. Safety guideline: reducing the risk from cemented hemiarthroplasty for hip fracture 2015: Association of Anaesthetists of Great Britain and Ireland British Orthopaedic Association British Geriatric Society. Anaesthesia 70:623–626

[23] Chuan A, Zhao L, Tillekeratne N, Alani S, Middleton PM, Harris IA, McEvoy L, Ní Chróinín D (2019) The effect of a multidisciplinary care bundle on the incidence of delirium after hip fracture surgery: a quality improvement study. Anaesthesia. https://doi.org/10.1111/anae.14840

髋部骨折：手术的选择

9

Henrik Palm

9.1　手术目的

髋部骨折手术的目的是允许患者术后即刻进行完全负重活动，并最终达到伤前的功能水平，使伤前可生活自理的老年人恢复正常的行走功能，即使伤前就已长期卧床的患者也可获得疼痛的缓解。3/4 的术后患者预期可存活 1 年以上，因此需要合适的手术方式来维持患者的功能状态。髋部骨折手术在技术上具有挑战性，因为体重会经斜行断裂的骨折端向下传导，导致局部剪切应力增加，且患者通常伴有骨质疏松症导致的骨质量差，所以需要再次手术的风险很高。髋部骨折手术实施不当则会导致患者双下肢不等长、疼痛和永久性的活动能力下降，极大地影响患者的生活质量。

9.2　骨折类型

髋部骨折按分型系统可分为不同类型。一个理想的骨折分型系统应具备高度的可靠性和可重复性，同时被普遍接受，并对临床预后具有指导意义。

过去曾出现过一些分型系统，但以下是文献中最常用的分型系统。髋部骨折的分型是基于影像学上的骨折形态，而既往的髋关节手术、关节炎、癌症、发育不良、骨骼质量、软组织和疼痛通常不被考虑在内。

髋部骨折通常是指股骨近端骨折，下至小转子远端 5 cm 处。根据 X 线片上的骨折形态对髋部骨折进行分型（图 9.1），必要时辅以 CT 或 MRI[1]。

根据骨折部位与髋关节囊的位置关系，将骨折分为两大类，这两类骨折患者的分布比例近似：① 囊内的股骨颈骨折；② 囊外的股骨颈基底部、股骨转子间和股骨转子下骨折。

9.2.1　囊内骨折类型

在脆性骨折的前提下，髋关节囊内骨折实际上是指股骨颈骨折，因为股骨头骨折在老年人中并不常见。

股骨颈骨折的风险主要在于固定不可靠造成的骨折不愈合以及缺血性坏死导致的股骨头塌陷。成人股骨头的血供主要来源于骨折远端返折进入股骨颈的血管。假设股骨头缺血性坏死是由局部缺血引起的，那么造成局部缺血的原因则可能是经过骨折线的动脉直接受损，也可能是血管牵拉或关节囊内血肿所致的一过性动脉卡压。术前放射性核素检查、电极检测以及关节镜检查均已证实存在缺血，但均缺乏判断预后的价值。由于局部缺血可能是暂时性的，因此建议在骨折后

89

数小时内行骨折复位（可辅以血肿清除术）[2-3]。

历史上曾出现过几个有争议的股骨颈骨折分型系统，分型主要是基于正位 X 线片上骨折的移位情况。Garden 分型（图 9.2）在过去半个世纪中使用最为广泛。根据骨折移位情况，股骨颈骨折分为 4 种类型[4]。在使用 Garden 分型将

股骨颈骨折分为全部 4 个类型时，观察者间的一致性欠佳，但是如果只将骨折分为无移位型（Garden Ⅰ～Ⅱ型）和移位型（Garden Ⅲ～Ⅳ型），观察者间的一致性则变为中等到好[5]。

此外，若正位 X 线片可见垂直骨折线，侧位片可见后侧壁粉碎或股骨头后倾，这些情况均会影响预后[6-9]。然而，无 / 有移位（对应 Garden Ⅰ～Ⅱ型和Ⅲ～Ⅳ型）仍是用于判断预后的最重要的指标，同时也是使用最广泛的骨折分型，这两种类型分别占股骨颈骨折的 1/3 和 2/3 左右[10-11]。

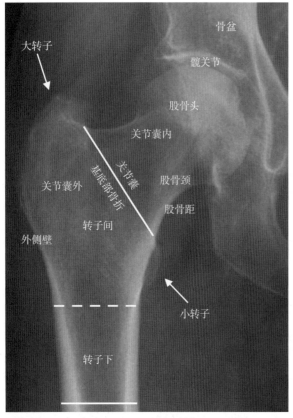

图 9.1　右侧股骨近端正位 X 线片显示的解剖结构和骨折位置

9.2.2　囊外骨折类型

囊外骨折的风险主要在于固定不可靠导致的骨折端塌陷及骨折不愈合。由于骨折线位于股骨头营养血管的远端，因此股骨头缺血坏死很少见，但是骨折端周围附着的肌肉会使骨折块移位，造成严重失血，甚至危及生命。分型系统主要是基于骨折线的位置和骨折块的数量。

股骨颈基底部骨折是介于囊内骨折和囊外骨折之间的类型，所占比例很小，在解剖学上位于关节囊附着线上。AO/OTA 分型将其归为囊内型，但除了由于缺乏肌肉附着而存在近端骨块旋转的风险，它在生物力学上更接近囊外骨折[12]。

股骨转子间骨折涵盖了从关节囊覆盖区域至小转子下方的所有转子区骨折。经常使用的一些

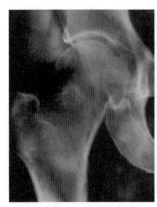
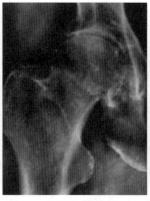
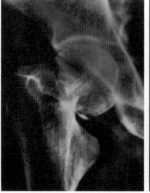
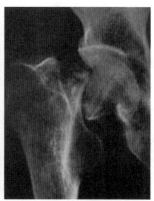

Ⅰ型：不完全骨折　　Ⅱ型：完全骨折　　Ⅲ型：部分移位　　Ⅳ型：完全移位

图 9.2　Garden 分型（版权归英国骨与关节外科编辑学会所有并经许可转载）

带有不必要前缀 [per-（粗隆周围）、inter-（粗隆间）和 trans-（经粗隆）] 的名称都没有明确的定义，容易造成混淆且对分型没有帮助。

1987 年的 AO/OTA 分型（图 9.3）是目前应用最广泛的分型系统。它根据骨折的严重程度将 31-A 转子区分为 9 种类型（3 组，每组 3 种亚型）[13]。

31-A1 型骨折是简单的两部分骨折，而 31-A2 型骨折有小转子分离，同时大转子完整（31-A2.1）或分离（31-A2.2 或 31-A2.3）。31-A3 型的骨折线经过股骨外侧壁（外侧壁的定义为远端至大转子的外侧骨皮质），其中 31-A3.1 代表反转子间骨折，31-A3.2 代表横行骨折，而最粉碎的 31-A3.3 型骨折则同时累及股骨外侧壁及小转子。

AO/OTA 分型涵盖了先前分型系统中的大多数骨折，除了少部分大转子分离、小转子完整的转子间骨折。使用全部 9 种类型进行分型时，观察者间的一致性较差；但如果仅分为 3 组（A1、A2、A3），观察者间的一致性则会大大提高[14]。

股骨转子下骨折位于大、小转子的远端，约占所有髋部骨折的 5%。历史上，股骨转子下骨折的分型系统多达 15 种。最常见的是 Seinsheimer 分型，它将小转子以下 0~5 cm 范围内的骨折分为 8 种类型；还有股骨干骨折的 AO/OTA 分型，它将小转子下 0~3 cm 范围内的骨折分为 15 种类型，股骨转子下骨折为 32ABC（1-3）.1 亚型。也有文章质疑这样分型的价值，

股骨近端，经转子简单型（只有 2 个骨折块）（31-A1）

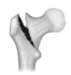 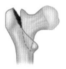 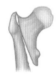

沿转子间线（31-A1.1）　　经大转子（31-A1.2）　　延伸至小转子下（31-A1.3）
　　　　　　　　　　　　　① 无嵌插
　　　　　　　　　　　　　② 有嵌插

股骨近端，经转子粉碎型（通常后内侧骨块累及小转子及邻近的内侧骨皮质）（31-A2）

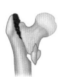 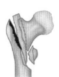 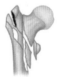

1 个中间骨块（31-A2.1）　　数个中间骨块（31-A2.2）　　延伸超过小转子下 1 cm（31-A2.3）

股骨近端，转子区域，转子间骨折（31-A3）

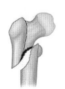 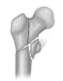

简单斜行（31-A3.1）　　简单横行（31-A3.2）　　粉碎（31-A3.3）
　　　　　　　　　　　　　　　　　　　　　　① 延伸至大转子
　　　　　　　　　　　　　　　　　　　　　　② 延伸至股骨颈

图 9.3　股骨转子间骨折的 AO/OTA 分型（经 J Orthop Trauma 许可转载）

并建议简化为：① 稳定型和不稳定型两部分骨折；② 三部分骨折；③ 小转子以下 0~5 cm 范围内的粉碎性骨折，且未累及大、小转子。然而，这种相对简易的分型系统对于制订治疗方案和判断预后是否必需或有用仍有待确定 [13,15-16]。

9.3　内植物

治疗髋部骨折有两种主要的方法：关节置换术与内固定术。关节置换术包括移除骨折部位，行半髋关节置换术或全髋关节置换术来替换股骨头，后者还包括髋臼杯的置换。内固定术是指将骨折块复位到可接受的位置，并维持至骨折愈合，通常使用平行内植物、滑动髋螺钉或髓内钉（图 9.4）。

行关节置换术时，根据手术入路的不同，患者取仰卧位或侧卧位。行内固定术时，通常患者仰卧在牵引床上，术中使用透视设备，取一个或多个侧方切口进行手术。所有内植物都有优点和缺点，但都取决于正确的使用方式，这就是为什么需要明确测量内植物位置来评价手术质量。

平行内植物常通过数个外侧小切口或单个

＜ 5 cm 的切口植入，手术失血和软组织损伤有限。尽管有许多临床和尸体研究，但对内植物的种类（螺钉 / 钩针）和数量（2/3/4）仍缺乏共识 [17]。平行内植物可加压固定骨折端，应尽可能垂直于骨折线置入股骨头的不同区域。此外，后侧内植物应与后侧骨皮质接触而下方内植物应与股骨距接触，以实现三点固定，这样可提供最好的应力支撑，将应力从软骨下骨传递到股骨距和股骨外侧骨皮质的接触点 [18]。手术失败的主要原因是由固定不可靠和（或）股骨头缺血坏死导致的骨折不愈合（伴或不伴骨折端塌陷）。此外，股骨颈短缩愈合与功能预后不良相关 [19]。行挽救性手术时通常需要置换关节，或根据患者的需求，简单地去除股骨头。再次跌倒可能导致平行内植物周围骨折，应使用滑动髋螺钉或髓内钉进行翻修手术。

滑动髋螺钉内固定术几十年来一直是治疗股骨转子间骨折的金标准，但最近也在治疗股骨颈骨折方面取得了进展 [17]。复位后，股骨头骨块由一个大直径螺钉固定，此螺钉可以在一个约成 135°角的钢板内滑动，该钢板固定于股骨干外侧。手术通过大约 10 cm 长的单一外侧切口进

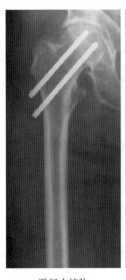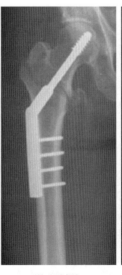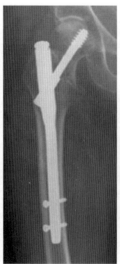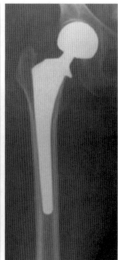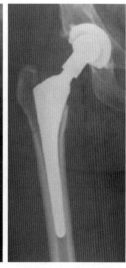

平行内植物	滑动髋螺钉	髓内钉	半髋关节置换术	全髋关节置换术
内固定术			关节置换术	

图 9.4　髋部骨折手术的主要内植物种类

行，切口长度也取决于选择的钢板长度，钢板要置于股外侧肌深层。

为了降低头钉切出并进入髋关节内的风险，头钉应位于股骨颈的中央或中下部，并且尖端位于股骨头的软骨下，形成一个较短的尖顶距[20]。除了头钉切出以外，手术失败的常见原因还包括骨折端塌陷、骨折不愈合以及内植物远端周围骨折。根据股骨头的状况，翻修手术可以是髓内钉固定或远端压配的髋关节假体置换。

髓内钉治疗的股骨转子间骨折数量，在过去10年中远远超过了滑动髋螺钉[21]。复位后，用一个大直径螺钉固定股骨头骨块，该螺钉可通过带有1~2个远端锁定螺钉的髓内钉以大约130°角进行滑动。通过一个5 cm的外侧切口，自大转子尖处插入髓内钉，使用导向器经小切口置入头钉和锁定螺钉。对螺纹型头钉而言，将钉置于股骨头的中下方和较短的尖顶距至关重要，而新型的刀片型头钉可能需要稍大的尖顶距[22-23]。

一些老式髓内钉有导致股骨干骨折的潜在风险，但是新型髓内钉已经改进了这一点。尽管出现了许多新颖的小设计，例如不同类型的螺钉、刀片、套筒、锁定和防旋机制，但是到目前为止这些小设计仍缺乏令人信服的临床证据[24-25]。

手术失败的原因与滑动髋螺钉相同。骨折端塌陷时可选择远端压配的髋关节假体进行翻修。万一出现内植物远端周围骨折，根据髓内钉的长度，可以使用更长的髓内钉或髁钢板进行固定。

关节置换术包括金属股骨头置换，它与压配于股骨髓腔内的假体柄组配在一起。为了适应每个患者的解剖结构，内植物在术中应是模块式和组配式的，因此不再推荐使用单一模块式假体[26]。再次手术主要是由于反复脱位或假体周围骨折（发生在假体置入过程中或再次跌倒后）。对于脱位，标准治疗方法是闭合复位，但在反复脱位的情况下，需要用一个低活动范围的限制性内衬进行翻修。假体周围骨折用钢丝和（或）钢板治疗，松动的假体可根据患者的需求更换或取出。

传统上半髋关节置换术（hemi-arthroplasty，HA）相对于全髋关节置换术具有脱位率低、手术时间短、失血少等优点。因为有单动半髋关节置换术后髋臼软骨磨损的报道，所以建议使用双动头置换，这样可增加一个球形关节，然而其效果仍然存在争议[27-29]。

全髋关节置换术（total hip arthroplasty，THA）一并替换掉了髋臼软骨，理论上是一个疼痛的来源，也会因此影响肢体活动。对于可自主活动、能独立生活且认知功能健全的患者，全髋关节置换术可能会提供更好的治疗效果，但是有必要进行更多的研究来证实[28,30-33]。尽管内植物价格较高，但对十分健康的患者而言，在考虑到并发症和功能的情况下，采用全髋关节置换术的总成本可能会更低[34]。然而，全髋关节置换术的脱位风险更高[28,30-31,35]，但对技术要求更高的新型双动型全髋关节置换术的脱位风险会有所降低[36-38]。

在保证假体置于最佳位置的基础上，如果采用前外侧入路，半髋和全髋关节置换术后的脱位率可降低到1%~3%，而采用后外侧入路的脱位率可达4%~14%，尽管后者可以通过适当的关节囊和肌肉修复来改善[39-41]。然而，仅有的随机研究发现这两种入路在脱位率上没有差异[42]。一项注册研究发现，手术入路对软组织、疼痛和活动能力的影响可能很小[43]。双动臼杯可能会证明继续使用后外侧入路是合理的[36-38]。

在一些研究中，水泥型假体的脱位率更高，而在另一些研究中却相反。水泥型假体似乎可以改善患者的活动能力、减轻疼痛以及降低假体周围骨折的发生率（非水泥型假体周围骨折的发生率为1%~7%），尽管只有少数研究包括了新型的羟基磷灰石涂层假体。骨水泥可能会增加空气栓塞、失血和手术时间延长的风险，但注册登记系统显示，较高的急性期死亡率会在数月后趋于平稳[2,28-29,44-46]。

9.4　手术管理

髋部骨折患者应尽快接受手术，因为在等待手术的同时，骨折对身体功能的负面影响十分显著。建议在入院当天或入院后第 1 天（36 小时内）进行手术，尽管研究证实这样做很困难，因为根据不同合并症进行分级处理具有挑战性[47-51]。

不建议留置引流管[52]及术前牵引[53]。在现代医疗保健系统中，应避免保守治疗[54]，除非对少数临终患者可以在其生命的最后几天通过使用镇痛药保持无痛状态。

应甄别出病理性骨折患者，并进行肿瘤方面的检查。根据肿瘤的生长情况进行固定，通常使用全长型髓内钉或采用远端压配的全髋关节置换术。

应给予预防性抗生素治疗。深部感染虽罕见（表 9.1），却是灾难性的，通常需要多次手术并取出内植物。在治疗感染的同时，可以使用外固定架维持囊外骨折的复位。感染的预测指标主要是手术医生的经验和手术时间[55-56]。

9.4.1　囊内骨折手术

主要有两种选择：① 取出股骨头并植入假体；② 通过内固定术保留股骨头。其中手术失败的主要预测指标是骨折的初始移位情况[3]。然而，在选择内植物时，还应考虑患者的年龄、内科合并症、活动能力的需求等因素。应询问患者骨折前的髋关节疼痛情况，如果合并髋关节炎，则应选择全髋关节置换术。

无移位型股骨颈骨折可发生骨折不愈合，伴或不伴骨折端塌陷，至少 3 ~ 6 个月后，影像学上可见股骨头缺血性坏死（表 9.1）。大约 3/4 的无移位型骨折用平行螺钉或钢针固定，这似乎是足够的[3-17]。当骨折线垂直和（或）为基底部骨折而无法实现三点固定时，滑动髋螺钉具有优势，它可通过固定角度获得更好的稳定性，但需要更大的切口。另外，股骨头后倾可能会提高再手术率[7-8]，这可能是关节置换术的适应证，而不是内固定术的适应证。

移位型股骨颈骨折的内固定术术后并发症与无移位型股骨颈骨折相同，但发生率较高（表 9.1）。如果采用内固定术，必须在短时间内行解剖复位，并将内植物置于最佳位置。目前，关节置换术是移位型骨折最常用的治疗方法。根据入路、骨水泥技术和手术方式的不同，术后效果有不同程度的改善（表 9.1）[2,17-18,21,44-45,57-58]。

大量的研究文献报道了关节置换术后的再手术率显著降低。较新的研究还发现关节置换术后患者的疼痛减轻，髋关节功能更好，患者满意度更高。然而，这是以较大的一期手术为代价的（从手术时间、软组织损伤、术中失血和对身体功能的影响等方面来说），会导致较高的急性期死亡率。幸运的是，死亡率会随着时间的推移趋于平稳[2,29,57-59]。

不建议对所有移位型骨折都先行内固定术而在必要时再行关节置换术，因为翻修性关节置换术比初次关节置换术有更高的并发症发生风险。然而，在年轻、可自主活动的患者中，假体的寿

表 9.1　手术并发症的总体发生率（%）

手术类型	深部感染	不愈合或切出	股骨头缺血性坏死	远端骨折	脱位	无菌性松动	再手术
无移位型 FNF，IF	约 1	5 ~ 10	4 ~ 10	< 1	—	—	8 ~ 12
移位型 FNF，IF	约 1	20 ~ 35	5 ~ 20	< 1	—	—	15 ~ 35
FNF，关节置换术	1 ~ 7	—	—	1 ~ 7	1 ~ 14	1 ~ 3	2 ~ 15
囊外骨折手术	约 1	1 ~ 10	< 1	1 ~ 4	—	—	2 ~ 10

注：FNF—股骨颈骨折；IF—内固定术。

命较短，这些患者可能要经历多次关节置换术。因此，建议对年轻患者采用内固定术，对年龄为65~80岁的患者采用全髋关节置换术，对高龄患者采用半髋关节置换术[2,29,35,60]。

合并痴呆的患者的功能评分通常较低，所以他们接受内固定术可能获益更多，但迄今为止相关的文献很有限[61-62]。但是，对于大多数脆性骨折患者，如果他们合并痴呆或手术死亡风险高，则应谨慎选择内固定术，因为内固定强度不足往往会使患者的疼痛无法在短期内缓解，如果患者的生存期超出预期时限，则需要再次手术。对于少数长期卧床的高龄患者，可选择行一期股骨头切除术，以缓解骨折疼痛并减少并发症。

9.4.2 囊外骨折手术

对**股骨颈基底部骨折**建议使用滑动髋螺钉进行固定。平行内植物的固定强度不足，因为股骨距区域缺少内固定的支撑[12]。

股骨转子间骨折患者中 1%~10% 的患者可能会出现骨折不愈合或骨折端塌陷。肌肉的牵拉通常会造成骨折块移位，要使骨折端得以承受大部分体重，就需要达到近似解剖复位。建议在手术台上使用牵开器和（或）后侧复位装置，以防止骨折端下沉。

术后早期的几个月中，复位不足和内植物位置不当可能导致股骨干内移和股骨头内翻，并有头钉切出、疼痛和股骨颈及下肢长度短缩的风险。总体再手术率为 2%~10%[25,63-65]。可以考虑行关节置换术翻修，但骨量缺损使这个手术非常具有挑战性。

内植物的选择主要在滑动髋螺钉和髓内钉之间，但是在过去 30 年中进行了大量队列研究和 40 多项随机对照试验，总体仍无定论。目前来看，虽然滑动髋螺钉仍然是推荐的内植物，但是髓内钉在术后早期活动方面以及不稳定的转子间骨折中可能更有优势[24,66-67]。挪威国家登记系统报道，在 7643 例稳定型骨折（AO/OTA

31-A1 型）中使用滑动髋螺钉的再手术率更低，在 2716 例不稳定型骨折（AO/OTA 31-A3 型）中使用髓内钉的再手术率更低[64-65]。然而，对总共纳入 265 例 AO/OTA 31-A3 型骨折患者的 6 项随机对照试验进行的系统回顾发现，滑动髋螺钉和髓内钉的骨折愈合并发症发生率相当，所以对骨折亚组进行深入的随机对照试验更有意义[68]。

不稳定的转子间骨折常出现侧方移位和股骨颈短缩，这可能是由缺少股骨外侧壁的支撑所致。对大转子提供支撑保护可以防止侧方移位，但证据不足，并不具有说服力，并且与可微创置入的股骨髓内钉相比，这种方法需要更大的切口。滑动髋螺钉可能不足以治疗大转子分离的骨折（AO/OTA 31-A2.2 型和 31-A2.3 型），因为股骨外侧壁薄弱，有术中骨折的风险。小转子的完整性似乎不影响预后，因此不稳定的转子间骨折应定义为大转子分离或股骨外侧壁骨折（AO/OTA 31-A2.2、31-A2.3 以及 31-A3）[69-70]。

尽管股骨干生理弯曲、入钉点和远端锁定在使用长髓内钉时更具挑战性，对于使用尽可能长的髓内钉能否降低远期股骨干骨折的风险，目前的认识还很有限[71]。

对**股骨转子下骨折**目前大多采用长髓内钉治疗，这种方式可使再手术率下降 5%~15%。然而，大多数文献中也囊括了 AO/OTA 31-A3 型骨折，这是由于二者之间分辨困难。使用环扎钢丝可以帮助维持斜行和粉碎性骨折的复位，且骨坏死的风险并不高[15,72]。

9.5 手术路径和国家指南

如前所述，过去几十年发表的证据为达成关于髋部骨折的手术治疗的一些共识奠定了基础。然而，在日常的临床工作中，内植物的选择常常是不确定的，因此可能需要为所有髋部骨折患者提供易于使用的手术路径。

年轻、经验不足的外科医生在严格的路径指

导下可能会更有信心，而年长的外科医生可能会觉得他们个人选择的权利受到限制。然而需要重点强调的是，治疗路径并不会否定外科医生对患者的责任。一名外科医生仍然有权利和义务在个别情况下时不时地违背指南，但是在患者病历中应有这样做的理由。

创建一个包含各种类型的髋部骨折患者群体

的路径十分具有挑战性，必须考虑细节和实用性之间的平衡。许多已发表的文章推荐了一些方面的治疗方法，但只有少数作者发表了髋部骨折手术的综合决策树路径，其中简单、全面且独特的哥本哈根路径（图9.5）似乎是最佳的科学评估方法[9,73]。

过去几十年来，澳大利亚、新西兰、美国和

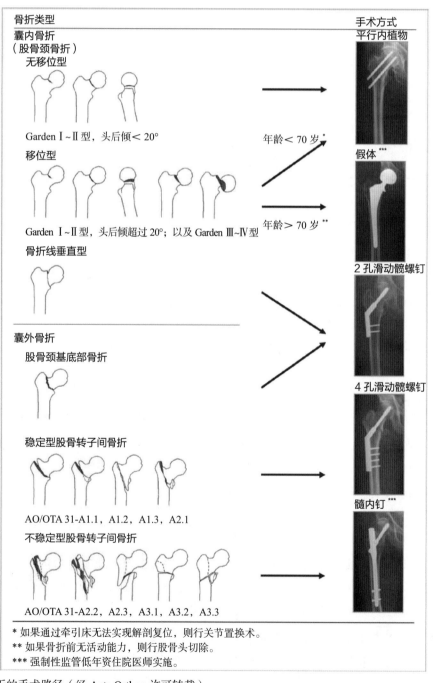

图9.5 髋部骨折的手术路径（经 Acta Orthop 许可转载）

大多数欧洲国家都制订了包括外科手术在内的国家指南。在相同的证据基础上，对一些总体建议达成了广泛的共识。

在囊内骨折中，对无移位型股骨颈骨折，均推荐内固定术，对移位型股骨颈骨折的老年患者，在一定程度上可采用关节置换术。在囊外骨折中，对稳定型骨折（通常定义为 AO/OTA 31-A1 型）推荐采用滑动髋螺钉治疗，而对不稳定型骨折（通常定义为 AO/OTA 31-A3 型和更远端的骨折）推荐采用髓内钉治疗。国家指南的目的是推荐基于循证医学证据的手术治疗方式以改善预后。国家髋部骨折登记系统已经取得了进展，特别是在过去的几十年里，这使得医生能够持续评价治疗质量，并明确优势与不足[10,73-74]。

目前全球多学科脆性骨折联盟的战略重点是促进国家（或区域）就指南达成共识，包括质量标准和系统评价方法，并为髋部骨折审计提供一个易于使用的最小数据集[74]。希望这样的知识传播不仅有助于克服实施的障碍，而且有助于在全球范围内推广基于循证医学证据的国家指南、标准和登记系统，以提高手术质量。

（翻译：董强，审校：李宁）

参考文献

[1] Cannon J, Silvestri S, Munro M (2009) Imaging choices in occult hip fracture. J Emerg Med 37:144–152

[2] Heetveld MJ, Rogmark C, Frihagen F, Keating J (2009) Internal fixation versus arthroplasty for displaced femoral neck fractures: what is the evidence? J Orthop Trauma 23:395–402

[3] Loizou CL, Parker MJ (2009) Avascular necrosis after internal fixation of intracapsular hip fractures; a study of the outcome for 1023 patients. Injury 40:1143–1146

[4] Garden RS (1961) Low-angle fixation in fractures of the femoral neck. J Bone Joint Surg (Br) 43-B:647–663

[5] Gašpar D, Crnković T, Durovic D, Podsednik D, Slišurić F (2012) AO group, AO subgroup, Garden and Pauwels classification systems of femoral neck fractures: are they reliable and reproducible? Med Glas (Zenica) 9:243–247

[6] Khan SK, Khanna A, Parker MJ (2009a) Posterior multifragmentation of the femoral neck: does it portend a poor outcome in internally fixed intracapsular hip fractures? Injury 40:280–282

[7] Okike K, Udogwu UN, Isaac M, Sprague S, Swiontkowski MF, Bhandari M, Slobogean GP, FAITH Investigators (2019) Not all Garden-I and II femoral neck fractures in the elderly should be fixed: effect of posterior tilt on rates of subsequent arthroplasty. J Bone Joint Surg Am 101(20):1852–1859

[8] Palm H, Gosvig K, Krasheninnikoff M, Jacobsen S, Gebuhr P (2009) A new measurement for posterior tilt predicts reoperation in undisplaced femoral neck fractures: 113 consecutive patients treated by internal fixation and followed for 1 year. Acta Orthop 80(3):303–307

[9] Palm H, Krasheninnikoff M, Holck K, Lemser T, Foss NB, Jacobsen S, Kehlet H, Gebuhr P (2012) A new algorithm for hip fracture surgery. Acta Orthop 83(1):26–30

[10] National Hip Fracture Database (2019) National report. http://www.nhfd.co.uk. Accessed 15 Feb 2020

[11] Zlowodzki M, Bhandari M, Keel M, Hanson BP, Schemitsch E (2005) Perception of Garden's classification for femoral neck fractures: an international survey of 298 orthopaedic trauma surgeons. Arch Orthop Trauma Surg 125:503–505

[12] Mallick A, Parker MJ (2004) Basal fractures of the femoral neck: intra- or extra-capsular. Injury 35:989–993

[13] Marsh JL, Slongo TF, Agel J, Broderick JS, Creevey W, DeCoster TA, Prokuski L, Sirkin MS, Ziran B, Henley B, Audigé L (2007) Fracture and dislocation classification compendium–2007: orthopaedic trauma association classification, database and outcomes committee. J Orthop Trauma 21(Suppl 10):S1–S133

[14] Pervez H, Parker MJ, Pryor GA, Lutchman L, Chirodian N (2002) Classification of trochanteric fracture of the proximal femur: a study of the reliability of current systems. Injury 33:713–715

[15] Loizou CL, McNamara I, Ahmed K, Pryor GA, Parker MJ (2010) Classification of subtrochanteric femoral fractures. Injury 41:739–745

[16] Seinsheimer F (1978) Subtrochanteric fractures of the femur. J Bone Joint Surg 60(3):300–306

[17] Parker MJ, Gurusamy KS (2011) Internal fixation implants for intracapsular hip fractures in adults (Review). Cochrane Database Syst Rev. https://doi.org/10.1002/14651858.CD001467

[18] Schep NWL, Heintjes RJ, Martens EP, van Dortmont LMC, van Vugt AB (2004) Retrospective analysis of factors influencing the operative result after

percutaneous osteosynthesis of intracapsular femoral neck fractures. Injury 35:1003–1009

[19] Felton J, Slobogean GP, Jackson SS, Della Rocca GJ, Liew S, Haverlag R, Jeray KJ, Sprague SA, O'Hara NN, Swiontkowski M, Bhandari M (2019) Femoral neck shortening after hip fracture fixation is associated with inferior hip function: results from the FAITH trial. J Orthop Trauma 33(10):487–496

[20] Baumgaertner MR, Solberg BD (1997) Awareness of tip-apex distance reduces failure of fixation of trochanteric fractures of the hip. J Bone Joint Surg (Br) 79-B:969–971

[21] Rogmark C, Spetz C, Garellick G (2010) More intramedullary nails and arthroplasties for treatment of hip fractures in Sweden. Acta Orthop 81:588–592

[22] Nikoloski AN, Osbrough AL, Yates PJ (2013) Should the tip-apex distance (TAD) rule be modified for the proximal femoral nail antirotation (PFNA)? A retrospective study. J Orthop Surg Res 8:35

[23] Rubio-Avila J, Madden K, Simunovic N, Bhandari M (2013) Tip to apex distance in femoral intertrochanteric fractures: a systematic review. J Orthop Sci 18:592–598

[24] Bhandari M, Schemitsch E, Jönsson A, Zlowodzki M, Haidukewych GJ (2009) Gamma nails revisited: gamma nails versus compression hip screws in the management of intertrochanteric fractures of the hip: a meta-analysis. J Orthop Trauma 23:460–464

[25] Queally JM, Harris E, Handoll HHG, Parker MJ (2014) Intramedullary nails for extracapsular hip fractures in adults (Review). Cochrane Database Syst Rev. https://doi.org/10.1002/14651858.CD004961.pub4

[26] Rogmark C, Leonardsson O, Garellick G, Kärrholm J (2012) Monoblock hemiarthroplasties for femoral neck fractures—a part of orthopaedic history? Analysis of national registration of hemiarthroplasties 2005-2009. Injury 43:946–949

[27] Jia Z, Ding F, Wu Y, Li W, Li H, Wang D, He Q, Ruan D (2015) Unipolar versus bipolar hemiarthroplasty for displaced femoral neck fractures: a systematic review and meta-analysis of randomized controlled trials. J Orthop Surg Res 10:8

[28] Parker MJ, Gurusamy KS, Azegami S (2010) Arthroplasties (with and without bone cement) for proximal femoral fractures in adults (Review). Cochrane Database Syst Rev. https://doi.org/10.1002/14651858.CD001706.pub4

[29] Rogmark C, Leonardsson O (2016) Hip arthroplasty for the treatment of displaced fractures of the femoral neck in elderly patients. Bone Joint J 98-B:291–297

[30] Bhandari M, Einhorn TA, Guyatt G, Schemitsch EH, Zura RD, Sprague S, Frihagen F, Guerra-Farfán E, Kleinlugtenbelt YV, Poolman RW, Rangan A, Bzovsky S, Heels-Ansdell D, Thabane L, Walter SD, Devereaux PJ (2019) Total hip arthroplasty or hemiarthroplasty for hip fracture. N Engl J Med 381(23):2199–2208

[31] Burgers PT, Van Geene AR, Van den Bekerom MP, Van Lieshout EM, Blom B, Aleem IS, Bhandari M, Poolman RW (2012) Total hip arthroplasty versus hemiarthroplasty for displaced femoral neck fractures in the healthy elderly: a meta-analysis and systematic review of randomized trials. Int Orthop 36:1549–1560

[32] Hansson S, Nemes S, Kärrholm J, Rogmark C (2017) Reduced risk of reoperation after treatment of femoral neck fractures with total hip arthroplasty. Acta Orthop 88(5):500–504

[33] Parker MJ, Cawley S (2019) Treatment of the displaced intracapsular fracture for the 'fitter' elderly patients: a randomised trial of total hip arthroplasty versus hemiarthroplasty for 105 patients. Injury 50(11):2009–2013

[34] Slover J, Hoffman MV, Malchau H, Tosteson ANA, Koval KJ (2009) A cost-effectiveness analysis of the arthroplasty options for displaced femoral neck fractures in the active, healthy, elderly population. J Arthroplast 24:854–860

[35] Hansson S, Bülow E, Garland A, Kärrholm J, Rogmark C (2019) More hip complications after total hip arthroplasty than after hemi-arthroplasty as hip fracture treatment: analysis of 5,815 matched pairs in the Swedish Hip Arthroplasty Register. Acta Orthop 18:1–6

[36] Adam P, Philippe R, Ehlinger M, Roche O, Bonnomet F, Molé D, Fessy MH, French Society of Orthopaedic Surgery and Traumatology (SoFCOT) (2012) Dual mobility cups hip arthroplasty as a treatment for displaced fracture of the femoral neck in the elderly. A prospective, systematic, multicenter study with specific focus on postoperative dislocation. Orthop Traumatol Surg Res 98:296–300

[37] Bensen AS, Jakobsen T, Krarup N (2014) Dual mobility cup reduces dislocation and re-operation when used to treat displaced femoral neck fractures. Int Orthop 38:1241–1245

[38] Jobory A, Kärrholm J, Overgaard S, Becic Pedersen A, Hallan G, Gjertsen JE, Mäkelä K, Rogmark C (2019) Reduced revision risk for dual-mobility cup in total hip replacement due to hip fracture: a matched-pair analysis of 9,040 cases from the Nordic Arthroplasty Register Association (NARA). J Bone Joint Surg Am 101(14):1278–1285

[39] Enocson A, Tidermark J, Tornkvist H, Lapidus LJ (2008) Dislocation of hemiarthroplasty after femoral neck fracture: better outcome after the anterolateral approach in a prospective cohort study on 739 consecutive hips. Acta Orthop 79:211–217

[40] Enocson A, Hedbeck CJ, Tidermark J, Pettersson H, Ponzer S, Lapidus LJ (2009) Dislocation of total hip replacement in patients with fractures of the femoral neck. Acta Orthop 80:184–189

[41] Pellicci PM, Bostrom M, Poss R (1998) Posterior approach to total hip replacement using enhanced

posterior soft tissue repair. Clin Orthop Relat Res 355:224–228

[42] Parker MJ (2015) Lateral versus posterior approach for insertion of hemiarthroplasties for hip fractures: a randomised trial of 216 patients. Injury 46(6):1023–1027

[43] Leonardsson O, Rolfson O, Rogmark C (2016) The surgical approach for hemiarthroplasty does not influence patient-reported outcome: a national survey of 2118 patients with one-year follow-up. Bone Joint J 98-B(4):542–547

[44] Imam MA, Shehata MSA, Elsehili A, Morsi M, Martin A, Shawqi M, Grubhofer F, Chirodian N, Narvani A, Ernstbrunner L (2019) Contemporary cemented versus uncemented hemiarthroplasty for the treatment of displaced intracapsular hip fractures: a meta-analysis of forty-two thousand forty-six hips. Int Orthop 43(7):1715–1723

[45] Kristensen TB, Dybvik E, Kristoffersen M, Dale H, Engesæter LB, Furnes O, Gjertsen JE (2020) Cemented or uncemented hemiarthroplasty for femoral neck fracture? Data from the norwegian hip fracture register. Clin Orthop Relat Res 478(1):90–100

[46] Talsnes O, Vinje T, Gjertsen JE, Dahl OE, Engesæter LB, Baste V, Pripp AH, Reikerås O (2013) Perioperative mortality in hip fracture patients treated with cemented and uncemented hemiprosthesis: a register study of 11,210 patients. Int Orthop 37:1135–1140

[47] Bretherton CP, Parker MJ (2015) Early surgery for patients with a fracture of the hip decreases 30-day mortality. Bone Joint J 97-B:104–108

[48] HIP ATTACK Investigators (2020) Accelerated surgery versus standard care in hip fracture (HIP ATTACK): an international, randomised, controlled trial. Lancet 395:698–708

[49] Khan SK, Kalra S, Khanna A, Thiruvengada MM, Parker MJ (2009b) Timing of surgery for hip fractures: a systematic review of 52 published studies involving 291,413 patients. Injury 40:692–697

[50] Moja L, Piatti A, Pecoraro V, Ricci C, Virgili G, Salanti G, Germagnoli L, Liberati A, Banfi G (2012) Timing matters in hip fracture surgery: patients operated within 48 hours have better outcomes. A meta-analysis and meta-regression of over 190,000 patients. PLoS One 7:e46175

[51] Simunovic N, Devereaux PJ, Sprague S, Guyatt GH, Schemitsch E, Debeer J, Bhandari M (2010) Effect of early surgery after hip fracture on mortality and complications: systematic review and meta-analysis. CMAJ 182:1609–1616

[52] Clifton R, Haleem S, Mckee A, Parker MJ (2008) Closed suction surgical wound drainage after hip fracture surgery: a systematic review and meta-analysis of randomised controlled trials. Int Orthop 32:723–727

[53] Handoll HHG, Queally JM, Parker MJ (2011) Pre-operative traction for hip fractures in adults (Review). Cochrane Database Syst Rev. https://doi.org/10.1002/14651858.CD000168.pub3

[54] Handoll HHG, Parker MJ (2008) Conservative versus operative treatment for hip fractures in adults (Review). Cochrane Database Syst Rev. https://doi.org/10.1002/14651858.CD000337.pub2

[55] Harrison T, Robinson P, Cook A, Parker MJ (2012) Factors affecting the incidence of deep wound infection after hip fracture surgery. J Bone Joint Surg (Br) 94-B:237–240

[56] Noailles T, Brulefert K, Chalopin A, Longis PM, Gouin F (2016) What are the risk factors for post-operative infection after hip hemiarthroplasty? Systematic review of literature. Int Orthop 40(9):1843–1848

[57] Lu-Yao G, Keller R, Littenberg B, Wennberg J (1994) Outcomes after displaced fractures of the femoral neck. A meta-analysis of one hundred and six published reports. J Bone Joint Surg Am 76-A:15–25

[58] Parker MJ, Gurusamy KS (2006) Internal fixation versus arthroplasty for intracapsular proximal femoral fractures in adults (Review). Cochrane Database Syst Rev:CD001708

[59] Rogmark C, Johnell O (2006) Primary arthroplasty is better than internal fixation of displaced femoral neck fractures: a meta-analysis of 14 randomized studies with 2,289 patients. Acta Orthop 77:359–367

[60] Mahmoud SS, Pearse EO, Smith TO, Hing CB (2016) Outcomes of total hip arthroplasty, as a salvage procedure, following failed internal fixation of intracapsular fractures of the femoral neck: a systematic review and meta-analysis. Bone Joint J 98-B(4):452–460

[61] Hebert-Davies J, Laflamme G-Y, Rouleau D (2012) Bias towards dementia: are hip fracture trials excluding too many patients? A systematic review. Injury 43:1978–1984

[62] Van Dortmont LM, Douw CM, van Breukelen AM, Laurens DR, Mulder PG, Wereldsma JC, van Vugt AB (2000) Outcome after hemi-arthroplasty for displaced intracapsular femoral neck fracture related to mental state. Injury 31:327–331

[63] Chirodian N, Arch B, Parker MJ (2005) Sliding hip screw fixation of trochanteric hip fractures: outcome of 1024 procedures. Injury 36:793–800

[64] Matre K, Havelin LI, Gjertsen JE, Espehaug B, Fevang JM (2013a) Intramedullary nails result in more reoperations than sliding hip screws in two-part intertrochanteric fractures. Clin Orthop Relat Res 471:1379–1386

[65] Matre K, Havelin LI, Gjertsen JE, Vinje T, Espehaug B, Fevang JM (2013b) Sliding hip screw versus IM nail in reverse oblique trochanteric and subtrochanteric fractures. A study of 2716 patients in the Norwegian

Hip Fracture Register. Injury 44:735–742

[66] Parker MJ, Handoll HHG (2010) Gamma and other cephalocondylic intramedullary nails versus extramedullary implants for extracapsular hip fractures in adults (Review). Cochrane Database Syst Rev. https://doi.org/10.1002/14651858.CD000093.pub5

[67] Parker MJ (2017) Sliding hip screw versus intramedullary nail for trochanteric hip fractures; a randomised trial of 1000 patients with presentation of results related to fracture stability. Injury 48(12):2762–2767

[68] Parker MJ, Raval P, Gjertsen JE (2018) Nail or plate fixation for A3 trochanteric hip fractures: a systematic review of randomised controlled trials. Injury 49(7):1319–1323

[69] Palm H, Jacobsen S, Sonne-Holm S, Gebuhr P (2007) Integrity of the lateral femoral wall in intertrochanteric hip fractures: an important predictor of a reoperation. J Bone Joint Surg Am 89(3):470–475

[70] Palm H, Lysén C, Krasheninnikoff M, Holck K, Jacobsen S, Gebuhr P (2011) Intramedullary nailing appears to be superior in pertrochanteric hip fractures with a detached greater trochanter. Acta Orthop 82(2):166–170

[71] Norris R, Bhattacharjee D, Parker MJ (2012) Occurrence of secondary fracture around intramedullary nails used for trochanteric hip fractures: a systematic review of 13,568 patients. Injury 43:706–711

[72] Ban I, Birkelund L, Palm H, Brix M, Troelsen A (2012) Circumferential wires as a supplement to intramedullary nailing in unstable trochanteric hip fractures: 4 reoperations in 60 patients followed for 1 year. Acta Orthop 83:240–243

[73] Palm H, Teixider J (2015) Proxial femoral fractures: can we improve further surgical treatment pathways? Injury Suppl 5:S47–S51

[74] Fragility Fracture Network (2020). http://fragilityfracturenetwork.org. Accessed 15 Feb 2020

肱骨近端骨折：治疗的选择

Stig Brorson, Henrik Palm

10

10.1 治疗目标

肩关节骨折的总体治疗目标是减轻疼痛和尽可能恢复功能。不管是手术治疗还是非手术治疗，大多数患者的肩关节功能都无法恢复至理想状态，有些患者可能伤前就已存在肩关节功能障碍，而有些患者则可能是因为持续的疼痛。

一般来说，治疗的结果应该是肩关节可无痛活动，且能够满足日常生活。可实现的治疗效果可能存在很大差异，因此医生应该就治疗的目标与患者共同决策。

大多数肱骨近端骨折最终都可以愈合，骨折不愈合率仅为 1.1%[1]。然而，如果对成年人的移位骨折采取了非手术治疗，那么畸形愈合是不可避免的。但这并不会直接导致肩关节功能障碍和疼痛。为了达到令患者满意的临床效果并不一定需要解剖复位或关节置换术。而影像学结果、肩关节活动范围和手术医生对治疗效果的评价也并不一定能反映老年肩关节骨折患者的需求。

10.2 文献证据

一直以来，肱骨近端骨折治疗的循证医学证据较为薄弱。目前大多数文献并不能指导临床实践，这是因为研究方法的质量参差不齐，其中仅

有 3% 的研究为随机临床试验[2]。因此，不同的国家和地区，甚至是同一医疗机构的不同治疗组之间均可能存在不同的治疗方式。

尽管最新的科克伦（Cochrane）评价[3]发现大多数肱骨近端骨折的手术治疗并不优于非手术治疗，但是其中涉及非手术治疗的文献研究不足 5%，而涉及手术治疗的文献超过 70%[2]。而且，关于手术治疗的报道越来越多[4]，在某些地区，用锁定钢板仍然是治疗老年肱骨近端移位骨折的金标准[5]。近年来，反式全肩关节置换术的应用逐渐增多，但仍需要强有力的证据来支持这种做法。

在后文中，我们将概述治疗老年患者肱骨近端骨折的最新循证医学原则。

10.3 流行病学

肱骨近端骨折很常见，占所有成年人骨折的 4%～6%[6]。在所有非椎体骨折中，肱骨近端骨折的发病率位列第三位，仅低于腕部和髋部骨折。而且和这些骨折一样，肱骨近端骨折与骨质疏松症密切相关。50 岁以上女性发生肱骨近端骨折的终生风险为 13%，其中大约一半患者有既往骨折史[7]。据报道，1970 年至 2002 年间肱骨近端骨折的发病率增高了 3 倍[8]，80 岁以上

女性的肱骨近端骨折的年发病率可高达 520/10 万[9]，但近几年的发病率似乎趋于稳定[10]。

人们曾经认为大多数肱骨近端骨折的移位轻微[11]。然而，最近的流行病学研究已经明确指出大部分肱骨近端骨折都是移位型的[6,12-13]，而且骨折的复杂性似乎随着年龄的增长而增加[14]。

10.4　骨折分型

肱骨近端骨折的分型在最早期的医学文献中就有报道[15]。1970 年以来，最常用的肱骨近端骨折分型系统是 Neer 分型[11]，其次是 AO 分型[16]。这两种分型系统都在一个有序的框架中描述了骨折解剖学的形态特征，旨在指导诊断、治疗和预后。

Neer 分型（图 10.1）基于对肱骨近端 4 个解剖部位的描述，即它们在正位 X 线片上的表现。这 4 个部位是：① 肱骨干；② 肱骨头关节面部分；③ 大结节；④ 小结节。如果这 4 个解剖部位其中之一移位超过 1 cm 或成角超过 45°，就被认为是移位，同时其他所有骨折部位则被认为存在轻度移位，而不管骨折线的数量。根据移位骨折部位的数量，骨折被定义为两部分骨折、三部分骨折或四部分骨折。

根据骨折所涉及的解剖部位，进一步对该分型进行界定，如两部分外科颈骨折（图 10.2a）、三部分大结节骨折（图 10.2b）或累及所有解剖部位的四部分骨折（图 10.2c）。在所有肱骨近

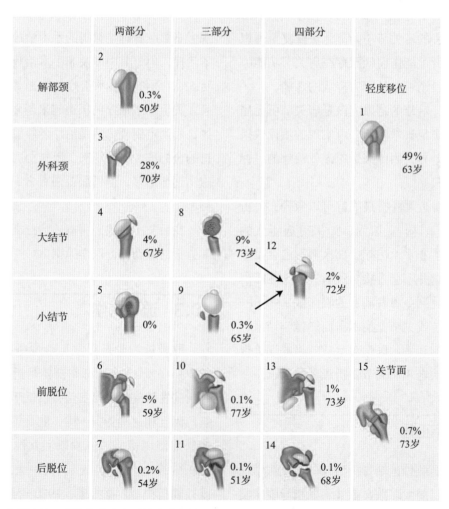

图 10.1　Neer 分型及每一型的发病率和平均发病年龄（经 Acta Orthop 许可转载）

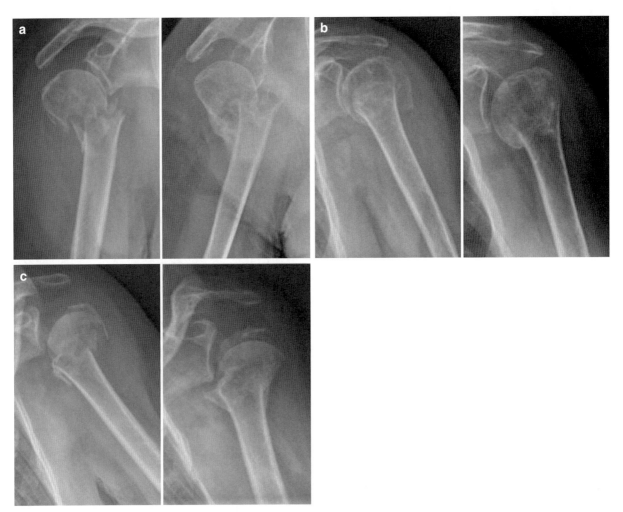

图 10.2　不同类型的肱骨近端骨折的非手术治疗。a. 住在养老院且患有严重帕金森病的 81 岁女性，患有存在移位的两部分外科颈骨折，接受非手术治疗；左图为入院时的 X 线片，右图为保守治疗 3 个月后的 X 线片；患者无痛，可使用助步器活动；保守治疗 3 个月后骨折愈合良好，但出现严重的畸形愈合。b. 75 岁健康女性，患有存在移位的三部分大结节骨折，接受非手术治疗；左图为入院时的 X 线片，右图为保守治疗 6 个月后的 X 线片；患者无痛，可独立生活，虽然肩部力量略有下降，但肩关节可全范围活动。c. 66 岁女性，患有存在移位的四部分骨折，接受非手术治疗；左图为入院时的 X 线片，右图为保守治疗 4 个月后的 X 线片；患者肩部活动无疼痛，且日常生活能够自理

端骨折中，轻度移位的骨折占 49%，两部分外科颈骨折占 28%，三部分大结节骨折占 9%，三者合计共占 86%[6]。

关于骨折解剖形态的其他信息可以通过加拍腋位 X 线片、CT 扫描或三维重建来获得。大量的观察性研究表明，使用 Neer 分型和 AO 分型的组间和组内观察一致性都很差，即使是对骨折移位和脱位的基本观察[17]。因此，肱骨近端骨折分型的临床与科研价值仍有待提高。分型系统在应用过程中的偏倚或许可以解释临床结果和指南推荐之间的差异。此外，很难在这两种常用的分型系统之间建立起联系[18]。

肩袖的情况很难通过创伤系列 X 线片来评估。随着年龄的增长，退行性肩袖撕裂的发生率会增高。而合并的肩袖损伤对预后的重要性尚不清楚。

10.4.1　轻度移位骨折

基于临床实践，肱骨近端骨折通常可简单地分为两大类，轻度移位骨折和移位骨折。

目前公认的是，对轻度移位骨折可以采取非手术治疗，即用吊带短期制动，然后进行早期功

能锻炼。虽然缺乏强有力的证据，但是到目前为止，随机试验发现在保守治疗1周后即开始早期康复训练的效果最佳[19-22]。

10.4.2 移位骨折

几十年来，肱骨近端移位骨折的最佳治疗方法一直是一个争议性的话题。指南推荐意见也根据患者和手术医生的喜好而不断改变，同时受到内植物供应商利益的影响。

在随机试验中很难证明手术的优势。大量的研究发现手术和非手术治疗在功能结果上没有差异，而手术可能导致后续再次手术的风险增加。一项 Cochrane 评价纳入了近2000例来自随机试验的患者，但没有发现手术与非手术治疗相比有任何优势[3]。这些研究包括存在移位的两部分骨折、三部分骨折和四部分骨折。对于骨折脱位、关节面骨折和单纯结节骨折没有基于循证医学的推荐意见。

10.5 治疗

应基于年龄、内科合并症、功能需求、骨折类型、骨和软组织质量以及患者的主观需求，综合制订治疗方案。根据现有的高等级证据[3]，非手术治疗应该是轻度移位骨折以及移位的老年患者两部分骨折、三部分骨折、四部分骨折的首选治疗方法。对于关节面骨折、骨折脱位和单纯结节骨折的治疗，没有高质量的证据支持，但存在这些骨折的患者可能会通过手术获益（图10.3）。

不推荐在存在移位的两部分骨折中使用锁定钢板。目前的高等级证据表明，与非手术治疗相比，在存在移位的两部分骨折中使用锁定钢板没有任何益处[23]。在骨折类型复杂、骨质量差的情况下，采用锁定钢板固定具有较高的并发症发生率和再手术率[24-25]，因此不推荐。

如果需要使用假体置换肱骨头，反式全肩关节置换术的功能结果可能优于半肩关节置换术[26]。与非手术治疗相比，反式全肩关节置换术的优越性仍有待高质量的研究来证明，但首个随机试验的结果显示，如果三部分骨折和四部分骨折患者的年龄超过80岁，则他们的获益微乎其微[27]。

10.5.1 非手术治疗

基于现有的高质量证据[3]及骨折类型的流

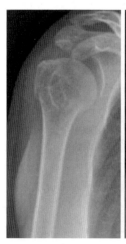 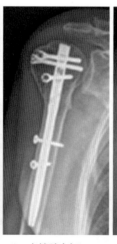 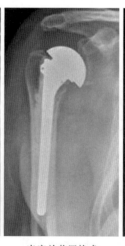 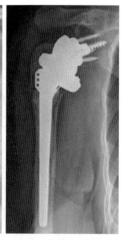

非手术	锁定钢板	交锁髓内钉	半肩关节置换术	反式全肩关节置换术
	内固定术		关节置换术	

图 10.3 肱骨近端骨折的主要治疗方法

行病学研究[6]，超过 85% 的肱骨近端骨折不需要手术治疗。如前所述，在关于肱骨近端骨折的文献报道中，只有不到 5% 的文献涉及非手术治疗[2]，因此需要进行更多这方面的研究，包括涉及镇痛、绷带悬吊方法和系统性训练计划的研究。

然而，数个随机试验已经比较了接受非手术治疗的患者的早期和晚期功能状况。发现在第 1 周内即开始功能训练的患者疼痛较少，功能更好[20-22]。除不稳定的三部分和四部分骨折以及结节骨折外，大多数患者应进行早期活动。同时，应通过门诊复查、X 线检查和控制负荷来避免继发性移位。在老年肱骨近端骨折患者中，关于监督下训练、居家训练及无计划训练的临床效果的研究很少。进行关于疼痛缓解时间的研究是有必要的，但根据经验，大多数患者在 2 ~ 3 周后疼痛就会缓解。功能改善及疼痛缓解的过程预计会持续到治疗后 3 ~ 6 个月。

10.5.2　手术治疗

针对存在移位的两部分骨折、三部分骨折和四部分骨折的随机试验和荟萃分析并不能证明手术治疗优于非手术治疗[3]。然而，在存在骨折脱位、关节面骨折及完全分离移位骨折的老年患者中，手术治疗仍有一席之地。

如果决定行手术治疗，若肱骨头可保留且结节可固定，那么采用锁定钢板或髓内钉进行内固定是一种选择。如果肱骨头无法保留，则可考虑行关节置换术。自 20 世纪 50 年代以来，半肩关节置换术一直是首选，但在过去的 20 年里，反式全肩关节置换术越来越受到欢迎，因为其效果不太依赖于结节的固定。

10.6　并发症

众所周知，手术后可能会出现并发症。然而，非手术治疗的并发症在文献中并无系统性报道。大多数术语和定义是关于骨折影像学表现的，但它们与患者的功能结果和满意度的关系鲜为人知。亟需公认的、明确的并发症术语[28]。已报道的并发症包括肩关节僵硬、骨折不愈合、畸形愈合、肱骨头缺血性坏死和持续性疼痛。此外，内植物本身可因为一期手术实施不当，或者因为骨折端塌陷和（或）肱骨头缺血性坏死，而出现位置欠佳的情况。

在非手术治疗失败或内固定术失效的情况下（图 10.4），反式全肩关节置换术是一种补救措施。已有观察性研究表明，无论肱骨结节状态如何，反式全肩关节置换术都可使患者获得良好的疼痛缓解和功能恢复效果。

10.7　效果评价

大型注册研究的结果显示肩关节置换术治疗肱骨近端骨折的翻修率较低（约 4%）[29]。然而，患者反馈的结果并不那么令人乐观，这表明假体存活率和患者满意度之间以及手术医生和患者对治疗效果的看法之间可能存在差异[30]。

大多数临床研究使用观察者管理的工具（如 Constant-Murley 评分）来评价患者的治疗效果[31]。这些评分系统源自手术医生，倾向于强调诸如活动范围和肌力等"客观"指标。但患者更关注独立生活能力以及社会、情感生活（如照顾孙辈，与家人和朋友共进晚餐，照顾残疾亲属等）。仅仅关注骨折愈合的"客观"指标和影像学表现，医护人员可能无法满足患者的真实需求。

开发个体化肩关节功能评价工具（如 OSS、WOOS、ASES），以及使用通用生活质量评价工具（如 EQ-5D、SF-36）对患者进行评估，可以让我们进一步了解患者的真实需求。然而，对医疗工作者来说，与患者共同商定治疗方式及功能目标仍然是至关重要的。

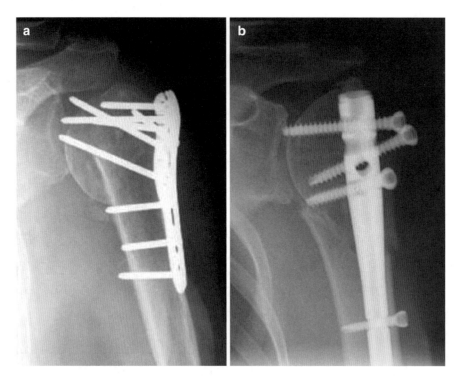

图 10.4　肱骨近端骨折内固定术后并发症。a. 锁定钢板治疗存在移位的三部分大结节骨折的术后并发症。由于缺血性坏死，肱骨头塌陷；螺钉与钢板锁定，随后穿入盂肱关节，导致软骨磨损和疼痛。b. 交锁髓内钉固定存在移位的两部分肱骨近端骨折的术后并发症。骨折复位不良，锁定螺钉穿入盂肱关节

10.8　结语

治疗老年肱骨近端骨折有许多重要方面（表 10.1）。

老年肱骨近端骨折的循证治疗应基于高质量的临床研究，以及标准化的系统评价和荟萃分析。可反映各种治疗方法优势与不足的长期随访数据应由国家和国际骨折登记系统提供。基于循证医学的建议应由国家、区域和地方指南以及科学的治疗路径来推广。应以现有证据和临床需求为导向，合理分配医疗及科研资源。

从研究方案的设计到个体化治疗效果评价工具的开发，均应在各个决策层面充分考虑到患者的意愿。最重要的是，日常门诊中医生应就针对

表 10.1　老年肱骨近端骨折的治疗要点

治疗要点
应优先考虑非手术治疗，因为随机试验不能证明手术的优势
只有存在骨折脱位、关节面骨折（占所有骨折的 7%）和神经血管损伤的患者才需要立即手术治疗
反式全肩关节置换术可能优于半肩关节置换术
医生与患者共同决策，医生应充分考虑到患者的意愿、内科合并症、功能状况、年龄和骨骼质量
无论选择何种治疗方式，都应该就有限的目标策略达成一致。对大多数老年患者来说，肩关节无痛、可活动就是不错的结果
移位骨折非手术治疗后的影像学结果与功能预后和患者满意度的相关性较差
患者回归社会和情感生活比 X 线片表现、关节活动范围和肢体力量更重要
被动功能锻炼应在伤后第 1 周内开始
康复治疗和各种训练方案均缺乏依据
肱骨近端骨折属于典型的脆性骨折，应检查老年患者是否患有骨质疏松症

老年患者的个体化治疗策略与患者和其家属共同决策，并充分考虑到患者的意愿、内科合并症、功能状况、年龄和骨骼质量。

（翻译：宋哲，审校：李宁）

参考文献

[1] Court-Brown CM, McQueen MM (2008) Nonunions of the proximal humerus: their prevalence and functional outcome. J Trauma 64(6):1517–1521

[2] Slobogean GP, Johal H, Lefaivre KA, MacIntyre NJ, Sprague S, Scott T, Guy P, Cripton PA, McKee M, Bhandari M (2015) A scoping review of the proximal humerus fracture literature. BMC Musculoskelet Disord 16:112

[3] Handoll HH, Brorson S (2015) Interventions for treating proximal humeral fractures in adults. Cochrane Database Syst Rev (11):CD000434

[4] Khatib O, Onyekwelu I, Zuckerman JD (2014) The incidence of proximal humeral fractures in New York State from 1990 through 2010 with an emphasis on operative management in patients aged 65 years or older. J Shoulder Elb Surg 23(9):1356–1362

[5] Klug A, Gramlich Y, Wincheringer D, Schmidt-Horlohé K, Hoffmann R (2019) Trends in surgical management of proximal humeral fractures in adults: a nationwide study of records in Germany from 2007 to 2016. Arch Orthop Trauma Surg 139(12):1713–1721

[6] Court-Brown CM, Garg A, McQueen MM (2001) The epidemiology of proximal humeral fractures. Acta Orthop Scand 72(4):365–371

[7] Johnell O, Kanis J (2005) Epidemiology of osteoporotic fractures. Osteoporos Int 16(Suppl 2):S3–S7

[8] Palvanen M, Kannus P, Niemi S, Parkkari J (2006) Update in the epidemiology of proximal humeral fractures. Clin Orthop Relat Res 442:87–92

[9] Court-Brown CM, Clement ND, Duckworth AD, Aitken S, Biant LC, McQueen MM (2014) The spectrum of fractures in the elderly. Bone Joint J 96-B(3):366–372

[10] Kannus P, Niemi S, Sievänen H, Parkkari J (2017) Stabilized incidence in proximal humeral fractures of elderly women: nationwide statistics from Finland in 1970–2015. J Gerontol A Biol Sci Med Sci 72(10):1390–1393

[11] Neer CS 2nd (1970) Displaced proximal humeral fractures. I. Classification and evaluation. J Bone Joint Surg Am 52(6):1077–1089

[12] Roux A, Decroocq L, El Batti S, Bonnevialle N, Moineau G, Trojani C, Boileau P, de Peretti F (2012) Epidemiology of proximal humerus fractures managed in a trauma center. Orthop Traumatol Surg Res 98(6):715–719

[13] Tamai K, Ishige N, Kuroda S, Ohno W, Itoh H, Hashiguchi H, Iizawa N, Mikasa M (2009) Four-segment classification of proximal humeral fractures revisited: a multicenter study on 509 cases. J Shoulder Elb Surg 18(6):845–850

[14] Bahrs C, Stojicevic T, Blumenstock G, Brorson S, Badke A, Stöckle U, Rolauffs B, Freude T (2014) Trends in epidemiology and patho-anatomical pattern of proximal humeral fractures. Int Orthop 38(8):1697–1704

[15] Brorson S (2013) Fractures of the proximal humerus. Acta Orthop Suppl 84(351):1–32

[16] Marsh JL, Slongo TF, Agel J, Broderick JS, Creevey W, DeCoster TA, Prokuski L, Sirkin MS, Ziran B, Henley B, Audigé L (2007) Fracture and dislocation classification compendium-2007: Orthopaedic Trauma Association classification, database and outcomes committee. J Orthop Trauma 21(10 Suppl):S1–S133

[17] Brorson S, Hróbjartsson A (2008) Training improves agreement among doctors using the Neer system for proximal humeral fractures in a systematic review. J Clin Epidemiol 61(1):7–16

[18] Brorson S, Eckardt H, Audigé L, Rolauffs B, Bahrs C (2013) Translation between the Neerand the AO/OTA-classification for proximal humeral fractures: do we need to be bilingual to interpret the scientific literature? BMC Res Notes 6:69

[19] Carbone S, Razzano C, Albino P, Mezzoprete R (2017) Immediate intensive mobilization compared with immediate conventional mobilization for the impacted osteoporotic conservatively treated proximal humeral fracture: a randomized controlled trial. Musculoskelet Surg 101(Suppl 2):137–143

[20] Hodgson SA, Mawson SJ, Saxton JM, Stanley D (2007) Rehabilitation of two-part fractures of the neck of the humerus (two-year follow-up). J Shoulder Elb Surg 16(2):143–145

[21] Kristiansen B, Angermann P, Larsen TK (1989) Functional results following fractures of the proximal humerus. A controlled clinical study comparing two periods of immobilization. Arch Orthop Trauma Surg 108(6):339–341

[22] Lefevre-Colau MM, Babinet A, Fayad F, Fermanian J, Anract P, Roren A, Kansao J, Revel M, Poiraudeau S (2007) Immediate mobilization compared with conventional immobilization for the impacted nonoperatively treated proximal humeral fracture. A randomized controlled trial. J Bone Joint Surg Am 89(12):2582–2590

[23] Launonen AP, Sumrein BO, Reito A, Lepola V,

Paloneva J, Jonsson KB, Wolf O, Ström P, Berg HE, Felländer-Tsai L, Jansson KÅ, Fell D, Mechlenburg I, Døssing K, Østergaard H, Märtson A, Laitinen MK, Mattila VM, as the NITEP group (2019) Operative versus non-operative treatment for 2-part proximal humerus fracture: a multicenter randomized controlled trial. PLoS Med 16(7):e1002855

[24] Brorson S, Rasmussen JV, Frich LH, Olsen BS, Hróbjartsson A (2012) Benefits and harms of locking plate osteosynthesis in intraarticular (OTA Type C) fractures of the proximal humerus: a systematic review. Injury 43(7):999–1005

[25] Brorson S, Frich LH, Winther A, Hróbjartsson A (2011) Locking plate osteosynthesis in displaced 4-part fractures of the proximal humerus. Acta Orthop 82(4):475–481

[26] Sebastia-Forcada E, Lizaur-Utrilla A, Cebrian-Gomez R, Miralles-Muñoz FA, Lopez-Prats FA (2017) Outcomes of reverse total shoulder arthroplasty for proximal humeral fractures: primary arthroplasty versus secondary arthroplasty after failed proximal humeral locking plate fixation. J Orthop Trauma 31(8):e236–e240

[27] Lopiz Y, Alcobía-Díaz B, Galán-Olleros M, García-Fernández C, Picado AL, Marco F (2019) Reverse shoulder arthroplasty versus nonoperative treatment for 3- or 4-part proximal humeral fractures in elderly patients: a prospective randomized controlled trial. J Shoulder Elb Surg 28(12):2259–2271

[28] Brorson S, Alispahic N, Bahrs C, Joeris A, Steinitz A, Audigé L (2019) Complications after non-surgical management of proximal humeral fractures: a systematic review of terms and definitions. BMC Musculoskelet Disord 20(1):91

[29] Brorson S, Salomonsson B, Jensen SL, Fenstad AM, Demir Y, Rasmussen JV (2017) Revision after shoulder replacement for acute fracture of the proximal humerus. Acta Orthop 88(4):446–450

[30] Amundsen A, Rasmussen JV, Olsen BS, Brorson S (2019) Low revision rate despite poor functional outcome after stemmed hemiarthroplasty for acute proximal humeral fractures: 2,750 cases reported to the Danish Shoulder Arthroplasty Registry. Acta Orthop 90(3):196–201

[31] Constant CR, Murley AH (1987) A clinical method of functional assessment of the shoulder. Clin Orthop Relat Res 214:160–164

术后处理

11

Giulio Pioli, Chiara Bendini, Paolo Pignedoli

老年髋部骨折患者是一个特殊的群体 [1]。只有 15% 的患者较为健康，在骨折发生前患有较少的合并症，而大多数患者存在多种合并症和一些与衰弱相关的特征。尽管现在手术和麻醉技术逐渐进步，但髋部骨折手术后发生并发症的风险仍然很高。术后处理的主要目标是预防或及时发现并发症，以降低并发症的发生率和患者死亡率。次要目标是尽快让患者活动起来，以避免制动相关的风险，并促进患者尽快恢复骨折前的行走能力。

11.1 多学科协作治疗

因老年髋部骨折患者的临床情况和功能的高度复杂性，治疗老年髋部骨折需要多学科参与。目前，骨科与老年科共管模式成为治疗的标准，与传统治疗模式相比，骨科与老年科共管模式可以减少患者的住院时间、术前等待时间，降低院内并发症发生率和院内死亡率 [1-5]。按照这种模式，骨科医生和老年骨科医生（擅长管理有骨科疾病的老年人的老年科医生）从患者入院到患者出院过程中共同负责和管理患者。骨科医生的传统角色得以保留，骨科医生负责评估创伤并治疗骨折，老年科医生负责处理内科问题和协调出院。在治疗过程中，可能还需要麻醉医生、物理

治疗师、专科护士、营养师等医疗专业人员和社会工作者参与到这一跨学科团队中。

在术后阶段，针对老年髋部骨折患者的大多数治疗与内科或老年问题有关。因此，老年医学团队除了参与患者的术前联合评估外，还越来越多地在术后内科治疗中发挥主导作用。在术后阶段，骨科医生处理与手术相关的问题。尽管与骨科与老年科协作模式 [4] 相比，专门的老年骨科病房在降低患者死亡率方面似乎具有更好的结果，但还是要根据当地医疗机构的特点，实施不同的协作模式。在任何一种模式下，无论患者住在哪种类型的病房，最重要的都是采用相互协作的多学科方法来确保患者从入院到出院的整个临床过程中所接受的治疗和管理的连续性。既往的经验表明，与传统治疗相比，老年科会诊小组的模式由于没有持续性的治疗责任，带给患者的益处较少，现在这种方法已经过时了 [5]。

老年骨科协作团队相关的基本质量标准包括：高年资团队成员的经验，对治疗过程中所有阶段的临床监管责任，不同学科专家之间建立的沟通流程（包括简报和会议），针对围手术期主要特点制订的共享方案，持续的多学科评估，与骨骼健康二级预防中心的整合，与基层医疗和社会服务机构的联络 [6-7]。

11.2　预测术后并发症的风险

如第 7 章所述，术前老年科与骨科共管的核心目标是识别并在可能的情况下预防易引起术后并发症的情况。已经有一些研究关注了如何识别髋部骨折手术后有风险的患者[8]，以及使用评分系统预估其 30 天内死亡的风险，其中一些评分系统非常简单，例如诺丁汉髋骨折评分[9]，包含的变量相对较少。

因为不同研究中选择的潜在因素不同，各个评分系统中与患者术后并发症风险相关的具体预测因素并不完全一致。事实上，骨折前合并症和残疾程度最高的患者是术后发生并发症的高危人群。从手术的角度来看，患者大多数的术前参数都是不可改变的危险因素。但是它们对于识别需要被高度关注和接受重症监护的患者是很有用的。美国外科医师学会和美国老年医学学会建议针对衰弱综合征对老年患者进行术前评估[10]。衰弱综合征是指一种具有多种生理功能下降的综合征，它增加了个体的脆弱性而使个体易于残疾和（或）死亡。证据表明，用不同工具（包括那些基于老年综合评估的工具）评估衰弱，可以预测术后死亡率、并发症和住院时间的延长[11]。在髋部骨折人群中，约 1/3 的患者具有明显的衰弱，预后差的风险很高；1/3 的患者没有衰弱的表现；其余 1/3 的患者的衰弱情况介于两者之间[12]。

在临床实践中，患有严重器官衰竭的重症患者（如有腹水病史的患者、处于慢性肾病终末期而接受透析的患者或静息时呼吸困难的患者）发生并发症和短期死亡的风险非常高[13]。病情危重患者的死亡率会大幅增高[14]。同样地，患有充血性心力衰竭或慢性阻塞性肺疾病的患者预后不良的风险也较高，这取决于基础疾病的严重程度。最后，有扩散性癌症病史和完全残疾会使患者 30 天内死亡的可能性增加 3~4 倍[13]。

可能增加术后并发症发生的其他状况还包括营养不良和肌少症，它们主要影响患者肢体功能

的完全恢复。此外，肥胖也与不良预后有关。一个简单的参数（即 BMI）与术后并发症风险呈 U 形关系[15]，其中低体重（BMI < 20）和病态肥胖（BMI > 40）患者的术后并发症发生率最高，尤其是手术部位深部感染的风险随 BMI 的增高呈线性增加。

在入院后常规进行的实验室检查中，已发现几个参数与不良预后相关，这些参数包括低血红蛋白水平、高肌酐值、电解质紊乱或高脑钠肽水平，所有这些指标都可能是某种潜在疾病的表现。研究最多的预测术后预后的实验室指标可能是血清白蛋白水平。一致的证据表明，白蛋白水平低于 35 g/L 会使术后并发症的发生风险和死亡风险增加 2~3 倍[16]。白蛋白通常被作为一个二分变量来研究。一些数据表明，术后风险随着白蛋白值的降低而增加。血清白蛋白水平是一个公认的反映营养状态的血清学指标，与其他营养指标（包括营养评估）相比，它是更好的判断术后预后的指标[16]。实际上，白蛋白可能有更广的意义，因为它也是一种负性的急性期反应蛋白，而低白蛋白血症可能代表患者的炎症状态加重，这也可能导致不良的预后[17]。

除了与患者相关的危险因素外，一些潜在的可改变的过程因素也可能会影响术后并发症的发生率。在各种研究中，手术时机和多学科管理的效果已被证明是一致的，而麻醉类型和输血策略却有不一致的效果[8]。一项基于丹麦国家数据库的研究分析了患者的术后过程指标，发现患者在术后 24 小时内活动与 30 天死亡率降低、再次入院风险降低和住院时间缩短有最强的相关性[18]。

11.3　早期活动

NICE 为改进髋部骨折治疗而制订的一项质量标准指出，成年髋部骨折患者应不迟于术后第二天开始活动，至少每天活动一次[6]。其中包括协助患者快速恢复在不同姿势之间变换的能力，

保持直立姿势的能力，以及随着活动能力的提高恢复行走能力。缩短髋部骨折手术后的卧床时间有助于缩短住院时间，减少血栓形成、肺炎、呼吸衰竭、谵妄和压疮等并发症的发生。早期活动对患者长期功能状态的影响尤其明显，并能提高患者完全恢复行走的可能性[19]。对来自大型数据库的数据的分析证实，手术当天或术后第二天活动的患者在出院后 30 天内具有更好的活动功能[20]。

活动恢复需要物理治疗师进行早期评估。活动康复可以由物理治疗师提供协助，当物理治疗师不在时也可以由护理团队提供协助[20]。NICE 质量标准建议，当地机构（团队）应通过计算手术后 24 小时内开始活动的髋部骨折手术患者的比例来监测患者早期活动的完成情况[6]。累积步行评分（Cumulated Ambulation Score，CAS）是一种有用的、广泛用来监测患者急性住院期间基础活动的工具，该评分可评估术后前三天患者上下床能力、从椅子上站起的能力和在助行器帮助下在室内走动的能力[21]。若通过适当的康复计划解决了术后阶段的关键问题，那么几乎 80% 的骨折前能够行走的患者在术后两天内就能够在辅助下行走[22]。

髋部骨折患者受伤前的功能状态和基线特征可能会显著影响其康复以及最终预后。骨折前使用助行器的患者可能在术后需要更多时间才能进行活动。活动时间延迟也可能是系统因素所致，例如周末物理治疗师较少，这可能解释了为什么周五进行手术的患者活动时间延迟的风险更高[22]。此外，有研究发现入院 24 小时后进行手术会延迟术后行走功能的恢复，有的研究则未得出此结论[23-24]。

实现早期活动目标的一个基本条件是稳定的外科修复，这使患者能够负重。在决定术后负重时，骨科医生应考虑到任何限制都可能影响康复，不受限制的立即完全负重应成为老年髋部骨折患者骨折固定术后的标准方案。另外，接受髋部骨折治疗的老年患者已被证实并不能充分遵循任何负重限制[25]，因此如果确实存在固定的稳定性问题，患者要么承受可耐受负重，要么不负重。

在最近的一项观察性研究中，术后前三天未能完成计划的物理治疗以及患者未恢复基本活动独立性的最常见原因是疼痛控制不佳和疲劳[26]。后者是最常见的限制性症状之一，可能由多种原因引起，例如容量不足、血红蛋白水平低或手术对衰弱患者的整体影响。为了支持早期活动，临床医生必须面对两个主要问题：适当控制疼痛和预防术后低血压。为了改善髋部骨折术后的功能预后，应制订并实施针对临床和系统问题的多学科协作的治疗路径。

11.4 疼痛处理

目前，处理髋部骨折相关疼痛的标准方案基于多模式镇痛，多模式镇痛包括一系列可供选择药物（例如静脉注射的对乙酰氨基酚、普瑞巴林、羟考酮和需要非常慎重使用的非甾体抗炎药），以及神经阻滞方法（例如股神经阻滞、腰丛神经阻滞或持续硬膜外阻滞）。多模式镇痛具有减少阿片类药物摄入的优势，在老年患者中，特别是在虚弱或呼吸功能受损的患者中，摄入阿片类药物与恶心、呕吐、镇静、谵妄和呼吸抑制相关[27]。应在急诊科开始实施适当的胃肠外镇痛，并在整个围手术期定期检查患者是否存在疼痛，以确保患者感觉舒适。目前，髂筋膜间隙阻滞作为术前阶段补充的疼痛治疗措施很常用，对患者活动时的疼痛的镇痛效果似乎比阿片类药物更强[28]。

接受髓内钉治疗的股骨转子间骨折患者的术后疼痛通常比接受全髋或半髋关节置换术的股骨颈骨折患者的术后疼痛更严重。尽管如此，患者仍应继续使用术前的大多数药物。特别有效的镇痛措施是通过术前或术中放置导管，连接小型便携式镇痛泵，在手术后维持几天的持续周围神经阻滞镇痛。这些方法在促进早期活动方面可能具有优势，因为它们比全身用药更有效，能使患者感到足够舒适，从而能行走并完全参与康复治疗[27]。

11.5　术后低血压和液体管理

在术后早期，患者的血压可能会出现显著下降，而当患者参与康复、负重和站立时，血压会进一步下降。在某些情况下，这可能会引起患者出现症状性低血压，导致难以参与康复。可能会导致老年人术后低血压的因素包括：

- 衰老的影响，导致机体在应激时的代偿能力和维持血压稳态的能力下降。
- 急性失血引起的贫血。
- 液体经口摄入不足引起的脱水。
- 麻醉药的影响。
- 术后常用药物的不良反应（如阿片类药物和镇吐药）。

预防术后低血压的策略包括药物调整和液体管理。除了β受体阻滞剂和可乐定等具有反跳作用的药物外，应在术前阶段开始对所有其他抗高血压药进行核查并停用。按照早期研究的推荐，在围手术期应继续使用β受体阻滞剂，但不推荐用于未使用过β受体阻滞剂的患者。术前使用β受体阻滞剂可以减少心肌并发症，但可能会由于低血压而使脑卒中的发生率和死亡率增高[29]。术前药物评估还可能有助于防止术中血压下降，已有研究发现术中血压下降会增加术后5天内死亡的风险[30]。手术干预前停用的抗高血压药应根据患者的临床状况和血压值在术后恢复使用。在某些情况下，最好在出院后恢复使用这些药物。

提供适当的液体治疗是老年髋部骨折患者治疗过程中最重要和最具挑战性的议题之一。通常在患者入院时开始补液1000 ml，以补偿患者的失血并维持其基本需求。在手术期间，麻醉医生通常根据临床判断和患者的临床体征进行静脉补液。在术后阶段，通常给予1500～2000 ml晶体液以补充并维持患者的血容量[31]，目的是优化心输出量，避免心血管超负荷。一般来说，这种做法对确诊心功能不全的患者也是安全的，因为脱水和低血压的风险可能超过血容量过多的风险。仅有的两个例外是：

- 严重肾衰竭或透析患者，对于这类患者需要谨慎和限制补液，控制和计算体液平衡。
- 严重心力衰竭或既往发作过急性肺水肿的患者。

然而，补液应该个体化，因人而异。在临床实践中，应通过简单可用的临床检查（如检查组织肿胀、心率、血压和尿量）来权衡标准输液方案的效果，以便确定减少或增加输液量是否将为患者带来益处。床旁超声可以通过测量下腔静脉的直径及其在一个呼吸周期内的塌陷程度来提供进一步的信息，而更敏感的评估液体反应性的方法，即通过先进的血流动力学监测技术来监测心血管变化的方法，目前并没有被常规使用。

11.6　术后贫血的处理

贫血在传统上被归因于术中或术后出血，但是约40%的髋部骨折患者入院时血红蛋白水平低于人群血红蛋白水平的正常值，并且在手术前其血红蛋白水平会进一步下降，平均每天下降9 g/L，囊外骨折患者的血红蛋白下降水平比囊内骨折患者更多[32]。术后血红蛋白水平的最大下降量为20～30 g/L，通常发生在术后3天内。

目前基于随机对照试验[33]的指南推荐了一种限制性输血策略，安全输血的血红蛋白上限为80 g/L；因此，随着时间的推移，接受浓缩红细胞输血的患者比例已经下降。此外，有人认为输血可能通过损害受血者的免疫系统从而增加其对感染的易感性而对受血者有害[34]。然而，输血不应仅由血红蛋白阈值决定，而应基于对患者临床状况的评估。特别是，尽管血红蛋白值大于 80 g/L，但冠状动脉疾病的存在或血流动力学不稳定的体征可能提示需要给患者输血。一些数据也表明，明显衰弱的患者如养老院居住者，可能会因更为宽松的输血策略而受益[35]。另一方面，在身体健康、能独立生活的骨折患者中，更严格的输血临界值（血红蛋白浓度低于 70 g/L）可能不会影响围手术期结局[36]。

老年患者的术后贫血不仅与手术过程中失血有关，还与其他因素有关，这些因素包括静脉补液，炎症引起的红细胞生成减少，先前存在营养不良或术后营养不良阻碍铁储备的补充。静脉注射铁剂可以减少输血的需求，在降低术后感染率甚至死亡率方面也有益处[37]，但在术后危险期内对血红蛋白水平的影响很小。应优先选择静脉铁剂用于术后贫血的治疗，当铁储备正常而肠道吸收受到抑制时，由于口服铁剂对治疗功能性铁缺乏症起效慢且疗效较差，价值很小。在一些研究中，皮下注射红细胞生成素与静脉注射铁剂一起进行，但因疗效太慢而无法显著减少输血的需要。

减少失血的氨甲环酸已在骨科择期手术和重大创伤患者中广泛应用，在髋部骨折患者中的应用也越来越普遍。一些早期对氨甲环酸在血栓形成高风险的衰弱患者中应用的安全性的担忧，似乎没有得到荟萃分析证实[38]。临床上已经在老年髋部骨折患者中局部或全身应用氨甲环酸，或将两者联合使用。

11.7 营养支持

常规进行营养评估已经成为标准流程，有助于发现入院时营养不良的患者。此外，由于与代谢应激相关的能量消耗增加，以及与食欲不振、恶心和心理因素相关的食物摄入减少，许多患者可能会在住院期间出现营养状况的恶化。据估

计，术后 1/4 的患者摄入的膳食少于医院提供的膳食量的 25%，约 1/2 的患者摄入医院提供的膳食量的 25% ~ 50%[39]。目前欧洲和美国的指南建议，大多数老年患者每天蛋白质的摄入量至少为 1 g/kg，每天能量的摄入量至少为 30 cal/kg，以维持营养状态。在最近对一组老年骨科患者的调查中，其中一半患者患有髋部骨折，只有 1.5% 的患者的能量需求能够得到满足，而只有 21% 的患者的静息能量消耗量估计为每天 20 cal/kg[40]。饮食摄入不足使患者面临感染、肺部并发症、压疮以及肌肉萎缩和肌力减弱而导致的活动能力受损的风险。

尽管研究的循证级别低，但有证据表明，口服补充营养可减少并发症并影响死亡率[41]。在手术前后通过商业蛋白粉或包装饮料来给患者补充蛋白质是一种改善其预后并促进早期康复的安全且成本相对低的方法。更积极的营养干预措施如管饲或肠外营养，只适用于意识水平较差或营养不良而无法进食的患者。

一种改善患者营养状况的方法是减少术前禁食时间，以提高患者的舒适度并减轻其神经内分泌应激反应。目前的指南已将固体食物的禁食时间缩短到 6 小时，将透明液体的禁食时间缩短到 2 小时。指南还建议在手术前 3 小时给予口服碳水化合物饮料，以使患者处于代谢补充状态，这对降低胰岛素抵抗和分解代谢具有有益的作用。

围手术期补充维生素 D 的效果还不一致。然而，维生素 D 缺乏症在髋部骨折患者中普遍存在，并且与衰弱患者的功能恢复不佳有关[42]。对所有患者每天给予 1000 ~ 2000 U 维生素 D 是针对骨质疏松症的药物干预措施的一部分，应在出院前就开始实施。

总之，营养支持包括：

- 减少术前禁食时间，固体食物的禁食时间为 6 小时，透明液体的禁食时间为 2 小时。

- 在术前 3 小时给予口服碳水化合物饮料预

负荷，使患者处于代谢补充状态。

- 实施针对术后恶心和呕吐的药物治疗方案。
- 对卫生保健人员进行营养培训，以提高辅助喂养的质量和数量。
- 让家属（和志愿者）参与帮助患者进餐。
- 全天提供多种小餐和小吃。
- 手术前后通过商业蛋白粉或包装饮料给患者补充蛋白质。

11.8　术后并发症

髋部骨折的术后并发症十分常见，可能会延长住院时间、延迟患者的功能康复，进而显著影响远期预后。约20%的髋部骨折患者会出现严重并发症。由于在术后最初几天出现的临床问题，高达50%的患者可能需要药物干预。30天死亡率，而不是院内死亡率，已被认为是一项重要的治疗质量指标，并被欧洲多个国家的医疗系统采用。大型国家数据库的数据显示，术后30天内的死亡率为6.9%～8.2%[43-45]。最常见的死亡原因是呼吸衰竭、心力衰竭和感染（主要是肺炎或其他来源的脓毒症）[46]。由于先前存在的器官功能障碍是已知的危险因素，因此在术后阶段应严格监测有心脏或肺部疾病史的患者，特别注意器官功能恶化或感染的体征和症状。大多数严重不良事件发生在术后早期。心肌梗死、脑卒中、肺炎和肺栓塞常在术后一周内发生，而手术部位感染和深静脉血栓形成通常发生较晚[47]。

只有少数并发症可能是真正可以预防的，但以下一些策略可能会显著改善预后。

- 避免手术延迟。延迟手术是死亡和术后并发症（如肺炎和压疮）的确定的危险因素[48]。对明显衰弱的患者，通过减少制动时间和给予强化治疗可能使其得到最大的获益[49]。
- 实施标准化管理。在术后阶段，应定期检查几个问题，所有患者均应接受标准化流程。面对老年髋部骨折患者的复杂需求，提高干预质量，使错误和遗漏最少化及减少术后并发症的最佳方法是：
  - 为每个医疗保健专业人员制订个性化的检查清单。
  - 对最常见问题制订和实施标准化的方案。

基于患者特征、特殊需求或临床不确定性的个性化干预措施应该是日常医疗的必要组成部分，但整体的术后治疗应尽可能高度标准化。针对治疗的每个部分的一般原则是：在术后短期内采取强化治疗，然后尽快恢复患者的正常功能，包括拔除各种导管（包括导尿管）并转为口服治疗。在这方面，多学科团队必须考虑到当地资源，制订、分享和实施基于现有最佳证据的方案。应在老年骨科病房中实施的最低标准的规范包括：

- 预防静脉血栓栓塞。
- 预防性使用抗生素。
- 使用导尿管。
- 镇痛。
- 皮肤护理和使用减压床垫。
- 预防便秘和大便嵌塞。
- 预防谵妄。
- 术后监测血红蛋白水平和贫血管理。
- 检测和纠正营养不良/营养支持。
- 监测重要的生理参数。
- 必要时供氧。
- 早期活动。

11.9　具体并发症的预防和治疗

11.9.1　谵妄

谵妄是一种常见的并发症，约1/3的老年髋部骨折患者在围手术期受其影响。它对患者的功能和临床预后有不利影响，导致住院时间更长、患者恢复缓慢和不完全。所有已知的谵妄亚型都可能在髋部骨折后发生。在约 2/3 的患者中，谵妄出现时不伴有躁动，表现为不活跃或有正常意识活动，因此常常被漏诊[50]。不活跃亚型的常见症状是活动、言语和警觉水平降低，以及淡漠、退缩和嗜睡。相反，活跃或混合变异型的特征是多动、吵闹和精神运动性激越，这会妨碍患者的治疗和安全，这种谵妄易于诊断。为避免漏掉谵妄的表现，必须每天对所有患者进行筛查，使用标准化工具进行评估。老年科护士和医生均应参与谵妄的早期识别。

11.9.1.1 预防术后谵妄

由于已经报道了许多危险因素，因此有发生术后谵妄风险的患者在入院时已经可以被识别出来[51]。骨折前认知障碍是最严重的危险因素，其次是呼吸衰竭、低白蛋白血症、饮酒和其他多种合并症。麻醉类型（特别是神经阻滞麻醉与全身麻醉）似乎不会影响谵妄的发生，但接受深度镇静的患者发生术后谵妄风险更高[52]。因此，术中监测麻醉深度和选择较浅的镇静可能会减少术后谵妄的发生。

尽管通过术前筛查和简单干预可以预防髋部骨折患者发生谵妄，但是早期考虑到所有危险因素并及时纠正临床和实验室异常情况仍是必须的。这种方法需要多元化干预，由经过适当培训的医生、护士和其他医院员工严格遵守。这种多元化干预与传统治疗相比，已被证实可以使谵妄的发生率降低 40%，而且可缩短谵妄的持续时间，减轻谵妄的严重程度[53]。对于预防谵妄，多种小的干预措施可以带来明显益处，多元化干预包括：

- 监测重要的生理参数。
- 减少制动和卧床休息，患者在可耐受的情况下由护理人员帮助移动到浴室以及在餐桌上用餐。
- 改善患者的液体和营养摄入，患者应正确

使用假牙，多喝额外饮品。

- 辅助供氧以保持血氧饱和度＞ 90%。
- 术后第 2 天拔除导尿管，进行残余尿量评估。
- 改善感觉刺激，患者适当使用眼镜和助听器。
- 关注患者的排便情况，应用通便药物。
- 采用非药物措施促进患者的睡眠，如有必要，夜间患者应使用曲唑酮进行镇静，而不应使用苯二氮䓬类药物（也要避免突然停用）。
- 通过环境辅助（日历、时钟）或个人干预进行认知激活。
- 家属参与安慰患者。
- 术后血液检查以检测代谢 / 实验室异常情况。
- 使用对乙酰氨基酚、非阿片类药物和神经阻滞（而不是可能增加谵妄风险的阿片类药物）进行有效镇痛。

服用低剂量的精神抑制药进行谵妄的药物性预防仍是一个有争议的措施[64]。目前的证据不支持常规使用抗精神病药，尽管在某些试验中，它们能减少术后谵妄的发生，尤其是在谵妄高风险的骨科患者中。

11.9.1.2 术后谵妄的治疗

如果谵妄发生，应谨记它可能代表潜在或现有并发症（例如感染、冠脉综合征、尿潴留、便秘或脱水）的首发症状。因此，当患者出现新的谵妄症状时，必须进行全面的临床评估，并酌情辅以完整的实验室检查和其他特殊的检查。心电图和胸部 X 线片是评估的一部分，而神经影像学检查通常仅限于有新的局灶性神经系统体征的患者。

谵妄的治疗包括处理在评估过程中发现的所有可能导致谵妄的因素，以及对服用的药物进行全面的回顾，在可能的情况下停用那些已知的与

谵妄相关的药物。此外，应仔细地采取前文所列的非药物性预防措施，以帮助患者从脑功能障碍中恢复过来。

如果患者的躁动会妨碍医疗或康复，甚至将患者和护理人员都置于危险中，通常会使用抗精神病药进行治疗。但请注意，抗精神病药不能治愈谵妄，而只能减轻谵妄症状。抗精神病药绝不能用于不活跃亚型。这些药物应从最低有效剂量开始使用，对于每个患者，给药方案应该是个体化的，并且应该每天监测治疗效果以便在适当的时候调整剂量或停药。常用的抗精神病药有氟哌啶醇（0.25～2 mg 口服或肌内注射）、利培酮（0.5～2 mg 口服）、喹硫平（12.5～50 mg 口服）、奥氮平（2.5～10 mg 口服）。QT 间期延长的患者禁用以上所有药物。谵妄患者应避免使用苯二氮䓬类药物，但有严重情绪躁动和有暴力倾向的患者除外，其中短效制剂（如咪达唑仑 1～5 mg 静脉或肌内注射）可能产生快速的镇静作用。对于睡眠不足的患者，应选择曲唑酮（25～100 mg 口服）。

11.9.1.3　术后认知功能障碍

一些患者会出现更隐匿的认知功能障碍，该障碍影响广泛的认知领域，特别是记忆和执行功能。这种情况与谵妄不同，通常被称为术后认知功能障碍（post-operative cognitive dysfunction，POCD），在术后的前几天可能并不明显。与谵妄相比，POCD 较少表现为急性发作，以意识正常为特征，可能持续数周至数月。

为了进行准确的诊断，需要进行神经心理学测试，但通常缺乏髋部骨折患者骨折前的评估来比较。因此髋部骨折术后 POCD 的发生率尚不清楚，而在接受择期关节置换术的老年患者中，术后 3 个月 POCD 的发生率约为 10%[54]。POCD 有许多危险因素：高龄，既往存在心血管疾病和轻度认知障碍。与文化程度较低的患者相比，文化程度超过高中的患者的 POCD 发生率较低。

在骨科择期手术中，快通道路径似乎可以减少 POCD 的发生，至少在术后早期有效[55]。

POCD 通常是可逆的，尽管在一些持续存在认知功能障碍的患者中已经发现载脂蛋白 E4 基因型，这提示 POCD 与痴呆有关[56]。预防 POCD 的策略包括：减少术前应激反应，术中监测麻醉深度，维持围手术期血流动力学稳定，采用多模式镇痛方法（慎用阿片类药物），术后早期活动，以及所有预防术后谵妄的护理措施[55]。

11.9.2　心血管系统并发症

髋部骨折后心脏并发症的发生率在流行病学研究中有很大差异，缺血性心脏病和心力衰竭占髋部骨折后早期死亡原因的 1/3 以上[46]，这与所采用的诊断标准有关。

11.9.2.1　心肌梗死

髋部骨折后发生心肌梗死的危险因素均为动脉粥样硬化相关疾病，这不仅包括心脏病，还包括脑卒中或周围血管疾病[57]。大多数患者没有典型的胸痛，可能表现为谵妄或充血性心力衰竭，甚至无症状。因此，应通过记录心电图（electrocardiogram，ECG）和监测肌钙蛋白水平来评估高危患者或具有非典型症状的可疑患者。对明确发生心肌梗死的患者应考虑进行冠状动脉造影和心脏评估。

然而，在髋部骨折后，相当多的患者仅仅表现为肌钙蛋白水平轻度升高，没有显著的 ECG 改变和（或）新发的室壁运动异常和（或）典型的临床症状，不符合心肌梗死的全部标准。在一些研究中，多达 1/3 的患者在术前或术后早期出现肌钙蛋白水平升高，其中大多数患者无 ECG 的缺血性改变[58]。与单纯肌钙蛋白水平升高相关的其他临床疾病，例如脓毒症、肺栓塞、肾衰竭或急性呼吸衰竭，只能部分解释这一围手术期生物标志物水平升高。考虑到与短期和长期死亡率没有一致的相关性，单纯肌钙蛋白水平轻度升高对老年髋部骨折患者的预后意义尚不确定[58-59]。在一项研究中，通过冠状动脉造影对术后单纯肌钙蛋白水平升高＞ 0.5 µg/L（这被认为是明确心肌损伤的临界值）的亚组患者进行了研究[60]，研究发现所有患者均患有严重的冠状动脉疾病，并且在进行了经皮或外科血管重建后，患者的 1 年生存率显著改善。

11.9.2.2　心力衰竭

充血性心力衰竭是另一重要的术后并发症，与手术应激、失血、输血或容量管理不当有关。发作时可能有呼吸困难等典型表现，或者表现隐匿，患者仅仅表现为功能状态改变、食物摄入减少或谵妄。

作为术前药物调整的一部分，应停用利尿药以降低脱水和低血压的风险。要谨记心室功能不全的患者可能存在对袢利尿药的依赖。因此，对骨折前患有充血性心力衰竭的患者，建议继续使用这些药物，或仅短期内停药。记录尿量对术后早期血流动力学评估至关重要。少尿可能与容量负荷不足（最常见于术后 24 ~ 48 小时内）、心力衰竭、肾衰竭有关。因此，不同的干预措施，如补液或使用利尿药，需要根据患者的具体情况决定。已经有人提出通过检测 N 末端脑钠肽前体（NT-proBNP）来评估术后心功能不全[61]，但其对老年患者的特异性低。

11.9.2.3　室上性心律失常

新发的心房颤动在髋部骨折术后很常见，发生率为 3% ~ 6%[62-63]。既往的心房颤动病史是最一致的危险因素。心房颤动引起的快速心室率导致舒张期充盈不足和心输出量减少，从而导致血流动力学不稳定。心房颤动可能导致心力衰竭加重、患者的运动耐量低下以及包括脑卒中在内的血栓栓塞事件。术后早期心房颤动的发生与骨折后 1 年内较高的死亡风险相关[62-63]。心房颤动更可能是患者衰弱的标志，而不是直接引起死亡

的并发症。此外，有证据表明术后心房颤动是 POCD 的危险因素[55]。

当前的治疗方式包括抗心律失常药治疗、射频消融术和抗凝治疗。β 受体阻滞剂可以降低该心律失常的风险，但应将药物的有益作用与药物引起的低血压风险相权衡。

11.9.3　感染

11.9.3.1　术后发热

术后发热经常发生，发热可能表明存在感染，也可以由非感染因素引起。我们面临的挑战是确定对哪些患者需要立即进行筛查，对哪些患者可以"等待与观察"。

任何类型的手术都会引起严重的细胞损伤，导致细胞因子释放到血液中，然后引起发热，这是正常的生理反应。组织受损越多，释放的细胞因子就越多。对术后 2 天内无局部症状的发热事件，应予以密切观察，但不应采取任何措施，而当它们发生在术后第 3 天或更晚，或患者体温超过 38.5 ℃和观察到多次发热的体温峰值时，则提示感染[64]。

一方面，研究一致认为，针对没有感染临床症状和体征的术后早期发热而进行的检查，特别是胸部 X 线片或血培养和尿培养，很少呈阳性，因此做这些检查是对医院资源的不当使用[65]。另一方面，具有高度衰弱、营养不良、多种合并症以及接受多药治疗的髋部骨折患者的免疫反应可能受损，这类患者易于感染。肺炎或尿路感染是最常见的术后感染，早期发现肺炎和尿路感染至关重要，因为诊断延迟可能造成严重的不良后果。

基于感染症状和体征的临床判断决定了何时开始感染诊断流程和抗生素治疗。还应强调的是，衰弱的老年人合并感染时可能不发热，表现隐匿，症状仅为疲劳和谵妄。传统的生物标志物如白细胞计数或 C 反应蛋白可用于辅助诊断，但是在术后早期，这些血液参数在鉴别细菌感染

和手术损伤反应引起的炎症时缺乏敏感性和特异性。越来越多的证据支持降钙素原作为检测术后细菌感染的有用指标[66-67]。在手术组织损伤后，降钙素原水平可能会出现短暂的轻度增高，但较高且持续的降钙素原水平很可能与感染有关。然而，目前尚未确定在特异性和敏感性之间达到平衡的最佳临界值。在髋部骨折修复后的前几天内需要通过实验室生物标志物确认有无脓毒症时，最好设置一个较高的降钙素原阈值，比如大于0.9 ng/mL，这与创伤患者的降钙素原阈值一样。

11.9.3.2　肺炎

约 4% 的老年髋部骨折患者会发生肺炎和慢性肺疾病加重，这导致的术后死亡占所有术后死亡的 1/3[46]。诱发因素是患者一天内大部分时间坐着或躺在床上，这会导致肺部扩张不完全和肺不张。吸气困难也可能是由于镇静或疼痛，导致患者难以清除肺部分泌物。此外，吞咽困难或吞咽功能受损在脑功能减退或肌肉萎缩的衰弱老年患者中较为常见，可能在术后加重并引起误吸，进而导致吸入性肺炎。

入院诊断为 COPD 的患者在住院期间发生肺部感染的风险约为非 COPD 患者的 2.5 倍，合并 COPD 患者的死亡率远高于非 COPD 患者[68]。其他已报道的术后肺炎的危险因素包括中枢神经系统疾病、贫血、糖尿病和使用具有镇静作用的药物[69]。

在临床实践中应采取预防肺炎的对策和干预措施，以快速恢复肺和胸壁的扩张能力及避免误吸。这些措施包括：

- 保持口腔卫生。
- 控制胃食管反流。
- 避免过度镇静。
- 早期下床活动。
- 合理营养。
- 呼吸锻炼以提高患者的深呼吸能力。

11.9.3.3　尿路感染

尿路感染是髋部骨折术后最常见的并发症，约有 1/4 的患者发生尿路感染。它与谵妄发生率增高、住院时间延长以及功能预后较差有关[70]。留置导尿管是此类感染最重要的单一危险因素，其他原因有术后尿潴留或神经源性膀胱功能障碍。

预防尿路感染的措施有：

- 避免不必要地留置导尿管，即使是在术中。
- 尽快拔除导尿管，最好在术后第一天拔除导尿管。
- 考虑使用间歇导尿以减轻术后尿潴留。
- 制订针对围手术期导尿管使用和术后膀胱失禁或尿潴留的具体方案，对所有医护人员进行培训。
- 让患者早期活动、多次活动。

尿潴留在髋部骨折患者中很常见，它与尿路感染、男性前列腺增生、潜在的膀胱功能障碍（例如糖尿病性神经病变、帕金森病）和使用阿片类药物有关。尽管早期拔除导尿管是否会导致尿潴留尚不确定，但应尽早拔除以预防尿路感染，并在必要时督促患者早期活动，可通过其他排尿方法（包括间歇性导尿）对患者进行治疗。

11.9.3.4　手术部位感染

手术部位感染是感染的第三常见的原因，在手术并发症中有讨论。与其他感染相比，它的发生率较低，会在 2%~4% 的患者中发生，且发生较晚，通常在出院后发生。患者发生手术部位感染的危险因素有高龄、营养不良、糖尿病病史、吸烟、肥胖、其他伴随感染和既往细菌定植史。预防措施包括围手术期预防性应用抗生素（根据当地指南使用头孢唑林或其他抗生素），采取多种卫生措施减少细菌定植，以及对患者情况的临床优化。与患者相关的可改变的危险因素有营养不良和未控制的糖尿病，特别是围手术期血糖水平大于 11 mmol/L 会增加手术部位感染的风险 [71]。此外，无糖尿病病史但出现应激诱发的高血糖，血糖水平超过 12.2 mmol/L 的患者，也有较高的手术部位感染风险 [72]。围手术期需要密切监测患者的血糖水平以发现和控制血糖水平波动，并建议在餐前进行监测。为了实现并保持对血糖的良好控制，对入院前使用口服降血糖药的患者应首选速效胰岛素或餐时注射方案，以降低低血糖或其他与口服降血糖药相关的代谢紊乱的发生风险。

11.9.4 其他并发症

诚然，本综述可能并不全面，只描述了老年髋部骨折患者出现的临床并发症的总体情况，但也应介绍一些其他并发症（表 11.1）。衰弱患者的特征是多个器官系统的生理储备和功能随年龄增长而下降。因此，髋部骨折患者的几乎每个器官都很脆弱，他们面临着多重不良健康结局的风险。

11.9.4.1 急性肾损伤（AKI）

另一个非常常见的术后并发症是肾功能的短暂恶化，特别是对骨折前肾小球滤过功能受损的患者来说。有趣的是，AKI 1 期的患者与 AKI 2 期的患者具有相似的生存曲线，但他们与没有 AKI 的患者相比，生存情况更差 [73]，这表明术后肾功能恶化可能是衰弱的标志，而不是直接的死亡原因。考虑到由于年龄相关的骨骼肌质量的损失，通过肌酐水平会高估肾小球滤过率，因此应在术后早期密切监测肾功能。用 Cockcroft-Gault 方法评估肾功能可能有用且更准确。经常被提到的电解质紊乱，特别是低钠血症和低钾血症，应立即予以纠正。

AKI 在某些患者中是可预防的，应实施的

表 11.1 针对老年髋部骨折患者的并发症所实施的标准化程序和预防 / 管理策略

并发症	主要目标	预防 / 管理策略
谵妄	预防	• 入院时确定高风险患者 • 日常检查危险因素 • 修正可干预的危险因素 • 去除引起谵妄的药物 • 监测重要的生理参数 • 纠正临床 / 实验室异常情况 • 控制疼痛，限制阿片类药物的使用 • 减少制动时间并鼓励多离床 • 提高患者的液体和营养摄入量 • 供氧以保持血氧饱和度 > 90% • 尽早拔除任何导管（包括导尿管） • 关注排便情况 • 采用非药物性措施来促进睡眠 • 环境辅助下认知激活 • 家属参与 • 高风险患者的药物预防
	早期发现和管理	• 每日使用标准化工具评估患者 • 寻找根本原因 • 去除（可能的话）根本原因 • 实施预防策略（见上） • 药物干预以减轻症状
术后低血压	预防	• 减少抗高血压药和利尿药的剂量或停药 • 限制使用抗高血压药 • 根据已确定的血红蛋白阈值给患者输血 • 在术前、术中和术后给予等渗静脉注射液 • 如果需要和可行，通过临床检查、床旁超声或先进的血流动力学检测技术制订液体管理方案

并发症	主要目标	预防 / 管理策略
冠状动脉疾病	预防	• 检查危险因素 • 入院时确定高风险患者 • 在围手术期继续使用抗血小板药（高风险患者）
	早期发现	• 检查缺血的非典型体征、症状 • 检测具有典型或不典型体征、症状的患者的肌钙蛋白水平，并行 ECG 检查 • 定期监测高风险患者的肌钙蛋白水平
心力衰竭	预防	• 继续使用 β 受体阻滞剂 • 如果可能，继续使用袢利尿药（或短暂停用并迅速恢复使用） • 液体管理，仔细检查肺部状态和急性心力衰竭的早期症状、体征 • 监测高风险患者术后早期的尿量
肺炎	预防	• 营养补充 • 避免过度镇静 • 保持适当的口腔卫生 • 控制胃食管反流 • 检测吞咽障碍并改变食物的稠度 • 早期手术修复和活动 • 深呼吸锻炼
	早期发现	• 每天检查典型和非典型体征、症状 • 对高危患者或有临床症状、体征的患者进行实验室检查和（或）胸部 X 线检查 • 检测高风险患者的降钙素原水平
尿路感染	预防	• 避免不必要地留置导尿管，即使是在术中 • 术后第一天拔除导尿管 • 考虑使用间歇性导尿来缓解术后尿潴留 • 早期活动，多活动 • 针对围手术期导尿管使用和术后膀胱失禁或尿潴留管理的具体方案，对所有医疗保健专业人员进行有计划的培训 • 优化糖尿病的控制
	早期发现	• 每天检查典型和非典型体征、症状 • 对高风险患者或有临床体征、症状的患者进行实验室检查和（或）尿培养 • 检测有尿脓毒血症体征、症状的高风险患者的降钙素原水平
手术部位感染	预防	• 根据指南在围手术期预防性使用抗生素 • 手术室内的卫生措施 • 使微生物接种量最小化的手术部位管理的卫生措施 • 营养补充以改善营养不良 • 优化糖尿病控制，维持血糖水平 < 12.2 mmol/L
急性肾损伤	预防	• 入院时确定患有慢性肾病的患者 • 监测围手术期的肾小球滤过率 • 管理液体摄入，防止脱水和容量负荷过重 • 避免使用肾毒性药物，包括 NSAID 和某些抗生素 • 避免术中和术后低血压
尿潴留	预防	• 避免使用抗胆碱药 • 管理便秘 • 早期发现并及时治疗泌尿系统感染 • 促进早期活动
便秘	预防	• 促进早期活动 • 减少疼痛控制中阿片类药物的使用 • 增加液体摄入量至 1.5 L/d • 缩短禁食时间并规划术后营养支持 • 手术当天开始适当使用泻药
压疮	预防	• 使用特殊的床和设备来缓解高风险患者所受的压力 • 改善营养不良和使用营养补充剂 • 减少术前等待时间并促进早期活动

重要措施包括：

- 避免使用肾毒性药物，包括非甾体抗炎药和肾毒性抗生素。
- 恰当的液体管理，通过减少禁食时间和术前静脉输液来避免低血容量，使患者到达手术室时不会脱水。
- 无论采用何种麻醉类型，优先控制术中血压，避免术中低血压。
- 暂时停用抗高血压药，尤其是血管紧张素转换酶抑制剂和血管紧张素受体阻断药（即使本身不具有肾毒性），尤其是存在AKI或发生低血压时。

依赖透析的患者是显著衰弱的一个亚组，术后并发症（特别是肺炎、脓毒症和感染性休克）的发生风险高[74]。这些患者的院内和30天内死亡率比非透析患者高2.5倍。在这些患者中，一个具有挑战性的问题是在围手术期正确进行液体管理，避免血容量不足和心血管负荷过重。一个由肾病专家和老年骨科医生组成的团队对减少患者的早期并发症和早期死亡至关重要。

11.9.4.2　胃肠道并发症

髋部骨折术后常见的胃肠道并发症包括消化不良、便秘、麻痹性肠梗阻和消化道出血。

文献中报道的围手术期急性上消化道出血的发生率的差异很大，但现在看来该并发症的发生率很低[75]。既存的消化性溃疡和服用非甾体抗炎药是已知的危险因素，而术后服用阿司匹林不太可能是一个强有力的危险因素。然而，联合使用抗血小板药和预防性应用低分子肝素可能会加剧上消化道出血。怀疑患者有胃肠道出血时需要及时进行内镜检查。

大多数髋部骨折术后患者在术后前几天存在排便问题，几天后才恢复正常的排便方式[76]。在骨科，便秘对患者的影响通常很小，但有时长期肠道功能障碍可能导致粪便嵌塞或术后肠梗阻。

尽管术后恶心和呕吐很少与危及生命的情况有关，但它们是手术和麻醉的常见副作用。学者已经研究了几种药物来预防这种令人不适的症状，最有效的方法似乎是在术前或术中麻醉时给予地塞米松[77]。

预防胃肠道并发症的一般措施是：

- 减少禁食时间（透明液体的禁食时间为2小时）和计划术后营养支持（即口服营养补充饮料）可有效预防胃肠道应激性溃疡以及术后恶心、呕吐和便秘。
- 增加液体摄入量到1.5 L/d。
- 让患者早期适当活动。
- 有出血风险的患者使用质子泵抑制药，以前服用质子泵抑制药的患者继续服用。
- 出血高风险患者避免使用NSAID；但是，如果阿司匹林是常规的骨折前用药，则不应停止服用。
- 减少使用阿片类药物来控制疼痛。
- 患者从手术当天开始服用泻药。

11.9.4.3　压疮

即使广泛采取了基于专业皮肤护理和使用减轻压力的特殊床设备的护理方案，压疮的发生率仍然为10%左右，若纳入1级压疮，压疮的发生率会增高1倍[78-79]。已经发现一些治疗措施对压疮的发生存在负面影响，例如牵引和使用泡沫夹板，而频繁的体位改变具有积极的影响。然而，减少髋部骨折患者压疮发生的最佳策略是通过早期手术、患者早期活动以及给患者补充蛋白质和能量来缩短患者的卧床时间。

11.10　结语

术后阶段对老年髋部骨折患者的管理需要一个全面的老年骨科学策略。衰弱和合并症，以及髋部骨折和手术修复过程，会导致患者出现一定程度的脆弱性，这是传统护理模式无法应对的。

目前，对患有脆性骨折的患者进行老年骨科管理是世界各地护理的金标准，以便在可能的情况下预防并发症，或者在并发症发生时对之进行恰当的处理。对于急性状况（如髋部骨折），医疗保健需求不会在急性期后停止，因为大多数患者需要在急性期后继续接受治疗以进一步实现临床稳定和康复。这些患者对并发症的易感性可能会在手术修复后持续数周。因此，出院后到达的场所应与患者的病情稳定性和脆弱性、康复计划和目标以及骨折前的独立生活的能力相匹配，以确保良好的远期临床预后。基于出院需求、患者的社会支持、患者和家庭的期望制订出院计划是急性期管理的关键点。近年来，急性期后环境的适宜性已成为一个备受争论的主题。病情相似的髋部骨折患者出院后到不同的急性期后环境（即家庭康复环境、急性期后护理机构和住院康复环境）似乎有不同的预后[80-81]。急性期后护理机构和康复机构的护理质量是另一个可能影响长期预后的因素。在急性期护理以及急性期后护理过程中，应监测护理的结果和标准。

（翻译：芮云峰，审校：张萍）

参考文献

[1] Ranhoff AH, Holvik K, Martinsen MI, Domaas K, Solheim LF (2010) Older hip fracture patients: three groups with different needs. BMC Geriatr 10:65

[2] Giusti A, Barone A, Razzano M, Pizzonia M, Pioli G (2011) Optimal setting and care organization in the management of older adults with hip fracture. Eur J Phys Rehabil Med 47(2):281–296

[3] Patel JN, Klein DS, Sreekumar S, Liporace FA, Yoon RS (2019) Outcomes in multidisciplinary team-based approach in geriatric hip fracture care: a systematic review. J Am Acad Orthop Surg 28:128. https://doi.org/10.5435/JAAOS-D-18-00425

[4] Moyet J, Deschasse G, Marquant B, Mertl P, Bloch F (2019) Which is the optimal orthogeriatric care model to prevent mortality of elderly subjects post hip fractures? A systematic review and meta-analysis based on current clinical practice. Int Orthop 43(6):1449–1454

[5] Middleton M, Wan B, Da Assunção R (2017) Improving hip fracture outcomes with integrated orthogeriatric care: a comparison between two accepted orthogeriatric models. Age Ageing 43:465–470

[6] National Institute for Health and Care Excellence (2016) Hip fracture in adults. NICE quality standard No. 16. NICE, Manchester

[7] Pioli G, Barone A, Mussi C, Tafaro L, Bellelli G, Falaschi P, Trabucchi M, Paolisso G, GIOG (2014) The management of hip fracture in the older population. Joint position statement by Gruppo Italiano Ortogeriatria (GIOG). Aging Clin Exp Res 26(5):547–553

[8] Sheehan KJ, Guerrero EM, Tainter D, Dial B, Milton-Cole R, Blair JA, Alexander J, Swamy P, Kuramoto L, Guy P, Bettger JP, Sobolev B (2019) Prognostic factors of in-hospital complications after hip fracture surgery: a scoping review. Osteoporos Int 30:1339. https://doi.org/10.1007/s00198-019-04976-x

[9] Moppett IK, Parker M, Griffiths R, Bowers T, White SM, Moran CG (2012) Nottingham hip fracture score: longitudinal and multi-assessment. Br J Anaesth 109(4):546–550

[10] Chow WB, Rosenthal RA, Merkow RP, Ko CY, Esnaola NF, American College of Surgeons National Surgical Quality Improvement Program; American Geriatrics Society (2012) Optimal preoperative assessment of the geriatric surgical patient: a best practices guideline from the American College of Surgeons National Surgical Quality Improvement Program and the American Geriatrics Society. J Am Coll Surg 215(4):453–466

[11] Lin HS, Watts JN, Peel NM, Hubbard RE (2016) Frailty and post-operative outcomes in older surgical patients: a systematic review. BMC Geriatr 16(1):157

[12] Krishnan M, Beck S, Havelock W, Eeles E, Hubbard RE, Johansen A (2014) Predicting outcome after hip fracture: using a frailty index to integrate comprehensive geriatric assessment results. Age Ageing 43(1):122–126

[13] Dodd AC, Bulka C, Jahangir A, Mir HR, Obremskey WT, Sethi MK (2016) Predictors of 30-day mortality following hip/pelvis fractures. Orthop Traumatol Surg Res 102(6):707–710

[14] Cha YH, Ha YC, Park HJ, Lee YK, Jung SY, Kim JY, Koo KH (2019) Relationship of chronic obstructive pulmonary disease severity with early and late mortality in elderly patients with hip fracture. Injury. pii: S0020-1383(19)30300-6. https://doi.org/10.1016/j.injury.2019.05.021

[15] Akinleye SD, Garofolo G, Culbertson MD, Homel P, Erez O (2018) The role of BMI in hip fracture surgery. Geriatr Orthop Surg Rehabil 9:2151458517747414

[16] Li S, Zhang J, Zheng H, Wang X, Liu Z, Sun T (2019) Prognostic role of serum albumin, total lymphocyte count, and mini nutritional assessment on outcomes after geriatric hip fracture surgery: a meta-analysis and systematic review. J Arthroplast 34(6):1287–1296

[17] Kim S, McClave SA, Martindale RG, Miller KR, Hurt RT (2017) Hypoalbuminemia and clinical outcomes: what is the mechanism behind the relationship? Am Surg 83(11):1220–1227

[18] Kristensen PK, Thillemann TM, Søballe K, Johnsen SP (2016) Are process performance measures associated with clinical outcomes among patients with hip fractures? A population-based cohort study. Int J Qual Health Care 28(6):698–708

[19] Hulsbæk S, Larsen RF, Troelsen A (2015) Predictors of not regaining basic mobility after hip fracture surgery. Disabil Rehabil 37(19):1739–1744

[20] Su B, Newson R, Soljak H, Soljak M (2018) Associations between post-operative rehabilitation of hip fracture and outcomes: national database analysis. BMC Musculoskelet Disord 19(1):211. https://doi.org/10.1186/s12891-018-2093-8

[21] Foss NB, Kristensen MT, Kehlet H (2006) Prediction of postoperative morbidity, mortality and rehabilitation in hip fracture patients: the cumulated ambulation score. Clin Rehabil 20(8):701–708

[22] Barone A, Giusti A, Pizzonia M, Razzano M, Oliveri M, Palummeri E, Pioli G (2009) Factors associated with an immediate weight-bearing and early ambulation program for older adults after hip fracture repair. Arch Phys Med Rehabil 90(9):1495–1498

[23] Villa JC, Koressel J, van der List J, Cohn M, Wellman DS, Lorich DG, Lane JM (2019) Predictors of in-hospital ambulatory status following low-energy hip fracture surgery. Geriatr Orthop Surg Rehabil 10:2151459318814825

[24] Ogawa T, Aoki T, Shirasawa S (2019) Effect of hip fracture surgery within 24 hours on short-term mobility. J Orthop Sci 24(3):469–473

[25] Kammerlander C, Pfeufer D, Lisitano LA, Mehaffey S, Böcker W, Neuerburg C (2018) Inability of older adult patients with hip fracture to maintain postoperative weight-bearing restrictions. J Bone Joint Surg Am 100(11):936–941

[26] Münter KH, Clemmesen CG, Foss NB, Palm H, Kristensen MT (2018) Fatigue and pain limit independent mobility and physiotherapy after hip fracture surgery. Disabil Rehabil 40(15):1808–1816

[27] Abou-Setta AM, Beaupre LA, Rashiq S, Dryden DM, Hamm MP, Sadowski CA et al (2011) Comparative effectiveness of pain management interventions for hip fracture: a systematic review. Ann Intern Med 155(4):234–245

[28] Steenberg J, Møller AM (2018) Systematic review of the effects of fascia iliaca compartment block on hip fracture patients before operation. Br J Anaesth 120(6):1368–1380

[29] Wong SS, Irwin MG (2016) Peri-operative cardiac protection for non-cardiac surgery. Anaesthesia 71(Suppl 1):29–39

[30] White SM, Moppett IK, Griffiths R, Johansen A, Wakeman R, Boulton C, Plant F, Williams A, Pappenheim K, Majeed A, Currie CT, Grocott MP (2016) Secondary analysis of outcomes after 11,085 hip fracture operations from the prospective UK Anaesthesia Sprint Audit of Practice (ASAP-2). Anaesthesia 71(5):506–514

[31] Moppett IK, Rowlands M, Mannings A, Moran CG, Wiles MD, NOTTS Investigators (2015) LiDCO-based fluid management in patients undergoing hip fracture surgery under spinal anaesthesia: a randomized trial and systematic review. Br J Anaesth 114(3):444–459

[32] Puckeridge G, Terblanche M, Wallis M, Fung YL (2019) Blood management in hip fractures; are we leaving it too late? A retrospective observational study. BMC Geriatr 19(1):79

[33] Carson JL, Terrin ML, Noveck H, Sanders DW, Chaitman BR, Rhoads GG, Nemo G, Dragert K, Beaupre L, Hildebrand K, Macaulay W, Lewis C, Cook DR, Dobbin G, Zakriya KJ, Apple FS, Horney RA, Magaziner J, FOCUS Investigators (2011) Liberal or restrictive transfusion in high-risk patients after hip surgery. N Engl J Med 365(26):2453–2462

[34] Marik PE, Corwin HL (2008) Efficacy of red blood cell transfusion in the critically ill: a systematic review of the literature. Crit Care Med 36(9):2667–2674

[35] Gregersen M, Damsgaard EM, Borris LC (2015) Blood transfusion and risk of infection in frail elderly after hip fracture surgery: the TRIFE randomized controlled trial. Eur J Orthop Surg Traumatol 25(6):1031–1038

[36] Amin RM, DeMario VM, Best MJ, Shafiq B, Hasenboehler EA, Sterling RS, Frank SM, Khanuja HS (2019) A restrictive hemoglobin transfusion threshold of less than 7 g/dL decreases blood utilization without compromising outcomes in patients with hip fractures. J Am Acad Orthop Surg 28:887. https://doi.org/10.5435/JAAOS-D-18-00374

[37] Schack A, Berkfors AA, Ekeloef S, Gögenur I, Burcharth J (2019) The effect of perioperative iron therapy in acute major non-cardiac surgery on allogenic blood transfusion and postoperative haemoglobin levels: a systematic review and meta-analysis. World J Surg 43(7):1677–1691

[38] Zhang P, He J, Fang Y, Chen P, Liang Y, Wang J (2017 May) Efficacy and safety of intravenous tranexamic acid administration in patients undergoing hip fracture surgery for hemostasis: a meta-analysis. Medicine (Baltimore) 96(21):e6940. https://doi.org/10.1097/MD.0000000000006940

[39] Goisser S, Schrader E, Singler K, Bertsch T, Gefeller O,

Biber R et al (2015) Low postoperative dietary intake is associated with worse functional course in geriatric patients up to 6 months after hip fracture. Br J Nutr 113(12):1940–1950

[40] Rosenberger C, Rechsteiner M, Dietsche R, Breidert M (2019) Energy and protein intake in 330 geriatric orthopaedic patients: are the current nutrition guidelines applicable? Clin Nutr ESPEN 29:86–91. https://doi.org/10.1016/j.clnesp.2018.11.016

[41] Avenell A, Smith TO, Curtain JP, Mak JC, Myint PK (2016) Nutritional supplementation for hip fracture aftercare in older people. Cochrane Database Syst Rev 11:CD001880

[42] Pioli G, Lauretani F, Pellicciotti F, Pignedoli P, Bendini C, Davoli ML, Martini E, Zagatti A, Giordano A, Nardelli A, Zurlo A, Bianchini D, Sabetta E, Ferrari A, Tedeschi C, Lunardelli ML (2016) Modifiable and non-modifiable risk factors affecting walking recovery after hip fracture. Osteoporos Int 27(6):2009–2016

[43] National Hip Fracture Database annual report (2018). https://www.nhfd.co.uk/2018report

[44] Asheim A, Nilsen SM, Toch-Marquardt M, Anthun KS, Johnsen LG, Bjørngaard JH (2018) Time of admission and mortality after hip fracture: a detailed look at the weekend effect in a nationwide study of 55,211 hip fracture patients in Norway. Acta Orthop 89(6):610–614

[45] Åhman R, Siverhall PF, Snygg J, Fredrikson M, Enlund G, Björnström K, Chew MS (2018) Determinants of mortality after hip fracture surgery in Sweden: a registry-based retrospective cohort study. Sci Rep 8(1):15695. https://doi.org/10.1038/s41598-018-33940-8

[46] Sheikh HQ, Hossain FS, Aqil A, Akinbamijo B, Mushtaq V, Kapoor H (2017) A comprehensive analysis of the causes and predictors of 30-day mortality following hip fracture surgery. Clin Orthop Surg 9(1):10–18. https://doi.org/10.4055/cios.2017.9.1.10

[47] Bohl DD, Samuel AM, Webb ML, Lukasiewicz AM, Ondeck NT, Basques BA, Anandasivam NS, Grauer JN (2018) Timing of adverse events following geriatric hip fracture surgery: a study of 19,873 patients in the American College of Surgeons National Surgical Quality Improvement Program. Am J Orthop (Belle Mead NJ) 47(9):1–13. https://doi.org/10.12788/ajo.2018.0080

[48] Simunovic N, Devereaux PJ, Sprague S, Guyatt GH, Schemitsch E, Debeer J, Bhandari M (2010) Effect of early surgery after hip fracture on mortality and complications: systematic review and meta-analysis. CMAJ 182(15):1609–1616

[49] Pioli G, Lauretani F, Davoli ML, Martini E, Frondini C, Pellicciotti F et al (2012) Older people with hip fracture and IADL disability require earlier surgery. J Gerontol Biol Sci Med Sci 67(11):1272–1277

[50] Albrecht JS, Marcantonio ER, Roffey DM, Orwig D, Magaziner J, Terrin M, Carson JL, Barr E, Brown JP, Gentry EG, Gruber-Baldini AL (2015) Stability of postoperative delirium psychomotor subtypes in individuals with hip fracture. J Am Geriatr Soc 63(5):970–976

[51] Oh ES, Li M, Fafowora TM, Inouye SK, Chen CH, Rosman LM, Lyketsos CG et al (2015) Preoperative risk factors for postoperative delirium following hip fracture repair: a systematic review. Int J Geriatr Psychiatry 30(9):900–910

[52] Orena EF, King AB, Hughes CG (2016) The role of anesthesia in the prevention of postoperative delirium: a systematic review. Minerva Anestesiol 82(6):669–683

[53] Oberai T, Laver K, Crotty M, Killington M, Jaarsma R (2018) Effectiveness of multicomponent interventions on incidence of delirium in hospitalized older patients with hip fracture: a systematic review. Int Psychogeriatr 30(4):481–492

[54] Kotekar N, Shenkar A, Nagaraj R (2018) Postoperative cognitive dysfunction—current preventive strategies. Clin Interv Aging 13:2267–2273. https://doi.org/10.2147/CIA.S133896

[55] Krenk L, Kehlet H, Bæk Hansen T, Solgaard S, Soballe K, Rasmussen LS (2014) Cognitive dysfunction after fast-track hip and knee replacement. Anesth Analg 118(5): 1034–1040

[56] Shoair OA, Grasso Ii MP, Lahaye LA, Daniel R, Biddle CJ, Slattum PW (2015) Incidence and risk factors for postoperative cognitive dysfunction in older adults undergoing major noncardiac surgery: a prospective study. J Anaesthesiol Clin Pharmacol 31(1):30–36

[57] Sathiyakumar V, Avilucea FR, Whiting PS, Jahangir AA, Mir HR, Obremskey WT, Sethi MK (2016) Risk factors for adverse cardiac events in hip fracture patients: an analysis of NSQIP data. Int Orthop 40(3):439–445

[58] Hietala P, Strandberg M, Kiviniemi T, Strandberg N, Airaksinen KE (2014) Usefulness of troponin T to predict short-term and long-term mortality in patients after hip fracture. Am J Cardiol 114(2):193–197

[59] Vallet H, Breining A, Le Manach Y, Cohen-Bittan J, Mézière A, Raux M, Verny M, Riou B, Khiami F, Boddaert J (2017) Isolated cardiac troponin rise does not modify the prognosis in elderly patients with hip fracture. Medicine (Baltimore) 96(7):e6169

[60] Rostagno C, Peris A, Polidori GL, Ranalli C, Cartei A, Civinini R, Boccaccini A, Prisco D, Innocenti M, Di Mario C (2019) Perioperative myocardial infarction in elderly patients with hip fracture. Is there a role for early coronary angiography?Int. J Cardiol 284:1–5. https://doi.org/10.1016/j.ijcard.2018.10.095

[61] Ushirozako H, Ohishi T, Fujita T, Suzuki D, Yamamoto K, Banno T, Takase H, Matsuyama Y (2017) Does N-terminal pro-brain type natriuretic peptide predict

cardiac complications after hip fracture surgery? Clin Orthop Relat Res 475(6):1730–1736

[62] Gupta BP, Steckelberg RC, Gullerud RE, Huddleston PM, Kirkland LL, Wright RS, Huddleston JM (2015) Incidence and 1-year outcomes of perioperative atrial arrhythmia in elderly adults after hip fracture surgery. J Am Geriatr Soc 63(11):2269–2274

[63] Leibowitz D, Abitbol C, Alcalai R, Rivkin G, Kandel L (2017) Perioperative atrial fibrillation is associated with increased one-year mortality in elderly patients after repair of hip fracture. Int J Cardiol 227:58–60

[64] Yoo JH, Kim KT, Kim TY, Hwang JH, Chang JD (2017) Postoperative fever after hemiarthroplasty in elderly patients over 70 years of age with displaced femoral neck fracture: necessity of routine workup? Injury 48(2):441–446

[65] Ashley B, Spiegel DA, Cahill P, Talwar D, Baldwin KD (2017) Post-operative fever in orthopaedic surgery: how effective is the 'fever workup?'. J Orthop Surg (Hong Kong) 25(3):2309499017727953

[66] Zhang L, Cai D, Guo H (2018) Value of procalcitonin for diagnosing perioperative pneumonia, urinary infections and superficial surgical site infections in patients undergoing primary hip and knee arthroplasty. Exp Ther Med 15(6):5403–5409. https://doi.org/10.3892/etm.2018.6124

[67] Ingber RB, Alhammoud A, Murray DP, Abraham R, Dixit A, Naziri Q, Ahmed G, Paulino CB, Urban WP, Craig C, Maheshwari AV, Diebo BG (2018) A systematic review and meta-analysis of procalcitonin as a marker of postoperative orthopedic infections. Orthopedics 41(3):e303–e309. https://doi.org/10.3928/01477447-20180409-07

[68] Buss L, McKeever TM, Nightingale J, Akyea R, Ollivere B, Moppett IK, Bolton CE (2018) Hip fracture outcomes in patients with chronic obstructive pulmonary disease. Br J Anaesth 121(6):1377–1379

[69] Lv H, Yin P, Long A, Gao Y, Zhao Z, Li J, Zhang L, Zhang L, Tang P (2016) Clinical characteristics and risk factors of postoperative pneumonia after hip fracture surgery: a prospective cohort study. Osteoporos Int 27(10):3001–3009

[70] Bliemel C, Buecking B, Hack J, Aigner R, Eschbach DA, Ruchholtz S, Oberkircher L (2017) Urinary tract infection in patients with hip fracture: an underestimated event? Geriatr Gerontol Int 17(12):2369–2375

[71] Richards JE, Kauffmann RM, Zuckerman SL, Obremskey WT, May AK (2012) Relationship of hyperglycemia and surgical-site infection in orthopaedic surgery. J Bone Joint Surg Am 94(13):1181–1186

[72] Karunakar MA, Staples KS (2010) Does stress-induced hyperglycemia increase the risk of perioperative infectious complications in orthopaedic trauma patients? J Orthop Trauma 24(12):752–756

[73] Porter CJ, Moppett IK, Juurlink I, Nightingale J, Moran CG, Devonald MA (2017) Acute and chronic kidney disease in elderly patients with hip fracture: prevalence, risk factors and outcome with development and validation of a risk prediction model for acute kidney injury. BMC Nephrol 18(1):20

[74] Hickson LJ, Farah WH, Johnson RL, Thorsteinsdottir B, Ubl DS, Yuan BJ, Albright R, Rule AD, Habermann EB (2018) Death and postoperative complications after hip fracture repair: dialysis effect. Kidney Int Rep 3(6):1294–1303

[75] Liu J, Gupta R, Hay K, Pulle C, Rahman T, Pandy S (2018) Upper gastrointestinal bleeding in neck of femur fracture patients: a single tertiary centre experience. Intern Med J 48(6):731–735. https://doi.org/10.1111/imj.13809

[76] Trads M, Pedersen PU (2015) Constipation and defecation pattern the first 30 days after hip fracture. Int J Nurs Pract 21(5):598–604

[77] Chen P, Li X, Sang L, Huang J (2017) Perioperative intravenous glucocorticoids can decrease postoperative nausea and vomiting and pain in total joint arthroplasty: a meta-analysis and trial sequence analysis. Medicine (Baltimore) 96(13):e6382. https://doi.org/10.1097/MD.0000000000006382

[78] Lindholm C, Sterner E, Romanelli M, Pina E, Torra y Bou J, Hietanen H, Iivanainen A, Gunningberg L, Hommel A, Klang B, Dealey C (2008) Hip fracture and pressure ulcers—the pan-European pressure ulcer study—intrinsic and extrinsic risk factors. Int Wound J 5(2):315–328. https://doi.org/10.1111/j.1742-481X.2008.00452.x

[79] Chiari P, Forni C, Guberti M, Gazineo D, Ronzoni S, D'Alessandro F (2017) Predictive factors for pressure ulcers in an older adult population hospitalized for hip fractures: a prognostic cohort study. PLoS One 12(1):e0169909. https://doi.org/10.1371/journal.pone.0169909

[80] Pitzul KB, Wodchis WP, Kreder HJ, Carter MW, Jaglal SB (2017) Discharge destination following hip fracture: comparative effectiveness and cost analyses. Arch Osteoporos 12(1):87

[81] Leland NE, Gozalo P, Christian TJ, Bynum J, Mor V, Wetle TF, Teno JM (2015) An examination of the first 30 days after patients are discharged to the community from hip fracture postacute care. Med Care 53(10):879–887

第三部分

支柱Ⅱ：康复

髋部骨折的术后康复

12

Suzanne M. Dyer, Monica R. Perracini, Toby Smith,
Nicola J. Fairhall, Ian D. Cameron, Catherine Sherrington,
Maria Crotty

12.1　全世界范围内增高的康复需求

　　世界卫生组织（WHO）最近强调应当在全球范围内提高对患者术后康复的管理，并于2017年采取世界范围内的倡议活动，以提高康复在患者健康服务领域中的作用[1]。众所周知，目前患者对术后康复的迫切需求尚未得到充分满足，尤其是在中低收入国家。人们呼吁康复措施应当成为卫生系统的重要组成部分，而不是一项额外的补充部分。康复是"对人力资本的投资，有助于人群健康的促进和社会经济的发展"。但是在国家层面缺乏对康复的有效的关注和重视，因此需要重新认识康复的重要性，同时采取行动，包括"提高人们对康复的认知，加大宣传力度，增加对康复人员和基础康复设施的投入，并改善领导和管理结构"。这需要多方面联合行动，尤其是要加强中低收入国家与高收入国家之间的网络联系。

12.2　髋部骨折术后康复的原则

　　对于老年髋部骨折患者，术后给予一个积极、良好的康复方案，就能够有效改善患者的预后。髋部骨折术后康复是从什么时候开始的呢？当患者及家属收到出院通知的时候就可以开始

了。患者越早地发现自身活动障碍的原因，越早地制订术后康复的目标和期望值，并且能够有效地进行控制性自我康复锻炼，就越能够获得良好的术后疗效[2-3]。患者的术后康复是一个漫长的过程，因此家庭医生、社区医疗机构以及医院为患者制订的康复方案的一致性，对患者的术后康复效果具有重要的作用[4]。在急症患者（尤其是骨科住院患者）住院期间，医生应该建立有效的康复途径，并向患者及家属清楚地交代需要对老年患者进行抗骨质疏松的预防性治疗。康复主要包括损伤的诊断和治疗，并发症的预防，以及功能损伤时代偿性功能的恢复（如使用助行器、浴室的改良以及来自家庭成员的帮助）等[5]。多项系统评价和荟萃分析的结果表明：术后有效的康复计划可以帮助髋部骨折患者获得良好的治疗效果[6-8]。但是，术后康复计划的组成会有所不同，主要包括术后康复时间以及康复（家庭康复、住院康复及门诊康复等）所需要用的装置。

　　多项系统评价和荟萃分析表明，不同国家的髋部骨折患者的治疗方式亦有所不同。来自英国的一项研究报告指出，70% 的髋部骨折患者接受骨科医生的评估，92% 的患者需要接受跌倒评估。而来自北京的一家三级医院的研究报告指出，仅有 27% 的髋部骨折患者接受了骨科医生的评估，只有 4% 的患者接受了跌倒评估[9]。

在临床实践中，术后康复的基石是由各学科（物理治疗，职业治疗，营养治疗，社会工作治疗，心理治疗，以及药物治疗）组成的团队。团队成员会定期召开会议，设定目标，并与患者共同评估治疗的目标和效果。如果能将以下要素融入临床实践当中，则能够将术后康复的益处最大化。

- 术前评估：明确需要解决的问题，主要包括了解患者发病前的功能水平，以及了解患者当前合并的其他疾病（如谵妄）等。
- 治疗目标：明确哪些问题可以处理，哪些不能。尤其是评估在短期、中期和长期，患者在洗澡和穿衣方面的灵活性和独立性能够达到哪种程度。同样需要确定哪些非正式和正式的方式有助于患者的术后康复。
- 治疗方式：针对患者的问题，采取有效措施处理患者生理和心理等方面的问题（如疼痛、维生素 D 缺乏症、营养不良、抑郁症等），以帮助患者实现康复的目的。
- 术后评价：评估治疗措施的有效性。

- 康复计划：制订辅助康复的治疗策略，为患者制订完善的治疗和护理计划。

世界卫生组织（WHO）的《国际功能、残疾和健康分类》（International Classification of Functioning, Disability and Health, ICF）针对健康分类、功能康复和残障，制订了标准化的治疗流程[10]。该文件指出，残障不仅仅是疾病或衰老的结果，而是由社会环境等多种因素共同造成的，并且正试图明确影响术后功能康复的因素。功能和残障所包含的概念主要包括以下几个方面。

- 患者的身体功能（身体的生理和心理功能）和结构组成（身体的解剖结构，如器官、四肢或其他组成）。
- 患者参与的活动和生活区域。
- 患者所处的环境（如社会环境）以及可能阻碍或促进康复的因素。

对于髋部骨折患者，需要根据 ICF 框架体系对他们进行健康评估、残障评估以及功能和活动的评估。图 12.1 显示患者的功能或残障状态主要由患者的自身健康和周围的环境因素共同决定[10]。

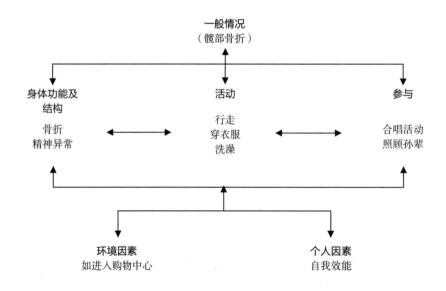

图 12.1　WHO 制订的《国际功能、残疾和健康分类》（ICF）（来源：WHO 2001[10]）

12.3 髋部骨折术后的恢复情况

通过与髋部骨折患者及其家属交谈，可以进一步了解到更多的信息，如患者的生活习惯、伤前活动能力等，以便帮助患者制订个性化的康复计划和方案。但是由于患者的个体差异以及所需要的康复种类多样，对临床医生来说，将临床研究的结果直接用在临床实践当中，具有一定的复杂性和异质性。有临床队列研究的结果表明，仅有40%～60%的髋部骨折患者能够恢复至伤前的活动能力[11]。70%的患者能够进行独立的日常活动，不到50%的患者能够在支具的辅助下恢复日常生活活动（ADL）。在西方国家，10%～20%的患者会因髋部骨折而接受住院治疗。这些结果能在多大程度上因更多的康复机会而得到改善尚不清楚。尚无研究证据能够明确有效改善患者预后和功能的因素。

Magaziner等介绍了髋部骨折后8个系列康复功能状态[12]。术后经过4个月的功能康复锻炼，患者的上肢功能、认知功能和精神状态等能够得到最大限度的恢复。大多数患者的步态和平衡能力在术后6～9个月时能够得到有效恢复。至于患者的日常生活活动（如购物、做饭、打扫房间等）能力可能需要长达1年的时间才能恢复。下肢功能恢复得相对较慢，患者需要12～14个月的时间，才能够在没有助行器辅助的情况下下地行走。大部分患者在骨折术后6个月内能够恢复至伤前的功能状态[13]，但长期功能康复治疗的意义有待进一步研究。

中低收入国家受到经济水平的制约，在医疗救治和术后康复锻炼等方面存在一定的局限性[1]。目前多个中低收入国家尚缺乏标准的髋部骨折治疗流程[14]。中低收入国家在医疗康复方面存在许多困难。

来自中国（被视为中等收入国家）的临床治疗研究表明，北京三级医院的骨科治疗康复水平明显低于英国[9]。回顾性研究表明，实施共管模式的方案，等待手术时间和老年骨科治疗方面均得以改善[15]。

12.4 髋部骨折术后预后不良的相关因素

临床中尤其要关注某些特殊类型的髋部骨折患者（例如，男性患者，生活不能自理的患者，伤前活动能力较差的患者，以及合并抑郁症或者老年痴呆的患者等），以防止患者发生进一步的损伤[13,16-17]。患有老年痴呆的患者在接受功能康复锻炼方面具有一定的困难[17-18]，而且所需的康复时间可能会更久[19]。尽管目前的研究表明男性髋部骨折患者的死亡率要高于女性，但是术后活动能力的恢复并不会受到性别等因素的影响[17,20]。

谵妄是髋部骨折术后常见的并发症，可能预示着患者的预后较差，但是仍然缺乏针对谵妄患者的常规康复评估[13]。一项前瞻性临床研究发现，39%的髋部骨折患者在出院时仍有谵妄，32%的患者在骨折后1个月内会出现谵妄[21]。研究发现，即使术前患者的身体和心理等方面的问题获得了良好的控制，伴有谵妄的患者的功能康复（活动能力和日常活动情况）的预后情况也仍然相对更差[21]。

行动不便的高龄患者的髋部骨折可能会对其独立行走、做饭等日常生活活动具有显著的影响[17,20]。术后食物摄入量少和术前营养不良均会影响患者功能活动的康复[22-23]。一项针对营养治疗措施的系统评价发现，尚无高级别证据表明老年髋部骨折患者术后补充多种营养素有助于其术后功能的康复和并发症的预防[24]。年龄大于90岁、合并严重的认知功能障碍、接受保守治疗是髋部骨折术后患者死亡的主要影响因素[25]。高龄、住院时间久及伴有慢性疾病、抑郁症或者急性认知功能障碍往往提示患者的活动能力和日常生活活动能力的恢复会较差[13]。

12.5　影响康复的关键要素

影响髋部骨折患者术后功能康复的关键要素详见表12.1。特别需要评价患者的衰弱程度，为最大化的活动能力和其他方面功能康复建立目标，评估救助需求（如可行可应用职业治疗服务）并对支持和改善日常生活独立性做出策略抉择[26]。在药物治疗方面，要尽可能减少抗精神病药和镇静药的使用，帮助患者有效镇痛。应加强针对骨质疏松症的治疗，与患者及家属进行有效沟通，预防患者发生跌倒和损伤。

12.6　应当采取的帮助患者康复的建议

目前普遍认为髋部骨折后患者会出现恶性循环。疼痛和住院时间延长会导致废用性肌肉萎缩以及全身功能的退化，这会导致患者的功能活动受限、有再次跌倒和骨折的风险[27]。国家临床诊疗指南建议患者加强平衡及功能活动锻炼[28-29]。但是对于不同类型的患者，如何在临床工作中实现个体化的康复锻炼（涉及康复计划、锻炼的方式、锻炼时间）尚不明确。通过随机临床试验来确定有效的干预措施，并对干预措施的组成部分进行分析，能够帮助患者进一步明确康复方案。

所有涉及多学科康复路径的随机对照试验主要报道了患者的预后、死亡率以及功能活动方案（表12.2）。根据2019年的系统评价制订的评价措施见表12.3[30-31]。临床试验的评估主要依据物理治疗证据数据库（Physiotherapy Evidence Database，PEDro）评分（详见 https://www.ped-

表12.1　基于艾伯塔髋部骨折康复护理路径[26]制订康复路径的关键要素

关键要素	建议
衰弱	完成衰弱评估，制订适合的干预策略，为患者设定功能优化的目标，以便患者安全出院
日常生活活动	确保患者逐步恢复骨折前的独立活动的能力水平，并根据耐受性进一步改善 评估患者日常需要帮助的需求，并以此制订提高患者独立生活能力的康复策略 根据患者的需求，使用合适的转运工具完成转运 确保家庭成员对患者有足够的照料及护理支持 建议在条件允许的情况下，安装医疗报警系统 洗澡：鼓励患者尽量独立完成，必要时在辅助下下床洗澡 穿衣：尽量每天在不卧床的状态下进行穿衣，必要时在辅助下完成 如厕：鼓励患者锻炼控制力以达到规律如厕，如厕应在卫生间内完成，不应在床上使用便盆或导尿管 进食：高蛋白、足能量地规律进食，进食应坐在椅子上或餐桌前，视情况口服营养补充剂 对日常生活活动的支持应在出院后即刻开始，可安装相关辅助设备（行走辅助装置、高位坐便器及其他设备）
活动	建议完成日常生活活动和活动能力的评估，以便监测患者行动能力的恢复情况（如起立—行走测试，日常活动Barthel指数） 出院后即刻开始持续功能锻炼，包括力量、平衡及具体功能的训练 每日至少进行3次50～100 m的行走锻炼，必要时使用辅助工具，或根据术前活动情况完成行走锻炼 在家中应达到步行至餐桌前就餐的行走能力 确保患者有能力上下楼或在任何天气情况下安全外出，可应对路面不平等情况 出院后制订进阶行动能力的训练计划
药物管理	患者入院时应对患者的所有药物进行审计，重视药物配伍问题 应尽量减少或停止使用镇静药和抗精神病药，并应定期检查用药剂量 药物治疗应足以控制疼痛，使患者能够独立完成日常生活活动
认知及精神状态	应继续采取预防和治疗谵妄的策略，包括确保适当使用视力辅助工具和助听器、增强定向训练、优化活动能力和非药物睡眠支持策略。如有必要，应进行行为监测。应鼓励痴呆或抑郁症患者多活动、多锻炼和提高社会参与度 照护者提供支持，及患者获得社区资源的机会
预防再次跌倒和骨折	尚未出现骨质疏松症的患者接受抗骨质疏松治疗并在出院后继续接受治疗 就常规预防跌倒进行宣教，视情况使用髋关节保护器

ro.org.au/），评估指标主要包括试验设计的目的、随机、盲法、基线特征以及随访时间和方式等。表 12.4 显示的是已经有随机对照试验证明的、行之有效的、能够改善患者预后的因素。表 12.5 所示的是医院内的一些功能康复措施和方案。表 12.6 所示的是社区内的多学科康复干预措施。表 12.7 所示的是社区内的运动康复锻炼措施。

12.6.1　住院康复

多学科介入对患者术后功能的康复具有重要的影响和意义。一些临床干预试验将多学科介入与常规护理进行对比，而另外一些干预试验

则将多学科介入与标准的康复方案进行对比。此外，一些多学科模式的术后护理（如 Prestmo 等[40] 和 Cameron 等[45]）也正在逐步进入临床实践中。1988 进行的一项临床试验表明，与现有的骨科常规护理相比，多学科模式下的术后管理有助于缩短住院时间并改善患者的功能[37]。

表 12.4 所示的是多学科参与模式下的住院康复治疗及住院康复联合社区康复治疗对患者术后康复的影响。目前正在开展的 4 项临床研究显示，以患者为中心的功能康复是有效的（表12.4）。一项有效的、涉及多学科护理的住院管理方案，再加上患者早期活动、功能康复锻炼以

表 12.2　关于多学科康复方法对患者的结局和死亡率的影响的各个研究的特点

研究	设定	样本量	PEDro 评分	以患者为中心的观察项目	干预方法的特点	对比
医院项目						
Baroni，2019[32]	H	430	6[a]	死亡率	提供老年咨询服务	老年骨科综合管理
Chong，2013[33]	H	162	5[a]	功能，活动能力，制度化，死亡率，生活质量	综合护理途径：常规护理加上结构化治疗评估和清单	多团队的常规护理
Fordham，1986[34]	H	108	5[a]	出院时预后不良[b]，死亡率，功能，活动能力	老年科和骨科共同管理	骨科管理
Galvard，1995[35]	H	378	4	出院时预后不良[b]，死亡率	老年医院的老年康复	常规骨科护理
Gilchrist，1988[36]	H	222	5	出院时预后不良[b]，死亡率	老年科和骨科联合护理	在骨科病房进行骨科常规护理
Kennie，1988[37]	H	108	6	出院时和长期随访显示预后不良[c]，死亡率，功能	骨科病房多学科护理联合会诊	在骨科病房进行骨科常规护理，联合请会诊
Marcantonio，2001[38]	H	126	8[a]	谵妄	主动性老年科会诊	常规护理
Naglie，2002[39]	H	280	7	长期随访显示预后不良[d]，死亡率，功能	多学科护理：术后常规的外科护理，老年科医生的日常护理，联合保健，强调预防，活动能力康复，自我护理，出院计划	骨科病房常规护理
Prestmo，2015[40]	H	397	6	活动能力，生活质量，功能	老年综合护理	骨科常规护理
Sánchez Ferrín，1999[41]	H	206	6[a]	功能，活动能力，死亡率，制度化	老年病房功能评分	常规护理
Stenvall，2007[42]	H	199	6	出院时和长期随访结果不佳[e]，死亡率，功能，活动能力，独立生活的能力	老年综合护理，第 4 个月结束时评估	骨科专科病房常规护理无 4 个月后的评估

续表

研究	设定	样本量	PEDro 评分	以患者为中心的观察项目	干预方法的特点	对比
Uy, 2008 [43]	H	10	6	功能，活动能力	住院多学科康复，使用加速康复系统	常规护理（术后早期出院返回养老院）
Watne, 2014 [44]	H	329	7[a]	谵妄，活动能力，死亡率	老年病房急性期治疗：全面的老年评估，每日一次多学科会诊	骨科病房常规护理
医院及社区项目						
Cameron, 1993 [45]	H&C	252	6	出院时和长期随访结果不佳[f]，死亡率，功能	出院早期加速康复	常规护理
Crotty, 2003 [46]	H&C	66	6	长期随访结果不佳[c]，死亡率，生活质量，功能，活动能力	老年跨学科康复计划	常规护理
Huusko, 2002 [47]	H&C	260	5	长期随访结果不佳[f]，死亡率，功能	强化的院内老年康复，多学科老年团队，宣教和出院后家庭持续康复	出院后到当地社区医院，由全科医生和物理治疗师治疗
Jette, 1987 [48]	H&C	68	2	功能（日常生活活动和社会功能）	强化康复制订计划：标准计划结合个性化计划，家庭宣教，综合评估，出院后每周定期见面和电话随访	标准术后康复计划，包括出院后 6 周、3 个月、6 个月、12 个月时对患者进行随访
Karlsson, 2016 [49]	H&C	205	8	活动能力，功能，谵妄，生活质量	常规护理和老年多学科家庭康复，以早期出院为目标，由多学科团队进行个性化设计，为期 10 周	老年病房常规护理和康复，老年综合评估，出院后保健，根据需要在第 3 个月进行门诊康复
Shyu, 2008 [50]	H&C	162	7	随访结果不佳[g]，功能，死亡率，活动能力，生活质量较差	跨学科康复计划	创伤科或骨科常规护理，出院后无随访护理
Shyu, 2013 [51]	H&C	299	6[a]	功能	跨学科护理综合护理	常规护理：按照台湾老年髋部骨折护理规范进行，无家庭延续康复计划
Singh, 2012 [52]	H&C	124	5	功能，死亡率，住所，活动能力，生活质量	由老年医学专家进行随访的、高强度的抗阻力锻炼和有针对性的多维干预	标准的护理：骨科—老年医学科保健、康复和物理治疗
Swanson, 1998 [53]	H&C	71	6	出院时预后不良，死亡率，活动能力，功能	多学科参与的加速康复	标准骨科康复管理，出院后视需求进行家庭随访
Vidan, 2005 [54]	H&C	321	6	长期随访结果不佳[c]，死亡率，功能，活动能力	多学科：老年护理团队，评估，康复专家，社会工作者，综合治疗计划	常规骨科护理，视需求提供专家咨询服务
Ziden, 2008 [55]	H&C	102	6	功能，活动能力，生活质量	家庭康复计划	传统护理和康复模式，出院回家或入住养老院
社区项目						
Crotty, 2019 [56]	C	240	7[a]	活动能力，生活质量，功能，谵妄	在养老院的多学科术后康复计划	在养老院接受常规护理

续表

研究	设定	样本量	PEDro 评分	以患者为中心的观察项目	干预方法的特点	对比
Ryan, 2006 [57]	C	71	6	长期随访结果不佳，死亡率，功能	强化治疗模式：多学科康复团队成员与患者面对面随访 ≥ 6 次	低强度治疗模式：多学科康复团队成员与患者面对面随访 ≤ 3 次

注：系统回顾至 2019 年 10 月。C—社区；H—医院；H&C—医院和社区。

[a] 评分问卷为一式两份。

不良预后由审稿人综合评估后确定，定义如下：[b] 出院时的死亡率，或因出院后无法独立生活而转至可照料生活的机构 / 养老院；[c] 出院后 12 个月时的死亡率，或住在可照料生活的机构 / 养老院；[d] 出院时的死亡率，或因出院后无法独立生活而转至可照料生活的机构 / 养老院，并存在活动能力的进一步下降；[e] 出院时的死亡率，出院后不能回到受伤前的住所，12 个月内不在同一住所且日常生活活动能力下降；[f] 出院时的死亡率，或出院后被送至专业护理机构，12 个月内的死亡率；[g] 12 个月内的死亡率或出现功能下降。

表 12.3 关于康复训练及活动能力训练对患者活动能力及功能的影响的各个研究的特点 [a]

研究	设定	样本量	PEDro 评分	主要活动能力结果	干预方法的特点	对比
医院项目						
Kimmel, 2016 [58]	H	92	7	改良爱荷华辅助量表（mILOA）	高强度功能锻炼	常规护理
Kronborg, 2017 [59]	H	90	7	起立—行走测试	渐进性训练	常规护理
Mitchell, 2001 [30]	H	80	5	老年人行动量表	高强度渐进性训练	常规护理
Monticone, 2018 [31]	H	52	7	西安大略和麦克马斯特大学骨关节炎指数（WOMAC）	平衡训练	常规护理，平卧位佩戴铰链式支具进行功能锻炼
Moseley, 2009 [60]	H	160	8	体力活动检查（PPME）	高强度负重训练	常规护理
Ohoka, 2015 [61]	H	27	4	步态试验	减重步行训练	常规护理
Resnick, 2007 [62]	H	208	6	自我效能步行锻炼量表（WES）	康复升级或一般康复 [b]	常规护理
Sherrington, 2003 [63]	H	80	7	体力活动检查（PPME）	负重	免负重
Van Ooijen, 2016 [64]	H	70	5	老年人行动量表	跑步机 vs 适应性跑步机	常规护理
社区项目						
Binder, 2004 [65]	H&C	90	7	改良 PPT（身体能力测试）	高强度渐进性训练	低强度渐进性训练
Hauer, 2002 [66]	H&C	28	6	Tinetti 平衡与步态量表 POMA	高强度渐进性训练	安慰剂驱动的活动
Langford, 2015 [67]	C	30	7	步态试验	出院后治疗师通过电话提供支持和指导	常规护理
Latham, 2014 [68]	H&C	232	6	简易身体功能评估量表（SPPB）	家庭功能锻炼	注意力控制
Magaziner, 2019 [69]	C	210	8 [c]	6 分钟步行距离测试	有氧运动，力量、平衡及功能训练	经皮神经电刺激及活动度训练
Mangione, 2005 [70]	C	41	5	6 分钟步行距离测试	抗阻力训练或有氧训练	宣教
Mangione, 2010 [71]	C	26	7	6 分钟步行距离测试	家庭抗阻力功能锻炼	注意力控制
Orwig, 2011 [72]	C	180	6	骨密度 6 分钟步行距离测试	渐进性抗阻力训练或有氧训练	常规护理
Salpakoski, 2014 [73]	C	81	8	简易身体功能评估量表（SPPB）	渐进性抗阻力训练，平衡及功能训练	常规护理
Sherrington, 1997 [74]	C	42	5	步态试验	负重训练	常规护理

研究	设定	样本量	PEDro 评分	主要活动能力结果	干预方法的特点	对比
Sherrington，2004 [75]	C	120	7	6分钟步行距离测试	负重或免负重训练	不干预
Stasi，2019 [76]	C	96	7	起立—行走测试	渐进性抗阻力训练	常规护理
Sylliaas，2011 [77]	C	150	8	6分钟步行距离测试	渐进性抗阻力训练	不干预
Sylliaas，2012 [78]	C	95	8	6分钟步行距离测试	延长性抗阻力训练	不干预
Tsauo，2005 [79]	C	54	4	行走速度测试	家庭物理治疗	床旁功能锻炼
Williams，2016 [80]	C	61	8	计时起立—行走测试	强化物理治疗	常规护理

注：C—社区；H—医院；H&C—医院和社区。

a 基于 MEDLINE、EMBASE、CINAHL、CENTRAL 和 PEDro 数据库截至 2019 年 4 月的检索记录的系统回顾。将以运动为基础的旨在改善老年人髋部骨折后活动能力的随机对照试验（最低 PEDro 评分为 5 分或更高）纳入荟萃分析。

b 有 2/3 的对照组进行了运动干预。

c 问卷一式两份。

及定期随访，有助于改善患者的预后[42]。另外一项临床试验表明，对于在家接受治疗的患者，骨科护理能够显著改善患者的活动功能[44]。此外，其他的临床试验表明，每日对患者进行随访以及与患者交谈，能够显著降低术后谵妄的发生率[38]。

最近进行的一项临床试验表明[40]，与标准骨科治疗和护理相比，接受以患者为中心的术后康复的患者，预后（如活动功能和生活质量等）能够得到显著的改善。这种以患者为中心的康复计划，主要涉及患者早期活动、心理康复、精神状态的恢复以及社交方面的指导等。

表12.5介绍了两个关于住院期间患者的运动康复项目，这两个项目有助于改善患者的功能[30-31]。一项临床研究发现，采用术后早期功能锻炼辅助渐进性抗阻力训练，以及高强度的双侧股四头肌锻炼，能够显著改善老年髋部骨折患者的功能[30]。另外一项住院康复计划主要包括平衡功能锻炼（每周5次，每次90分钟，持续3周或3周以上），该计划也能显著改善患者的活动能力和行走功能[31]。

12.6.2 社区康复

目前发表的6项临床研究发现，与常规的骨科护理相比，以患者为中心的多学科功能康复方案能够显著改善患者的预后和临床效果（表12.4）[37,50-53,55]。其中4项研究是在高收入国家进行的[37,52-53,55]，另外2项研究是在中国台湾进行的[51,81]。一般来说，多学科干预主要强调早期功能评估、高强度的肌肉锻炼以及患者独立自主的康复锻炼等。多学科介入的康复锻炼项目应该于术后早期就开始，而且需要持续比较长的时间（包括出院后）。

至于常规的骨科康复和髋部骨折术后的功能康复之间有怎样的联系，目前尚不清楚。但是术后康复护理人员结构、康复的信息体系与康复计划存在一定的联系。主要的护理康复措施包括对老年痴呆和术后谵妄的护理以及使用辅助治疗器械等。高强度和长时间的多学科康复计划（如Singh[52]在文献中所述）对特定的髋部骨折患者具有良好的效果。

目前有一种新的观点认为，对于伴有严重老年痴呆或残疾的患者，应当给予全面的髋部骨折康复方案。一项为期4周的关于多学科康复计划的临床试验表明，术后12个月内的多学科康复能够显著改善患者的预后（表12.6）[56]。但是这种康复方案的成本效益不高，建议患者出院后再进行长期的康复治疗。

表12.7所示的是患者住院期间及出院后为期12~24周的功能康复训练方案。其中最为有

表12.4 证明医院以及医院联合社区的多学科康复干预措施有效的试验

研究	纳入样本的情况	干预类型	机构	随访时间	结果效价（95% CI）	研究时长	对照组
多学科：医院项目							
Marcantonio, 2001 [38]	患者年龄>65岁	主动老年科会诊：老年科医生根据既定诊疗计划每日查房，督促患者进行功能锻炼及康复	急诊医院，美国	住院期间随访	谵妄：RR 0.64（0.37~0.98）严重谵妄：RR 0.40（0.18~0.89）	住院时长（中位数为5天）	骨科病房常规护理，按需求请老年科会诊
Prestmo, 2015 [40]	患者年龄>70岁	老年科综合护理，系统性固定团队跨学科对患者一般情况、精神状态、功能及社交状态进行评估，早期出院计划，患者早期活动及功能锻炼	中心医院，挪威	出院后1个月、4个月、12个月时随访	平均差（12个月）：活动能力（SPPB）：0.69（0.10~1.28，P=0.023）功能（ADL, Barthel）：1.13（0.31~1.96，P=0.007）功能（IADL）：6.39（2.59~10.19，P=0.001）QoL（EuroQOL-5D-3L）：0.09（0.02~0.16，P=0.015）	住院时长（中位数为12天）	住院期间骨科病房的常规护理（平均住院日为11天）
Stenvall, 2007 [42]	患者年龄≥70岁 64N有痴呆	老年科专科护理，多学科团队提供评估和康复，重点预防并发症，患者早期活动，进行日常培训，4个月时评估进一步的康复需求	教学医院，瑞典	出院时，出院后4个月及12个月时	功能（12个月）：RR 0.65（0.48，0.88）	住院时长（平均住院日为30天）	住院期间常规护理（平均住院日为40天）
Watne, 2014 [44]	因髋部骨折急诊入院。亚组分析：患者受伤前可在家中独立生活	急诊老年病房，关键要素是老年综合评估以制订治疗计划，联合每天的多学科会诊	大学医院，挪威	出院后4个月及12个月时	社区居住组ª（4个月时）活动能力（中位数）vs 对照组（差异0~2，95% CI；P=0.04）	住院时长（中位数为11天）	骨科病房常规护理（住院日的中位数为8天）
多学科：医院联合社区项目							
Kennie, 1988 [37]	女性患者，年龄≥65岁，接受手术治疗，51例/108例有中度认知障碍，35例/108例有中重度认知障碍	就近医院的骨科病房护理（全科医生、骨科医生、老年科专家）。纳入试验组0~7天后转入康复病房。患者同时接受物理治疗、职业治疗和其他服务	地区医院，出院到社区，英国	出院时及出院后12个月时	不良预后（12个月）：RR 0.48（0.31，0.77）功能（更依赖）：RR 0.64（0.46，0.89）	住院期间（平均住院日为37天，出院后进行与常规护理类似的多学科健康护理）	骨科病房常规骨科护理（少数转到其他短期住院病房）（平均住院日为56天）患者同时接受物理治疗、职业治疗和其他服务

续表

研究	纳入样本的情况	干预类型	机构	随访时间	结果效价（95% CI）	研究时长	对照组
Shyu, 2010 [81]	患者年龄≥60岁，患者无严重障碍，1/3的患者有轻度认知障碍	跨学科项目：老年科随访，持续康复和出院后治疗计划。患者早期活动，出院后由专职卫生专业人员进行上门随访	教学医院，出院后回家，中国台湾	出院后1个月，3个月，6个月，12个月，18个月及24个月时	不良预后b（1年）：RR 0.59（0.37, 0.95）；活动能力（2年时）：OR 2.72（4.84~11.53）；函数（回归Co-eff）：β=9.22, P<0.001）；生活质量：β=6.08, P<0.001	住院时间（平均住院日为10.1天）常规护理+1次康复治疗/天（共4×~20分钟），2×康复治疗评估，1次家访访康复师。出院后：第1个月每周1次30分钟和第3个月每月2次	当地创伤科/骨科病房的常规护理（住院日为9.7天）前2~3天在护士监督下进行康复式锻炼，调整式锻炼：3个疗程（N=18），或1个固定疗程术后7天出院出院后无护理
Shyu, 2013 [51]	患者年龄≥60岁，患者因在家中骨折而入院	综合护理模式：联合跨学科护理（除了老年科会诊，综合评估，康复计划，出院计划，出院后服务）外，还包括营养咨询，抑郁症管理，预防跌倒	医院及患者家，中国台湾	出院后1个月，3个月，6个月及12个月时	功能（自我看护，0~12个月）：OR 3.19（1.47~6.89）	手术后第1天开始康复，一直持续到出院返家，平均住院日：8.34天	当地的常规护理。在医院的物理治疗次数平均为1.89次。在家庭环境中没有继续康复
Singh, 2012 [52]	患者年龄>55岁，患者有足够的认知能力	HIPFIT干预：老年科医生监督下的负重锻炼，以及针对平衡，骨质疏松，营养，维生素D，钙，抑郁症，认知，视力，家庭安全，多重用药，髋关节保护，自我效能和社会支持的治疗	公共教学医院及周围院的老年和康复医院，澳大利亚	出院后4个月及12个月时	活动能力（辅助设备）的相对效应量：-0.45（-0.86, 0.04）；收治机构（年龄调整）：OR 0.16（0.04~0.64）；死亡率（年龄调整）：OR 0.19（0.04~0.91）	常规护理，80次有监督的运动训练，10次家访，12个月内10次电话随访	地区标准化的老年护理服务，包括老年骨科护理，康复服务，必要的联合保健和物理治疗
Swanson, 1998 [53]	患者年龄≥55岁，患者可独立生活，无活动障碍及认知障碍	加速康复方案：多学科团队（骨科医生，老年医学专家，护士协调员，物理治疗师等）。早期活动，高强度镇痛，早期手术，减少物理治疗，每周多学科家庭评估，出院前多学科转介，社区服务转介，出院后1个月，6个月时随访	教学医院，出院后回家康复，澳大利亚	出院时及出院后6个月时	不良预后（出院时）：RR 0.50（0.16, 1.55）	住院期间（平均住院日为20.8天），至出院后6个月	标准骨科管理，每日康复，每日住院后视复访问。平均住院日为32.6天出院后视情况进行家访

研究	纳入标准	干预	地点	随访时间	结局	对照
Ziden, 2008[55]	患者年龄≥65岁	入院及出院后的康复计划：及早设定目标，与家属紧密合作，社区服务，注重出院后个性化康复，物理治疗师家访（注重自我效能和户外散步）	大学附属医院，瑞典	出院后1个月、6个月及12个月时	1年时的中位数（范围）功能（ADL）：家庭康复组85（46~91）vs 对照组80（29~91）；$P < 0.001$ 功能（IADL）：家庭康复组27（0~40）vs 对照组20（0~42）；$P = 0.028$	家庭随访中位数为4.5（出院后3周内）常规护理和康复，出院后返家且没有持续的有组织的康复或短期家庭护理。与物理治疗师和 OT 治疗师一起参与标准康复计划

注：ADL—日常生活活动；CI—置信区间；IADL—工具性 ADL；OR—优势比；OT—职业治疗；QoL—生活质量；RR—风险比。
a 试验效果总体上无明显差异。
b 功能未恢复或表行表能力下降。

表 12.5 关于以医院为基础的有效康复及活动能力项目的试验 [a]

研究	受试人群	干预方式	依从性设置	结果效应量 SMD（95% CI）	康复强度	对照组	对照组的康复强度
功能锻炼：仅在医院完成							
Mitchell, 2001[b][30]	患者年龄 ≥ 65 岁，骨折前可活动（需要或不需要辅助），AMT 得分 ≥ 6 分	术后早期，高强度双侧股四头肌强化（6×12 次膝关节外伸）训练，逐步从最大负荷的 50%（第 1 周和第 2 周）到最大负荷的 70%（第 3 周和第 4 周），再到最大负荷的 80%（第 5 周和第 6 周），联合常规物理治疗	康复病房，监护下完成，英国 完成的疗程中位数（11 节，范围为 10～12 节）	功能：1.33（0.67，1.99）	6 周，每周 2 次，每次 30 分钟[c] 总计：6 小时	传统康复训练	周数不详，每周 5 次，每次 20 分钟 总计时长不详
Monticone, 2018[31]	患者年龄 >70 岁，MMSE 评分 >23 分，近期无重大医疗事件	平衡站立练习（睁眼和闭眼，本体感觉和平衡训练），每次 90 分钟，每周 5 次，持续 3 周。在改变速度和方向的同时沿直线行走，或者联合其他运动锻炼，如步态训练（改变速度和方向、运动认知训练）、坐下起立、爬楼梯和跨越障碍得	康复病房，由康复师或物理治疗师或督导个别疗程，意大利	活动能力：1.91（1.25，2.58） 功能：1.31（0.71，1.92）	3 周，每周 5 次，每次 90 分钟 总计：22.5 小时	一般物理治疗，包括开放式运动练习和方步行训练 由康复师或物理治疗师督导疗程	3 周，每周 5 次，每次 90 分钟 总计：22.5 小时

注：SMD—标准化均数差；AMT—简略智能测试；MMSE—简易精神状态检查量表。
[a] 基于干预周期末时的数据分析。
[b] 按照 1 个月包括 4 周末计算，则 6 个月有 24 周。
[c] 为估算值。

表 12.6 证明以社区为基础的多学科康复干预效果较好的试验的特点

研究	受试人群	干预方式	设置	随访时间	效果：平均差（95%CI）	项目时长	对照组
Crotty, 2019[56]	患者年龄 ≥ 70 岁，受伤前长期接受护理，准备出院	机动性老年跨学科康复方案。医院出诊对患者进行全面的老年病学评估、物理治疗（行动能力和特定能力培训）、护理人员和家属培训	院内招募，出院后长期护理，澳大利亚	出院后 4 周及 12 个月时	活动能力（NHLSD，4 周）：-1.9（-3.3 ~ -0.57） QoL（DEMQOL，1 年）：-7.4（-12.5 ~ -2.3） 死亡率（4 周）：干预组（8%）vs 对照组（18%）（P = 0.048）	为期 4 周（共 13 小时），出院后 24 小时内开始	常规护理

注：DEMQOL—痴呆患者生活质量测量；NHLSD—养老院生活空间直径；QoL—生活质量。

表12.7　基于社区的运动康复锻炼措施被证实对于活动功能恢复有效 [a]

研究	纳入患者的情况	干预类型	研究设计	结果效应量 SMD（95% CI）	项目方案	对照组	对照组的方案和强度 [b]
Binder, 2004 [65]	患者年龄≥65岁，居住在社区，身体情况较差	标准的物理治疗，然后进行高强度的平衡、协调和力量训练，并在3个月后进行抗阻力训练	医院和社区康复，由康复物理治疗师领导（2~5人），在室内锻炼，美国	死亡率：0.83（0.37, 1.29） 功能：0.44（0, 0.87）	24周，每周3次，每次45~90分钟 合计：81小时	以家庭为基础，低强度非渐进性锻炼，加上每月的小组随访和每周10分钟的电话随访	24周，每周3次，时间：NR 合计：U
Hauer, 2002 [66]	女性患者，年龄≥75岁，近期有摔伤史	功能相关肌肉群的高强度渐进性抗阻力训练（70%~90%最大负荷），出院后开始进行行走、踏步或平衡等渐进性功能训练，额外的物理治疗，每周2次，每次25分钟	医院和社区小组（4~6人），由治疗专家领导，德国	死亡率（3个月）：1.36（0.45, 2.26）	12周，每周3次，每次135分钟 [c] 合计：81小时	以小组为基础的对照运动，如柔韧性锻炼、球类运动、记忆类训练（每周2次，每次25分钟）	12周，每周3次，每次60分钟 合计：36小时
Latham, 2014 [68]	患者年龄≥60岁，功能受限，能在无辅助情况下坐立活动，康复出院20个月内	以家庭为基础的锻炼，重复简单的功能锻炼，抗阻力训练，不同高度的台阶站立练习（基于INVEST [84] 以及Sherrington和Lord [74]）。另外包括认知和行走锻炼，并应功能锻炼设定目标	以医院和家庭为基础的练习，每周3~4小时。物理锻炼1小时，如有必要，可以进行电话随访，美国	死亡率（6个月）：0.33（0.05, 0.61）	24周，每周3次，每次60分钟 合计：72小时	注意力控制，有关营养和心血管支持的培训，与干预组相匹配的活动频率	—
Stasi, 2019 [76]	住在社区，能够外出活动并步行两个街区	渐进性抗阻力训练，站立和侧卧位髋关节外展肌力量训练。使用环形橡皮筋进行抗阻力训练，从2×10次进展到3×15次，从40分钟增加到55分钟。从第4周开始，对照组从第6周开始，每次额外抗阻力训练10分钟	医院和社区，从第4周开始，每次在监督下增加强化康复锻炼方案，希腊	死亡率：3.36（2.73, 3.99） 功能：1.28（0.84, 1.72）	12周，每周7次，每次40~55分钟 合计：70小时	标准物理治疗，1周住院治疗，11周在家，3周在监督下进行康复锻炼，4周独立锻炼。从第6周开始进行额外抗阻力训练	12周，每周7次，每次30~45分钟 合计：52.5小时

续表

研究	纳入标准	干预措施	监督	结局（SMD）	持续时间/频率	对照组	备注
Sylliaas, 2011[77]	患者年龄≥65岁，居家，MMSE评分≥23	骨折后3~6个月，持续抗阻力训练（每周1~3次，3×15次，减少次数，然后≥8次，保持≥8次，3周增加一次）。10~15分钟自行车或跑步机热身，然后屈膝站立，弓步，坐姿屈膝和按压腿部。如果可以耐受，再进行屈膝和负重弓步锻炼。如果可以耐受，建议每天步行30分钟	在物理治疗师的监督下，每周2次在门诊，每周1次在家进行康复锻炼，挪威	死亡率：0.51（0.17，0.86）功能：0.37（0.03，0.72）	12周，每周3次，每次45~60分钟，合计：32小时[d]	正常的生活方式，没有其他活动限制	—
Sylliaas, 2012[78]	患者年龄≥65岁，居家，MMSE评分≥23，完成Sylliaas（2011）的干预措施（12周的康复计划）	继2011年Sylliaas之后的扩展培训计划。骨折后6~9个月，延长抗阻力训练（80%，增加3周）。根据2011年的康复计划进行练习	每周在门诊与物理治疗师一起进行1次康复锻炼，每周在家进行1次康复锻炼，挪威	死亡率：1.52（1.06，1.97）	24周，每周2次，每次45~60分钟，合计：53小时[d]	正常的生活方式，没有其他活动限制	—

注：MMSE—简易精神状态评价量表；NR—未报告；SMD—标准化均差；U—不清楚。

a PEDro评分为≥5分。

b 按1个月包括4周末计算（也就是6个月有24周）。

c 间隔休息。

d 谈话时间平均为52.5分钟。

e 12周加上之前Sylliaas（2011）的12周课程。

效的一项术后康复锻炼计划是，在术后前3个月内每周2次在门诊进行功能康复锻炼，然后在接下来3个月内每周一次在门诊进行功能康复锻炼（表12.7）[77-78]。也可以根据患者的具体情况，每周在家中增加1次锻炼。该锻炼计划主要包括长时间的渐进性抗阻力训练、热身活动以及下肢力量的锻炼等，锻炼的次数和类型无特殊的限制。经过为期3个月的功能康复锻炼，患者的功能得到显著改善[77]，随着时间的推移，在康复锻炼进行到第6个月时，康复锻炼能够获得更加显著的效果[78]。另外两项基于社区功能康复的抗阻力锻炼计划也显示出良好的临床效果[65-66]。另一项研究表明，额外的渐进性抗阻力康复锻炼（为期12周）能够显著提高患者的活动能力和改善患者的功能[76]。

尽管如此，即使在发达国家，通过门诊为患者提供长期的、全面的康复锻炼也是不现实的，这主要是因为门诊医生工作量巨大，而且康复费用也较高。因此，社区功能康复有助于弥补门诊康复的不足，尤其是对伴有神经损伤的患者来说。在长期功能锻炼方面，社区功能康复正发挥着越来越重要的作用[82]。

12.6.3　医疗资源欠缺情况下的康复

在台湾进行的一项为期2年的临床研究表明，与未进行正规术后康复的患者相比，多学科介入的康复计划能够为髋部骨折患者带来良好的预后[81]。另外一项临床研究表明，除了多学科护理常规外，营养支持治疗、抗抑郁治疗以及跌倒预防等措施均有助于患者功能的恢复[51]。但是在中低收入国家或者医疗资源匮乏的地区，多学科康复显然不能实现。要想使患者获得良好的预后，还需要专业的医疗团队共同配合，如老年医学专家、骨科专家、物理治疗康复专家、营养支持专家以及社会心理专家之间的配合。

在医疗资源匮乏的地区，很难做到让患者在医生的监督下进行功能康复锻炼，更多的患者可能需要自己在家进行锻炼，医生可通过电话沟通对患者进行指导或由家庭医生进行随访。研究发现，在家中进行的简单的功能康复锻炼对患者术后功能康复只能起到中等的效果[68]。在该研究中，患者在物理治疗师的指导下进行锻炼和认知功能的康复时，患者能够克服恐惧，锻炼的效果会得到提高（表12.7）。此外，物理治疗师每月还可进行电话随访，如有必要，可能还需要进行额外的门诊随访。根据患者的情况，物理治疗师还可以通过视频指导患者进行康复锻炼。术后6个月的时间里，患者在家中应当每周进行3次锻炼，并由物理治疗师每月进行1次电话随访。该研究结果还表明，患者的自我管理和康复锻炼也会对患者的长期功能产生重要的影响[83]。目前以家庭为基础的物理康复治疗正在普遍实行，需要对具有物理治疗技能的专业人员进行培训，以进一步提高康复效果。

12.7　认知障碍对康复的影响

大约40%的髋部骨折患者术后会出现老年痴呆，老年痴呆患者髋部骨折后的康复是复杂的[85-86]，这些患者需要更复杂的照护，并发症发生风险、肢体残疾率和社会照护需求更高[87]。老年痴呆患者在医院这种陌生的环境中，往往更容易迷失方向，更容易发生精神错乱的症状。他们常常会出现难以描述的疼痛、恶心、头晕等问题。由于伴发髋部骨折，许多老年痴呆患者的行动受到了限制，从而使得平时比较简单的活动也变得十分困难。老年痴呆的患者可能需要多人的支持和照顾。对于老年髋部骨折患者，术后24小时内就应当进行老年医学专家的会诊并对患者进行随访。采用其他类型的治疗能够降低谵妄的发生率（降低36%）和严重的精神错乱的发生率（降低60%）[38]。

大量的研究报告和指南指出，应当加强对患有老年痴呆的髋部骨折患者的护理和康复训练。

有 5 项临床研究制订和评估了针对患有老年痴呆的髋部骨折患者的康复策略。以上这些研究主要是关于髋部骨折术后患者的大型研究，专门针对存在认知功能障碍患者进行评估。这些研究对干预措施进行了两方面的比较 [43,88-89]：第一，将加强跨学科住院康复护理策略与常规护理模式进行比较；第二，将加强跨学科住院康复护理策略与家庭护理模式进行比较 [90-91]。以上这些临床试验和干预措施详见表 12.8。

12.7.1 强化学科间院内康复照护

住院患者跨学科康复护理与传统康复护理的优缺点详见表 12.9。为期 4 个月和 12 个月的随访研究发现，与常规的护理相比，多学科康复方案在患者术后康复、日常活动能力的改善、独立行走的能力以及药物的使用、住院时间和患者的死亡率等方面，并无显著性差异。

为期 4 个月和 12 个月的随访研究发现，对于伴有肺炎、压疮和术后骨折的患者，加强住院康复和常规护理后患者的术后并发症情况并无显著性改变。但是，跨学科康复组中患者的并发症（如尿路感染、营养不良、反复跌倒和术后谵妄）发生率较低。Freter 及其同事还报道，术后 5 天采用加强康复方案能够显著改善患者的认知功能，该方案的效果优于常规护理的效果 [88]。

12.7.2 加强多学科协作和以家庭为基础的康复措施

表 12.9 所示的是多学科协作康复、以家庭为基础的康复与常规护理的优缺点。目前的研究

表 12.8　髋部骨折后加强功能康复锻炼对老年痴呆患者的临床效果

研究	国家 / 地区	病例数	PEDro 评分	干预措施	对比
住院患者的康复情况					
Freter, 2017[88]	加拿大，住院患者	283	4	针对认知功能障碍患者的护理康复方案：定向力评估；夜间镇静、镇痛、防止恶心；留置管的处理和肠道活动	标准康复计划
Stenvall, 2012[89]	瑞典，住院患者	64	6	多学科协作护理康复策略：个体化护理计划，对常见并发症进行重点监测（如针对跌倒、谵妄、大小便情况、睡眠、疼痛、压疮、生理指标和营养状况进行监测），增加人员配置并进行早期康复	非正式和非一致性团队合作、个性化护理康复计划、监测并发症。压疮的预防和治疗，疼痛管理和基本护理，但没有营养师的介入管理
Uy, 2008[43]	澳大利亚，住院患者	—	8	鼓励患者早期活动和自我独立照顾。每天 2 次物理治疗，并进行多学科协作的康复锻炼	标准康复计划
住院和社区患者的康复情况					
Huusko, 2000[90]	芬兰，住院和社区患者	141	7	加强多学科协作护理康复锻炼，每天 2 次物理治疗，多学科协作，加强沟通，积极调整康复方案。指导患者出院后的康复计划，并安排 10 次家庭康复	标准康复计划。鼓励患者早期进行功能锻炼。但有关康复的更多资料无从查询
Shyu, 2012[91]	中国台湾，住院和社区患者	160	6	加强多学科协作护理康复锻炼，每天 2 次物理治疗，多学科协作，加强沟通，积极改进个体化康复方案。指导患者出院后的康复计划，并安排 3 次家庭康复和 8 次家庭护理	标准康复计划。住院康复方案包括 3 次物理治疗，暂无家庭康复。有关康复的更多资料无从查询

表 12.9　髋部骨折后住院和社区康复治疗对老年痴呆患者的临床效果

临床效果评估	时间点 / 月	病例数	研究	研究结果 OR/MD（95%CI）
住院患者的加强康复效果				
日常生活活动	4	54	Stenvall, 2012[89]	OR 4.14（0.40 ~ 42.66）
	12	47	Stenvall, 2012[89]	OR 4.62（0.18 ~ 119.63）
独立行走能力（无辅助下）	4	54	Stenvall, 2012[89]	OR 7.63（0.83 ~ 70.53）
	12	47	Stenvall, 2012[89]	OR 7.20（0.74 ~ 70.42）
死亡情况	出院时	151	Freter, 2016；Stenvall, 2012；Uy, 2008[43,88-89]	OR 0.62（0.22 ~ 1.74）
住院时间	出院时	141	Freter, 2016；Stenvall, 2012[88-89]	MD −3.24（−8.75 ~ 2.26）
住院和社区患者的加强康复效果				
死亡情况	3	184	Huusko, 2000；Shyu, 2012[90-91]	OR 1.20（0.36 ~ 3.93）
	12	177	Huusko, 2000；Shyu, 2012[90-91]	OR 1.07（0.47 ~ 2.45）
需要入住 ICU	3	184	Huusko, 2000；Shyu, 2012[90-91]	OR 0.46（0.22 ~ 0.95）
	12	177	Huusko, 2000；Shyu, 2012[90-91]	OR 0.90（0.40 ~ 2.03）
恢复伤前行走能力	3	43	Shyu, 2012[91]	OR 5.10（1.29 ~ 20.17）
	12	36	Shyu, 2012[91]	OR 58.33（3.04 ~ 1118.19）
	24	30	Shyu, 2012[91]	OR 3.14（0.68 ~ 14.50）
日常生活活动能力	3	43	Shyu, 2012[91]	MD 18.81（9.40 ~ 28.22）
	12	36	Shyu, 2012[91]	MD 25.40（10.89 ~ 39.91）
	24	30	Shyu, 2012[91]	MD 7.92（−9.88 ~ 25.72）
	12	36	Shyu, 2012[91]	OR 0.20（0.01 ~ 4.47）
	24	30	Shyu, 2012[91]	OR 0.77(0.16 ~ 3.74)

注：CI—置信区间；MD—均数差；OR—比值比。

结果表明，对于有认知功能障碍的患者，住院和社区康复治疗有助于改善患者的预后，但是长期随访发现其与常规护理之间并无显著性差异。台湾的一项临床研究通过为期 3 个月和 12 个月的随访发现，术后快速康复方案能够显著改善患者的行走功能和日常生活水平[91]。另外有研究证据表明，加强住院时的康复照护和以家庭为基础的康复措施对术后 4 个月或术后 12 个月的结局（包括入院频次、急诊状况的发生率、跌倒的发生率及死亡率等）无影响。

目前的研究证据只是提供了一个基础，由于纳入的病例数较少，且存在严重的偏倚风险，因此这些研究的证据级别较低。目前的研究尚无法对患者的活动能力、生活质量、疼痛或并发症的发生进行有效的评估，而且没有专门针对认知障碍患者的干预措施进行设计的临床研究，因此尚不清楚哪种康复模式更有效，在此基础上，希望卫生专业人员能够提供更多的证据，以满足髋部骨折人群的复杂的护理需求。

12.8　社会心理因素对康复的影响

在世界卫生组织的 ICF 框架内，社会心理因素主要包括环境（如社会支持）或个人的"情感"因素（如自我效能感、对跌倒的恐惧）和"身心"因素（例如心理健康），这些因素与患者的健康状况相互作用，共同影响患者的功能康复。社会心理因素是髋部骨折患者预后的预测因素，在髋部骨折术后的功能康复中具有重要的作用[92]。髋部骨折后，患者的抑郁症会导致患者的活动能力较差、内心承受能力减弱[92-94]。对跌倒的恐惧是导致髋部骨折预后不良的常见因素[95-97]。社会支持和家人的照顾也在康复中发挥着重要的作用[98-99]。

临床医生需要支持和配合患者暂时的功能障碍，并鼓励患者进行有效的康复。在老年社区中，髋部骨折非常常见。来自澳大利亚的一项研究发现，80% 发生过髋部骨折的社区女性认为，她们宁愿死去也不愿意因髋部骨折而被送到养老院治疗[100]。参与研究的群体普遍认为他们的年龄已经超过了一般的生命周期，生活在"借来的时间"里。他们把任何对独立生活的威胁看作潜在的灾难。

当患者个体的健康状况发生变化时，他们的内在标准、价值观和生活质量需求也会随之发生改变。这种现象称为"反应转变"[101]。发生髋部骨折后，许多患者只能依靠助行器行走，在活动、使用公共交通等方面会受到限制，这可能导致患者生活质量的下降。让患者最大限度地实现功能恢复非常重要，医护人员需要为老年人提供足够的支持，使他们能够积极调整"反应转变"，并找到代偿或者解决的方法。

一项基于家庭的关于髋部骨折的随机对照研究发现，心理辅导和沟通能够改善患者的活动能力和临床效果[68,83]。该研究发现，心理干预可以防止患者丧失自我效能感。由于患者的自我效能感在患者长期的锻炼过程中发挥着至关重要的作用，因此在髋部骨折术后康复中关注患者的自我效能感能够帮助患者更加主动地进行康复锻炼[83]。另外有研究表明，髋部骨折患者需要认识到康复的重要性，这样才会对患者的未来前景和患者获得社会支持起到积极的作用。患者不仅需要卫生专业人员提供信息和康复锻炼的支持，还需要获得情感方面的支持，以坚定信心，更好地完成康复[95,102-103]。因此，社会心理干预措施

对髋部骨折患者的康复是有效的。然而，如何最好地进行社会心理干预以改善临床效果目前尚不清楚[92]。

12.9　中低收入国家中髋部骨折后康复的实施

未来几年内，髋部骨折的发生率在中等收入国家（如亚洲和拉丁美洲的国家）将会呈现急剧增高的趋势。到 2050 年，全球约 30% 的髋部骨折病例将会发生在亚洲，主要集中在中国和印度。虽然近年来中国香港和台湾的髋部骨折发生率略有下降，但是在中国大陆，几乎所有年龄组（不论男女）的髋部骨折发生率都呈显著上升的趋势[104]。虽然印度还没有详细的关于髋部骨折的数据库，但是来自 2004 年的一份研究报告指出，每年约有 600 000 例患者发生髋部骨折，预计到 2026 年，年龄大于 60 岁的人群中，约有 1.7 亿人会发生髋部骨折[105]。

在拉丁美洲地区，65 岁及 65 岁以上人口的髋部骨折整体发生率将增高 7 倍，估计将造成 130 亿美元的损失[106]。随着人口老龄化的加重，在 2015—2040 年，巴西髋部骨折的患病率将增高 2.5 倍[107]。在墨西哥，髋部骨折的发生率将与欧洲南部国家髋部骨折的发生率相似[108]。

髋部骨折尤其会对中低收入国家的患者及家庭造成严重影响，主要是因为综合医疗服务的滞后和医疗保健系统的不完善，其他的因素主要包括基础设施、文化和社会环境因素等。表 12.10 和表 12.11 详细描述了中低收入国家中髋部骨折术后康复的影响因素。

12.9.1　基于证据的关键建议及其在中低收入国家中的实施

在中低收入国家中有效实施康复策略具有一定的挑战性。表 12.12 详细列出了中低收入国家

表 12.10　中低收入国家中髋部骨折术后住院康复的障碍

类型	项目	举例
环境和资源的影响	延期手术 • 距离较远，要长途跋涉才能找到一个合适的创伤治疗中心 • 农村地区的救护服务不完善 • 公立医院人满为患（床位不足） • 外科医生固定的手术日 • 有多种合并症 • 对伴有多种合并症、有压疮和手术高风险的衰弱患者存在偏见 独立的功能康复锻炼延迟或缺乏 • 外科医生选择保守治疗方法，例如避免负重 • 人力资源缺乏（如物理治疗师、康复师、护士） • 周五做手术，周末物理治疗师休假 • 缺乏骨科和老年科的综合管理（如老年病房、老年综合护理单元或老年咨询服务） • 缺乏住院康复服务 • 缺乏跌倒预防项目 缺乏出院计划和转诊途径 • 服务碎片化和家庭治疗方案不完善 • 出院前缺乏护理培训和规划	住院和手术时间 • 印度：患者前往创伤中心的平均路程为 86.4 km；86% 的患者骨折后超过 1 天入院（平均 18 天），仅有 10% 的患者在 24 小时内接受手术 [109] • 哥伦比亚：52% 的患者在伤后 1～3 天接受手术治疗，40% 的患者在伤后 4～6 天接受手术，8% 的患者在伤后 7 天或更晚才接受手术 [110] • 北京：8% 的患者伤后至手术的间隔时间 ≤ 48 小时 [9] • 巴西：骨折至入院的平均间隔时间为 3 天；手术等待时间为 5.8 天。近 70% 的患者的手术等待时间 >48 h [111] • 智利：入院至手术的间隔时间为 19.3 天，7% 的患者的手术等待时间 ≤ 5 天 [112] 评估 • 哥伦比亚：64% 的患者未在医院接受物理治疗师的评估 [110] • 北京：3.8% 的患者接受跌倒风险评估，22% 的患者接受老年骨科医疗评估 [9] • 印度：10% 的患者接受跌倒风险评估，没有接受老年骨科治疗 [105] 康复锻炼 • 世界卫生组织：中低收入国家缺乏专业康复人员，许多国家每百万人口只有不到 10 名能够熟练从事康复专业的人员 [113] 术后出院 • 哥伦比亚：常见的抱怨包括缺乏干预措施，无法让家属和患者为出院回家做好准备 [110] • 中国：家庭照护者最困难的任务是协助患者爬楼梯以及患者的情绪管理、行走训练、康复和急症管理 [114-115]
文化和社会因素的影响	延期手术 • 家庭成员对跌倒事件的紧迫性缺乏了解 • 患者对传统接骨疗法的信赖和对手术干预的厌恶 家庭照护者的负担 • 低社会经济背景和社会脆弱性	印度：大多数患者及其家属不了解老年髋部骨折损伤的后果 [109] 国际：与医疗预约、私人康复和交通相关的家庭经济负担过重 [115]
人力资源的影响	延期手术 • 初级和二级保健服务中缺乏接受过培训的专业人员 • 独立的功能康复锻炼延迟或缺乏 • 关于早期活动、疼痛和谵妄以及跌倒风险评估等的循证建议尚未纳入常规护理计划 • 缺乏对护士、康复师和职业治疗师的培训 • 缺乏协调的多学科协作 • 未能有效评估患者的认知状态，导致康复干预延后 • 对高龄和（或）认知能力下降的患者态度差或有偏见，带有负面情绪，认为康复无效	印度和中国：缺乏跌倒评估，医院髋部骨折治疗路径与发达国家存在巨大差距 [105,109] 巴西：手术后 30 天内跌倒是主要的死亡原因，跌倒所致的死亡占全部死亡病例数的 43.5% [116]

中专家对住院或社区髋部骨折患者如何进行术后康复的建议。专家建议的证据等级尚存在一定的局限性，但是早期的功能康复和详细的诊疗计划有助于患者在术后随访过程中获得良好的预后。

有限的基础康复设施和快速增长的对术后康复的需求，使得中低收入国家逐渐重视对术后康复的投入。《世界卫生组织老年人综合照料指南》（ICOPE）提出，针对老年人的综合护理应

表 12.11　中低收入国家中社区康复的障碍

类型	项目	举例
环境和资源的影响	针对老年患者的护理服务不健全，无法进行结构化的多学科评估（包括对患者的身心健康、功能和获得的社会支持状况） 出院后的康复转诊无效或资源不足。没有及时进行康复锻炼（如等待时间长） 缺乏康复设施和服务网络，不能满足不同患者的康复需求（如住院康复、门诊康复及家居护理等） 缺乏康复相关的专业人员，特别是职业治疗师 由于缺乏交通工具，护理者无法从工作中抽出时间，或者距离康复机构太远，患者的依从性差 资源（如辅助技术和设备）不足 缺乏标准化的紧急护理方案 交通不便或社区环境差，影响患者独立行走和活动	中国台湾：社区及家庭护理服务是为有长期护理需求的患者设计的，这些服务主要包括熟练的护理措施，并不完全适合急症患者的护理需求 [117] 巴西：70% 的患者术后康复时间不超过 3 个月，多为每周 1 次；17% 的患者接受家庭护理康复 [118]。大多数康复方案基于传统的诊所和医院模式，未能覆盖到家中虚弱的老年患者 印度和巴西：物理治疗主要在急症护理中进行，在公共服务中很难进行。大多数家庭没有钱支付私人服务的费用
文化和社会因素的影响	老年人负性社会表征 文化信仰和生活态度有一定的影响。需要使老年患者相信跌倒是可以预防的，并相信自己可以恢复独立行走的能力	巴西：老年髋部骨折术后患者由于受到年龄和被动活动的影响而无法活动（定性研究）[95]
人力资源的影响	缺乏系统的多学科老年评估系统 缺乏关于脆性骨折、衰弱、肌少症和骨骼健康方面的培训 缺乏有效的运动功能训练（如平衡和抗阻力训练以及预防跌倒等） 缺乏多学科治疗的方法途径	—

表 12.12　中低收入国家中关于髋部骨折患者术后康复的专家建议

住院患者康复策略的循证建议	建议实施的具体措施
1. 由训练有素的护士对老年患者进行全面筛查和评估	提供简便、可行、可靠、有效的工具，以便准确辨别发生谵妄和身体状况较差的患者 尽早辨别患者是否存在营养不良和吞咽障碍 采取有效措施来避免各种风险因素 对于情况复杂的老年患者，护士应该进行有效的会诊 发挥康复团队成员（康复师、物理治疗师、专科医生和语言治疗师）的能动性，进行多学科评估
2. 入院后立即进行物理治疗	如果是择期手术，应立即开始进行物理治疗，以防健侧肢体的肌力下降，同时避免呼吸系统并发症（如肺炎）和压疮
3. 从患者住院开始，护理人员就应该开始康复计划	护理人员需要在病房与患者一起。护理人员需要警惕患者的并发症（如谵妄、吞咽困难、跌倒、疼痛等），并帮助患者进行日常基本活动，这可以有效提高患者出院后的生活质量。护理人员应作为共同参与者帮助患者进行康复锻炼
4. 手术治疗的目的是帮助患者早期负重	术后患者根据自身情况有效负重，手术会限制患者的功能活动。有效的手术可以帮助患者早期负重
5. 术后早期活动（术后 24 小时即可开始）	除非有明显的禁忌证，康复师或护士应帮助患者早期下地行走和进行功能锻炼 护士和康复师可以一起制订护理计划，这有利于患者进行有效的康复锻炼
6. 术后早期康复锻炼，包括平衡和肢体功能练习	患者住院期间尽早开始渐进性抗阻力训练、负重训练（除非有特殊情况）和平衡训练 患者早期出院并进行家庭康复。但在中低收入国家，特别是在受教育水平较低的情况下，应考虑如何康复才能取得最佳的效果
7. 住院期间跌倒风险评估	对患者进行跌倒风险评估，并对其进行宣教，患者出院后被转诊到社区继续进行康复锻炼
8. 出院计划	护士应该对家庭照护者进行培训和宣教，尽可能提供教育培训材料和护理培训示范 [119]

当以社区为基础，通过优化社区居住环境和康复管理方案来帮助老年人恢复功能。该项目利用不同的工具或措施对患者进行个性化的康复治疗（参见 www.who.int/ageing/health-systems/icope/en/）。对髋部骨折后需要在家中进行康复的患者，可以提供营养支持、用药管理、护理支持等措施来帮助患者，这种个性化的康复措施尤其适用于初级护理人员参与的康复计划，这样做能最大限度地发挥康复锻炼的功能，并提高患者的生活质量。

最近，世界卫生组织发布的《2030 年康复行动》[1] 强调，应该增加康复物理治疗师的数量，优化老年患者接受康复治疗的措施。但是随着全民医保在卫生系统中的应用，以社区服务为基础的康复方案很可能成为一种新的发展方向，因为它更具有较高的成本效益比。全球范围内的社区康复也将成为未来康复研究的重点。

12.10　结语

- 康复方式主要包括：① 早期高强度的功能锻炼和护理康复，尽量减少术后并发症的发生；② 针对伴有慢性疾病（包括老年痴呆）的患者的护理干预（包括肌力评估和跌倒的预防）；③ 社区康复，包括老年护理支持治疗以及相关的功能康复治疗。
- 不应该将有认知障碍的患者排除在髋部骨折术后康复治疗之外。
- 不同的功能康复区域，术后恢复的时间也有所不同（术后 6 个月到术后 1 年）。
- 康复计划应该由多学科共同协作来完成。早期需要对老年患者进行综合评估，明确患者是否能够独立活动和进行高强度的活动训练。需要注意的是，患者在入院后就应该开始进行康复锻炼，出院后还需要继续进行康复锻炼。

- 住院患者应该有明确的康复目标，包括运动练习和平衡功能的练习。
- 住院期间进行为期 12 周以上的功能康复锻炼，包括渐进性抗阻力训练。
- 康复锻炼计划应该以提高患者的自我效能感为中心，帮助患者建立信心，使得患者出院后能够继续进行锻炼。
- 对于伴有慢性疾病的患者，应当与患者及家属共同探讨以制订合适的康复方案，在提高患者的自我效能感的同时，让患者遵照防跌倒策略生活，治疗骨质疏松症和锻炼身体。
- 需要全方位考虑，将患者的自我效能感、社会支持都纳入康复锻炼中，使康复锻炼充分发挥积极的作用，协助医院和家庭对患者进行全面的康复治疗。此外需要注意，在康复的不同阶段应选择合适的护理人员。
- 尽管在中低收入国家中康复尚存在诸多障碍，但还是需要进一步实施康复锻炼计划。各级医疗保健专业人员都应该从认知和身体功能的康复等方面对老年髋部骨折术后患者给予支持。

（翻译：王博炜　马云飞　杨俊，审校：张萍）

参考文献

[1] World Health Organisation (2017) Rehabilitation 2030: a call for action. WHO, Geneva
[2] Fortinsky RH, Bohannon RW, Litt MD, Tennen H, Maljanian R, Fifield J, Garcia RI, Kenyon L (2002) Rehabilitation therapy self-efficacy and functional recovery after hip fracture. Int J Rehabil Res 25(3):241–246
[3] Schwarzer R, Luszczynska A, Ziegelmann JP, Scholz U, Lippke S (2008) Social-cognitive predictors of physical exercise adherence: three longitudinal studies in rehabilitation. Health Psychol 27(Suppl

1):S54–S63

[4] National Institute for Health and Care Excellence (2014) Hip fracture: management. NICE Guidelines, vol CG[124] National Institute for Health and Care Excellence (NICE), London

[5] World Health Organisation (2011) World report on disability. World Health Organisation, Geneva

[6] Crotty M, Unroe K, Cameron ID, Miller M, Ramirez G, Couzner L (2010) Rehabilitation interventions for improving physical and psychosocial functioning after hip fracture in older people. Cochrane Database Syst Rev (1):CD007624

[7] Diong J, Allen N, Sherrington C (2016) Structured exercise improves mobility after hip fracture: a meta-analysis with meta-regression. Br J Sports Med 50(6):346–355

[8] Handoll HH, Sherrington C, Mak JC (2011) Interventions for improving mobility after hip fracture surgery in adults. Cochrane Database Syst Rev (3):CD001704

[9] Tian M, Gong X, Rath S, Wei J, Yan LL, Lamb SE, Lindley RI, Sherrington C, Willett K, Norton R (2016) Management of hip fractures in older people in Beijing: a retrospective audit and comparison with evidence-based guidelines and practice in the UK. Osteoporos Int 27(2):677–681

[10] World Health Organisation (2002) Towards a common language for functioning, disability and health: ICF. The International Classification of Functioning, Disability and Health. WHO, Geneva

[11] Dyer SM, Crotty M, Fairhall N, Magaziner J, Beaupre LA, Cameron ID, Sherrington C (2016) A critical review of the long-term disability outcomes following hip fracture. BMC Geriatr 16(1):158

[12] Magaziner J, Hawkes W, Hebel JR, Zimmerman SI, Fox KM, Dolan M, Felsenthal G, Kenzora J (2000) Recovery from hip fracture in eight areas of function. J Gerontol A Biol Sci Med Sci 55(9):M498–M507

[13] Magaziner J, Simonsick EM, Kashner TM, Hebel JR, Kenzora JE (1990) Predictors of functional recovery one year following hospital discharge for hip fracture: a prospective study. J Gerontol 45(3):M101

[14] Lima CA, Sherrington C, Guaraldo A, SAD M, RDR V, JDA M, Kojima KE, Perracini M (2016) Effectiveness of a physical exercise intervention program in improving functional mobility in older adults after hip fracture in later stage rehabilitation: protocol of a randomized clinical trial (REATIVE Study). BMC Geriatr 16(1):198

[15] Wu X, Tian M, Zhang J, Yang M, Gong X, Liu Y, Li X, Lindley RI, Anderson M, Peng K, Jagnoor J, Ji J, Wang M, Ivers R, Tian W (2019) The effect of a multidisciplinary co-management program for the older hip fracture patients in Beijing: a "pre- and post-" retrospective study. Arch Osteoporos 14(1):43

[16] Beaupre LA, Cinats JG, Jones CA, Scharfenberger AV, Johnston DWC, Senthilselvan A, Saunders LD (2007) Does functional recovery in elderly hip fracture patients differ between patients admitted from long-term care and the community? J Gerontol A Biol Sci Med Sci 62(10):1127–1133

[17] Hannan E, Magaziner J, Wang J, Eastwood E (2001) Mortality and locomotion 6 months after hospitalization for hip fracture: risk factors and risk-adjusted hospital outcomes. JAMA 285(21):2736–2742

[18] Seitz DP, Gill SS, Gruneir A, Austin PC, Anderson GM, Bell CM, Rochon PA (2014) Effects of dementia on postoperative outcomes of older adults with hip fractures: a population-based study. J Am Med Dir Assoc 15(5):334–341

[19] Allen J, Koziak A, Buddingh S, Liang J, Buckingham J, Beaupre LA (2012) Rehabilitation in patients with dementia following hip fracture: a systematic review. Physiother Can 64(2):190–201

[20] Osnes E, Lofthus K, Meyer C, Falch M, Nordsletten H, Cappelen E, Kristiansen J, Kristiansen A, Kristiansen L, Kristiansen I, Kristiansen S (2004) Consequences of hip fracture on activities of daily life and residential needs. Osteoporos Int 15(7):567–574

[21] Marcantonio ER, Flacker JM, Michaels M, Resnick NM (2000) Delirium is independently associated with poor functional recovery after hip fracture. J Am Geriatr Soc 48(6):618–624

[22] Goisser S, Schrader E, Singler K, Bertsch T, Gefeller O, Biber R, Bail HJ, Sieber CC, Volkert D (2015) Malnutrition according to mini nutritional assessment is associated with severe functional impairment in geriatric patients before and up to 6 months after hip fracture. J Am Med Dir Assoc 16(8):661–667

[23] Goisser S, Schrader E, Singler K, Bertsch T, Gefeller O, Biber R, Bail HJ, Sieber CC, Volkert D (1940–1950) Low postoperative dietary intake is associated with worse functional course in geriatric patients up to 6 months after hip fracture. Br J Nutr 113(12):2015

[24] Avenell A, Smith TO, Curtain JP, Mak JCS, Myint PK (2016) Nutritional supplementation for hip fracture aftercare in older people. Cochrane Database Syst Rev (11):CD001880

[25] Neuman MD, Silber JH, Magaziner JS, Passarella MA, Mehta S, Werner RM (2014) Survival and functional outcomes after hip fracture among nursing home residents. JAMA Intern Med 174(8):1273–1280

[26] Alberta Health Services. http://www.albertahealthservices.ca/assets/about/scn/ahs-scn-bjhhf-restorative-care-pathway-hcp.pdf. Accessed 1 May 2019

[27] French DD, Bass E, Bradham DD, Campbell RR, Rubenstein LZ (2008) Rehospitalization after hip fracture: predictors and prognosis from a national

veterans study. J Am Geriatr Soc 56(4):705–710

[28] Australian and New Zealand Hip Fracture Registry (ANZHFR) Steering Group (2014) Australian and New Zealand guideline for hip fracture care: improving outcomes in hip fracture management of adults. Australian and New Zealand Hip Fracture Registry Steering Group, Sydney

[29] National Clinical Guideline Centre (2011) The management of hip fracture in adults. London, National Clinical Guideline Centre

[30] Mitchell SL, Stott DJ, Martin BJ, Grant SJ (2001) Randomized controlled trial of quadriceps training after proximal femoral fracture. Clin Rehabil 15(3):282–290

[31] Monticone M, Ambrosini E, Brunati R, Capone A, Pagliari G, Secci C, Zatti G, Ferrante S (2018) How balance task-specific training contributes to improving physical function in older subjects undergoing rehabilitation following hip fracture: a randomized controlled trial. Clin Rehabil 32(3):340–351

[32] Baroni M, Serra R, Boccardi V, Ercolani S, Zengarini E, Casucci P, Valecchi R, Rinonapoli G, Caraffa A, Mecocci P, Ruggiero C (2019) The orthogeriatric comanagement improves clinical outcomes of hip fracture in older adults. Osteoporos Int 30(4):907–916

[33] Chong TW, Chan G, Feng L, Goh S, Hew A, Ng TP, Tan BY (2013) Integrated care pathway for hip fractures in a subacute rehabilitation setting. Ann Acad Med Singap 42(11):579–584

[34] Fordham R, Thompson R, Holmes J, Hodkinson C (1986) A cost-benefit study of geriatric-orthopaedic management of patients with fractured neck of femur. Working papers [014] CHEDP, Centre for Health Economics, University of York, York

[35] Galvard H, Samuelsson SM (1995) Orthopedic or geriatric rehabilitation of hip fracture patients: a prospective, randomized, clinically controlled study in Malmo, Sweden. Aging (Milano) 7(1):11–16

[36] Gilchrist WJ, Newman RJ, Hamblen DL, Williams BO (1988) Prospective randomised study of an orthopaedic geriatric inpatient service. BMJ 297(6656):1116–1118

[37] Kennie DC, Reid J, Richardson IR, Kiamari AA, Kelt C (1988) Effectiveness of geriatric rehabilitative care after fractures of the proximal femur in elderly women: a randomised clinical trial. BMJ 297(6656):1083–1086

[38] Marcantonio ER, Flacker JM, Wright RJ, Resnick NM (2001) Reducing delirium after hip fracture: a randomized trial. J Am Geriatr Soc 49(5):516–522

[39] Naglie G, Tansey C, Kirkland JL, Ogilvie-Harris DJ, Detsky AS, Etchells E, Tomlinson G, O'Rourke K, Goldlist B (2002) Interdisciplinary inpatient care for elderly people with hip fracture: a randomized controlled trial. CMAJ 167(1):25–32

[40] Prestmo A, Hagen G, Sletvold O, Helbostad JL, Thingstad P, Taraldsen K, Lydersen S, Halsteinli V, Saltnes T, Lamb SE, Johnsen LG, Saltvedt I (2015) Comprehensive geriatric care for patients with hip fractures: a prospective, randomised, controlled trial. Lancet 385(9978):1623–1633

[41] Sánchez Ferrín P, Mañas M, Márquez A, Dejoz M, Quintana S, González F (1999) Valoración geriátrica en ancianos con fractura proximal de fémur. Rev Esp Geriatr Gerontol 34(2):65–71

[42] Stenvall M, Olofsson B, Nyberg L, Lundstrom M, Gustafson Y (2007) Improved performance in activities of daily living and mobility after a multidisciplinary postoperative rehabilitation in older people with femoral neck fracture: a randomized controlled trial with 1-year followup. J Rehabil Med 39(3):232–238

[43] Uy C, Kurrle SE, Cameron ID (2008) Inpatient multidisciplinary rehabilitation after hip fracture for residents of nursing homes: a randomised trial. Australas J Ageing 27(1):43–44

[44] Watne LO, Torbergsen AC, Conroy S, Engedal K, Frihagen F, Hjorthaug GA, Juliebo V, Raeder J, Saltvedt I, Skovlund E, Wyller TB (2014) The effect of a pre- and postoperative orthogeriatric service on cognitive function in patients with hip fracture: randomized controlled trial (Oslo Orthogeriatric Trial). BMC Med 12:63

[45] Cameron ID, Lyle DM, Quine S (1993) Accelerated rehabilitation after proximal femoral fracture: a randomized controlled trial. Disabil Rehabil 15(1):29–34

[46] Crotty M, Whitehead C, Miller M, Gray S (2003) Patient and caregiver outcomes 12 months after home-based therapy for hip fracture: a randomized controlled trial. Arch Phys Med Rehabil 84(8):1237–1239

[47] Huusko TM, Karppi P, Avikainen V, Kautiainen H, Sulkava R (2002) Intensive geriatric rehabilitation of hip fracture patients: a randomized, controlled trial. Acta Orthop Scand 73(4):425–431

[48] Jette AM, Harris BA, Cleary PD, Campion EW (1987) Functional recovery after hip fracture. Arch Phys Med Rehabil 68(10):735–740

[49] Karlsson A, Berggren M, Gustafson Y, Olofsson B, Lindelof N, Stenvall M (2016) Effects of geriatric interdisciplinary home rehabilitation on walking ability and length of hospital stay after hip fracture: a randomized controlled trial. J Am Med Dir Assoc 17(5):464. e469–464.e415

[50] Shyu YI, Liang J, Wu CC, Su JY, Cheng HS, Chou SW, Chen MC, Yang CT (2008) Interdisciplinary intervention for hip fracture in older Taiwanese: benefits last for 1 year. J Gerontol A Biol Sci Med Sci 63(1):92–97

[51] Shyu YI, Liang J, Tseng MY, Li HJ, Wu CC, Cheng HS, Yang CT, Chou SW, Chen CY (2013) Comprehensive care improves health outcomes among elderly Taiwanese patients with hip fracture. J Gerontol A Biol Sci Med Sci 68(2):188–197

[52] Singh NA, Quine S, Clemson LM, Williams EJ, Williamson DA, Stavrinos TM, Grady JN, Perry TJ, Lloyd BD, Smith EU, Singh MA (2012) Effects of high-intensity progressive resistance training and targeted multidisciplinary treatment of frailty on mortality and nursing home admissions after hip fracture: a randomized controlled trial. J Am Med Dir Assoc 13(1):24–30

[53] Swanson CE, Day GA, Yelland CE, Broome JR, Massey L, Richardson HR, Dimitri K, Marsh A (1998) The management of elderly patients with femoral fractures. A randomised controlled trial of early intervention versus standard care. Med J Aust 169(10):515–518

[54] Vidan M, Serra JA, Moreno C, Riquelme G, Ortiz J (2005) Efficacy of a comprehensive geriatric intervention in older patients hospitalized for hip fracture: a randomized, controlled trial. J Am Geriatr Soc 53(9):1476–1482

[55] Ziden L, Frandin K, Kreuter M (2008) Home rehabilitation after hip fracture. A randomized controlled study on balance confidence, physical function and everyday activities. Clin Rehabil 22(12):1019–1033

[56] Crotty M, Killington M, Liu E, Cameron ID, Kurrle S, Kaambwa B, Davies O, Miller M, Chehade M, Ratcliffe J (2019) Should we provide outreach rehabilitation to very old people living in Nursing Care Facilities after a hip fracture? A randomised controlled trial. Age Ageing 48(3):373–380

[57] Ryan T, Enderby P, Rigby AS (2006) A randomized controlled trial to evaluate intensity of community-based rehabilitation provision following stroke or hip fracture in old age. Clin Rehabil 20(2):123–131

[58] Kimmel LA, Liew SM, Sayer JM, Holland AE (2016) HIP4Hips (High Intensity Physiotherapy for HIP fractures in the acute hospital setting): a randomised controlled trial. Med J Aust 205(2):73–78

[59] Kronborg L, Bandholm T, Palm H, Kehlet H, Kristensen MT (2017) Effectiveness of acute in-hospital physiotherapy with knee-extension strength training in reducing strength deficits in patients with a hip fracture: a randomised controlled trial. PLoS One 12(6):e0179867

[60] Moseley AM, Sherrington C, Lord SR, Barraclough E, St George RJ, Cameron ID (2009) Mobility training after hip fracture: a randomised controlled trial. Age Ageing 38(1):74–80

[61] Ohoka T, Urabe Y, Shirakawa T (2015) Therapeutic exercises for proximal femoral fracture of super-aged patients: effect of walking assistance using Body Weight-Supported Treadmill Training (BWSTT). Physiotherapy 101:e1124–e1125

[62] Resnick B, Magaziner J, Orwig D, Yu-Yahiro J, Hawkes W, Shardell M, Hebel JR, Zimmerman S, Golden J, Werner M (2007) Testing the effectiveness of the exercise plus program in older women post-hip fracture. Ann Behav Med 34(1):67–76

[63] Sherrington C, Lord SR, Herbert RD (2003) A randomised trial of weight-bearing versus non-weight-bearing exercise for improving physical ability in inpatients after hip fracture. Aust J Physiother 49(1):15–22

[64] Van Ooijen MLW, Roerdink M, Trekop M, Janssen TWJ, Beek PJ (2016) The efficacy of treadmill training with and without projected visual context for improving walking ability and reducing fall incidence and fear of falling in older adults with fall-related hip fracture: a randomized controlled trial. BMC Geriatr 16(1):215

[65] Binder EF, Brown M, Sinacore DR, Steger-May K, Yarasheski KE, Schechtman KB (2004) Effects of extended outpatient rehabilitation after hip fracture: a randomized controlled trial. JAMA 292(7):837–846

[66] Hauer K, Specht N, Schuler M, Bärtsch P, Oster P (2002) Intensive physical training in geriatric patients after severe falls and hip surgery. Age Ageing 31(1):49–57

[67] Langford D, Fleig L, Brown K, Cho N, Frost M, Ledoyen M, Lehn J, Panagiotopoulos K, Sharpe N, Ashe MC (2015) Back to the future—feasibility of recruitment and retention to patient education and telephone follow-up after hip fracture: a pilot randomized controlled trial. Patient Prefer Adherence 2015:1343–1351

[68] Latham NK, Harris BA, Bean JF, Heeren T, Goodyear C, Zawacki S, Heislein DM, Mustafa J, Pardasaney P, Giorgetti M, Holt N, Goehring L, Jette AM (2014) Effect of a home-based exercise program on functional recovery following rehabilitation after hip fracture: a randomized clinical trial. JAMA 311(7):700–708

[69] Magaziner J, Mangione KK, Orwig D, Baumgarten M, Magder L, Terrin M, Fortinsky RH, Gruber-Baldini AL, Beamer BA, Tosteson ANA, Kenny AM, Shardell M, Binder EF, Koval K, Resnick B, Miller R, Forman S, McBride R, Craik RL (2019) Effect of a multicomponent home-based physical therapy intervention on ambulation after hip fracture in older adults: the CAP randomized clinical trial. JAMA 322(10):946–956

[70] Mangione KK, Craik RL, Tomlinson SS, Palombaro KM (2005) Can elderly patients who have had a hip fracture perform moderate- to high-intensity exercise at home? Phys Ther 85(8):727–739

[71] Mangione KK, Craik RL, Palombaro KM, Tomlinson SS, Hofmann MT (2010) Home-based leg-strengthening exercise improves function 1 year after hip fracture: a randomized controlled study. J Am Geriatr Soc 58(10):1911–1917

[72] Orwig D, Hochberg M, Yu-Yahiro J, Resnick B, Hawkes W, Shardell M, Hebel J, Colvin P, Miller R, Golden J, Zimmerman S, Magaziner J (2011) Delivery and outcomes of a yearlong home exercise program after hip fracture: a randomized controlled trial. Arch Intern Med 171(4):323

[73] Salpakoski A, Törmäkangas T, Edgren J, Kallinen M, Sihvonen SE, Pesola M, Vanhatalo J, Arkela M, Rantanen T, Sipil S (2014) Effects of a multicomponent home-based physical rehabilitation program on mobility recovery after hip fracture: a randomized controlled trial. J Am Med Dir Assoc 15(5):361–368

[74] Sherrington C, Lord SR (1997) Home exercise to improve strength and walking velocity after hip fracture: a randomized controlled trial. Arch Phys Med Rehabil 78(2):208–212

[75] Sherrington C, Lord SR, Herbert RD (2004) A randomized controlled trial of weight-bearing versus non-weight-bearing exercise for improving physical ability after usual care for hip fracture. Arch Phys Med Rehabil 85(5):710–716

[76] Stasi S, Papathanasiou G, Chronopoulos E, Dontas IA, Baltopoulos IP, Papaioannou NA (2019) The effect of intensive abductor strengthening on postoperative muscle efficiency and functional ability of hip-fractured patients: a randomized controlled trial. Indian J Orthop 53(3):407–419

[77] Sylliaas H, Brovold T, Wyller TB, Bergland A (2011) Progressive strength training in older patients after hip fracture: a randomised controlled trial. Age Ageing 40(2):221–227

[78] Sylliaas H, Brovold T, Wyller TB, Bergland A (2012) Prolonged strength training in older patients after hip fracture: a randomised controlled trial. Age Ageing 41(2):206–212

[79] Tsauo JY, Leu WS, Chen YT, Yang RS (2005) Effects on function and quality of life of postoperative home-based physical therapy for patients with hip fracture. Arch Phys Med Rehabil 86(10):1953–1957

[80] Williams NH, Roberts JL, Din NU, Totton N, Charles JM, Hawkes CA, Morrison V, Hoare Z, Williams M, Pritchard AW, Alexander S, Lemmey A, Woods RT, Sackley C, Logan P, Edwards RT, Wilkinson C (2016) Fracture in the Elderly Multidisciplinary Rehabilitation (FEMuR): a phase II randomised feasibility study of a multidisciplinary rehabilitation package following hip fracture. BMJ Open 6(10):e012422

[81] Shyu YI, Liang J, Wu CC, Su JY, Cheng HS, Chou SW, Chen MC, Yang CT, Tseng MY (2010) Two-year effects of interdisciplinary intervention for hip fracture in older Taiwanese. J Am Geriatr Soc 58(6):1081–1089

[82] Rimmer JH, Henley KY (2013) Building the crossroad between inpatient/outpatient rehabilitation and lifelong community-based fitness for people with neurologic disability. J Neurol Phys Ther 37(2):72–77

[83] Chang FH, Latham NK, Ni P, Jette AM (2015) Does self-efficacy mediate functional change in older adults participating in an exercise program after hip fracture? A randomized controlled trial. Arch Phys Med Rehabil 96(6):1014–1020

[84] Bean JF, Herman S, Kiely DK, Frey IC, Leveille SG, Fielding RA, Frontera WR (2004) Increased Velocity Exercise Specific to Task (InVEST) training: a pilot study exploring effects on leg power, balance, and mobility in community-dwelling older women. J Am Geriatr Soc 52(5):799–804

[85] Seitz DP, Adunuri N, Gill SS, Rochon PA (2011) Prevalence of dementia and cognitive impairment among older adults with hip fractures. J Am Med Dir Assoc 12(8):556–564

[86] Royal College of Physicians (2018) National hip fracture database (NHFD). Royal College of Physicians, London

[87] National Clinical Guideline Centre (2017) The management of hip fracture in adults. London, National Clinical Guideline Centre

[88] Freter S, Koller K, Dunbar M, MacKnight C, Rockwood K (2017) Translating delirium prevention strategies for elderly adults with hip fracture into routine clinical care: a pragmatic clinical trial. J Am Geriatr Soc 65(3):567–573

[89] Stenvall M, Berggren M, Lundstrom M, Gustafson Y, Olofsson B (2012) A multidisciplinary intervention program improved the outcome after hip fracture for people with dementia—subgroup analyses of a randomized controlled trial. Arch Gerontol Geriatr 54(3):e284–e289

[90] Huusko TM, Karppi P, Avikainen V, Kautiainen H, Sulkava R (2000) Randomised, clinically controlled trial of intensive geriatric rehabilitation in patients with hip fracture: subgroup analysis of patients with dementia. BMJ 321(7269):1107–1111

[91] Shyu YI, Tsai WC, Chen MC, Liang J, Cheng HS, Wu CC, Su JY, Chou SW (2012) Twoyear effects of an interdisciplinary intervention on recovery following hip fracture in older Taiwanese with cognitive impairment. Int J Geriatr Psychiatry 27(5):529–538

[92] Bischoff-Ferrari HA, Dawson-Hughes B, Platz A, Orav EJ, Stähelin HB, Willett WC, Can U, Egli A, Mueller NJ, Looser S, Bretscher B, Minder E, Vergopoulos A, Theiler R (2010) Effect of high-dosage cholecalciferol and extended physiotherapy

on complications after hip fracture: a randomized controlled trial. Arch Intern Med 170(9):813–820

[93] Liu H, Yang C, Tseng M, Chen C, Wu C, Cheng H, Lin Y, Shyu Y (2018) Trajectories in postoperative recovery of elderly hip-fracture patients at risk for depression: a follow-up study. Rehabil Psychol 63(3):438–446

[94] Cristancho P, Lenze EJ, Avidan MS, Rawson KS (2016) Trajectories of depressive symptoms after hip fracture. Psychol Med 46(7):1413–1425

[95] Moraes SA, Furlanetto EC, Ricci NA, Perracini MR (2019) Sedentary behavior: barriers and facilitators among older adults after hip fracture surgery. A qualitative study. Braz J Phys Ther. https://www.sciencedirect.com/science/article/abs/pii/S1413355518310232?via%3Dihub. Accessed 10 July 2019

[96] Bower ES, Wetherell JL, Petkus AJ, Rawson KS, Lenze EJ (2016) Fear of falling after hip fracture: prevalence, course, and relationship with one-year functional recovery. Am J Geriatr Psychiatry 24(12):1228–1236

[97] Visschedijk J, van Balen R, Hertogh C, Achterberg W (2013) Fear of falling in patients with hip fractures: prevalence and related psychological factors. J Am Med Dir Assoc 14(3):218–220

[98] Lim KK, Matchar DB, Chong JL, Yeo W, Howe TS, Koh JSB (2019) Pre-discharge prognostic factors of physical function among older adults with hip fracture surgery: a systematic review. Osteoporos Int 30(5):929–938

[99] Shyu YI, Chen MC, Wu CC, Cheng HS (2010) Family caregivers' needs predict functional recovery of older care recipients after hip fracture. J Adv Nurs 66(11):2450–2459

[100] Salkeld G, Cameron ID, Cumming RG, Easter S, Seymour J, Kurrle SE, Quine S (2000) Quality of life related to fear of falling and hip fracture in older women: a time trade off study. BMJ 320(7231):341–346

[101] Schwartz CE, Bode R, Repucci N, Becker J, Sprangers MA, Fayers PM (2006) The clinical significance of adaptation to changing health: a meta-analysis of response shift. Qual Life Res 15(9):1533–1550

[102] Pol M, Peek S, van Nes F, van Hartingsveldt M, Buurman B, Krose B (2019) Everyday life after a hip fracture: what community-living older adults perceive as most beneficial for their recovery. Age Ageing 48(3):440–447

[103] Langford D, Edwards N, Gray SM, Fleig L, Ashe MC (2018) "Life goes on" everyday tasks, coping self-efficacy, and independence: exploring older adults' recovery from hip fracture. Qual Health Res 28(8):1255–1266

[104] Yu F, Xia W (2019) The epidemiology of osteoporosis, associated fragility fractures, and management gap in China. Arch Osteoporos 14(1):32

[105] Rath S, Yadav L, Tewari A, Chantler T, Woodward M, Kotwal P, Jain A, Dey A, Garg B, Malhotra R, Goel A, Farooque K, Sharma V, Webster P, Norton R (2017) Management of older adults with hip fractures in India: a mixed methods study of current practice, barriers and facilitators, with recommendations to improve care pathways. Arch Osteoporos 12(1):55

[106] Riera-Espinoza G (2009) Epidemiology of osteoporosis in Latin America [2008] Salud Publica Mex 51(Suppl 1):S52–S55

[107] Zerbini CA, Szejnfeld VL, Abergaria BH, McCloskey EV, Johansson H, Kanis JA (2015) Incidence of hip fracture in Brazil and the development of a FRAX model. Arch Osteoporos 10:224

[108] Dhanwal DK, Dennison EM, Harvey NC, Cooper C (2011) Epidemiology of hip fracture: worldwide geographic variation. Indian J Orthop 45(1):15–22

[109] Dash SK, Panigrahi R, Palo N, Priyadarshi A, Biswal M (2015) Fragility hip fractures in elderly patients in Bhubaneswar, India (2012–2014): a prospective multicenter study of 1031 elderly patients. Geriatr Orthop Surg Rehabil 6(1):11–15

[110] González ID, Becerra MC, González J, Campos AT, Barbosa-Santibáñez J, Alvarado R (2016) Fracturas de cadera: satisfacción posquirúrgica al año en adultos mayores atendidos en Méderi-Hospital Universitario Mayor, Bogotá, D.C. Rev Cienc Salud 14(3):409–422

[111] Arliani GG, da Costa AD, Linhares GK, Balbachevsky D, Fernandes HJ, Dos Reis FB (2011) Correlation between time until surgical treatment and mortality among elderly patients with fractures at the proximal end of the femur. Rev Bras Ortop 46(2):189–194

[112] Dinamarca-Montecinos JL, Amestica-Lazcano G, Rubio-Herrera R, Carrasco-Buvinic A, Vasquez A (2015) [Hip fracture. Experience in 647 Chilean patients aged 60 years or more]. Rev Med Chil 143(12):1552–1559

[113] World Health Organisation. https://www.who.int/news-room/fact-sheets/detail/rehabilitation. Accessed 22 Aug 2019

[114] Lin PC, Hung SH, Liao MH, Sheen SY, Jong SY (2006) Care needs and level of care difficulty related to hip fractures in geriatric populations during the post-discharge transition period. J Nurs Res 14(4):251–260

[115] Rocha SA, Avila MA, Bocchi SC (2016) The influence of informal caregivers on the rehabilitation of the elderly in the postoperative period of proximal femoral fracture. Rev Gaucha Enferm 37(1):e51069

[116] Vidal EI, Coeli CM, Pinheiro RS, Camargo KR (2006) Mortality within 1 year after hip fracture surgical

repair in the elderly according to postoperative period: a probabilistic record linkage study in Brazil. Osteoporos Int 17(10):1569–1576

[117] Chen Y-T, Peng L-N, Liu C-L, Chen L-K (2011) Orthogeriatrics in Taiwan: overview and experiences. J Clin Gerontol Geriatr 2:66e70

[118] Lima CA, Sherrington C, Guaraldo A, Moraes SA, Varanda RD, Melo JA, Kojima KE, Perracini M (2016) Effectiveness of a physical exercise intervention program in improving functional mobility in older adults after hip fracture in later stage rehabilitation: protocol of a randomized clinical trial (REATIVE Study). BMC Geriatr 16(1):198

[119] Furlan AD, Irvin E, Munhall C, Giraldo-Prieto M, Fullerton L, McMaster R, Danak S, Costante A, Pitzul K, Bhide RP, Marchenko S, Mahood Q, David JA, Flannery JF, Bayley M (2018) Rehabilitation service models for people with physical and/or mental disability living in low- and middle-income countries: a systematic review. J Rehabil Med 50(6):487–498

患者及其照护者的心理健康

13

Stefano Eleuteri, Maria Eduarda Batista de Lima,
Paolo Falaschi（代表 FFN 教育委员会）

13.1 为什么患者的心理状态对髋部骨折的治疗很重要

髋部骨折会导致健康相关生活质量（quality of life，QoL）下降。Bueckling 等[1]发现，患者的护理需求、功能受限、认知障碍和抑郁症等因素，都是术后患者低 QoL 的独立相关因素。要想体现骨质疏松症和脆性骨折治疗的真正价值，了解脆性骨折对 QoL 的全面影响是非常重要的。事实上，QoL 可以预测死亡率，以及患者的生理和心理功能[2]。

13.1.1 为什么患者的心理状态对髋部骨折的预后很重要

发生髋部骨折后，抑郁症、谵妄和认知障碍的发生率分别为 9%～47%（平均 29%）、43%～61%（平均 49%）和 31%～88%（平均 47%）[3]。有学者指出，手术时患者的心理健康状况是影响手术疗效的重要决定因素，精神障碍患者的功能恢复较差，死亡率也较高[4]。例如，功能衰退可能导致残疾、住院时间延长、被送往社会收容机构甚至死亡[5]。

也有研究表明，和骨折前痴呆相比，骨折前丧失生活自理能力是功能进一步衰退（导致住院或死亡）的更强的预测因素[6]。此外，谵妄与短

期和长期的功能减退相关，会造成病程的延长，以及增加痴呆及持续认知障碍的风险[7]。谵妄也与其他一些医院获得性并发症相关，这些并发症导致患者被送往社会收容机构的概率更高，出院后康复和家庭保健服务的需求更大，死亡率和医疗保健费用增加，并给患者、医护人员和家庭照护者造成额外的负担[8]。

13.1.2 为什么患者的心理状态对髋部骨折的康复很重要

另一项研究表明[9]，即使将患者骨折前的衰弱状态纳入考量，谵妄也仍是骨折后 1 个月功能不良的独立相关因素。此外，在 6 个月的随访中，谵妄已经成为那些在骨折前可居家生活的髋部骨折患者被送往收容机构的独立危险因素。在对术后能回家生活的患者进行 6 个月随访时发现，谵妄是功能下降的一个重要预测因素[10]。关于抑郁症，文献显示，约有 1/5 的患者在骨折时无抑郁而在 8 周后出现抑郁[11]。一项长期的研究[12]对老年髋部骨折患者 2 年后的功能康复进行了评估，研究结果显示抑郁症会影响患者的康复。抑郁症对日常生活的负面影响也会在骨折 6 个月后逐渐显现。患者积极参与康复治疗对功能的恢复有积极作用。然而，抑郁状态导致的依从性不佳、负性认知和类似于精神运动性

迟滞的症状，会干扰恢复的进程。老年髋部骨折患者的抑郁情绪对患者的日常生活也有负面影响。

在评价髋部骨折患者的恢复情况时，患者的心理状况也是重要的考量指标[13]。对髋部骨折的情感反应可以时刻预测患者的心理和生理功能，这为加速这类患者的恢复提供了一个潜在目标[14]。同时也提示，如果髋部骨折患者因为担心跌倒（fear of falling，FOF）而减少活动[15]，这会使康复效果大打折扣。综上所述，关注髋部骨折患者的心理状态是很重要的。

13.1.3　为什么照护者的心理状态也很重要

髋部骨折患者群体是最脆弱的住院患者群体之一。康复任务和对患者的照料往往落在家庭成员身上。大部分（86%）照护者是家庭成员（主要是女性），也被称为"非正规照护者"[16]。他们平均每天工作 7～11 小时，当患者病情恶化时，工作时间可长达 10～15 小时：患者的骨折越严重，照护患者的工作就越繁重[17-18]。通常他们不具备专业的护理技能。非正规照护者必须应对身体、心理和社会压力，而这些压力会对他们的健康状况和生活质量产生负面影响。

非正规照护者所承受的主要压力与患者病情的严重程度相关，也与照料患者的时间相关。对老年髋部骨折患者来说，非正规照护者是很重要的，因为这类照护者在患者康复过程中起着关键作用。照护者的一个重要任务是激励患者坚持治疗。老年髋部骨折患者可能会合并其他复杂问题，这对患者及其照护者来说都具有挑战性。

13.1.4　照护工作的影响

家庭照护者的心理健康水平已被证实是患者被送往收容机构的一个重要预测因素[19]，也是患者死亡的一个危险因素。客观的主要压力因素在不同程度上造成了各种负担：功能健康状况与时间、身体和发展负担有关；认知状态和时间负担有关。此外，还有研究探讨了家庭照护者的心理健康随时间变化的模式，以及与老年髋部骨折患者康复预后之间的关系。研究结果表明，在患者出院后的第一年，家庭照护者的心理健康与患者骨折后的恢复（包括身体功能的恢复、疼痛的缓解和健康相关预后的改善）有关。

这些结果表明，当评估髋部骨折患者的恢复时间及健康相关预后时，医务工作者也应该考虑家庭照护者的心理健康。对照护者相关预测因素与老年人髋部骨折术后康复之间关系的理解，可能会为老年髋部骨折患者的术后恢复提供更全面的视角[20]。大多数文献的主要观点是，家庭成员的照护只提供给居家生活的老年人。通过对照护者进行长期观察可以发现，家庭照护责任并没有随着患者被送往收容机构而结束。相反，这一关键性的转变似乎只是改变了提供照料的方式和强度。

不同于先前的研究中将患者被送往收容机构作为家庭照护的一个"终点"，近期的研究强调了亲属在护理方面的持续参与，以及患者入住养老院对家庭成员的压力和心理健康的影响。目前缺乏有关衰弱老年人群的家庭照护及家庭照护对照护者生活质量影响的文献。照护者对自身所处环境的主观反应很大程度上影响着其护理工作的持续性。照护者的高抑郁状态和低生活质量还可能导致照护质量低下，甚至虐待老年人[21]。

照护者的负担及负担导致的相关压力会对照护者的总体身心健康产生负面影响[22]，并与老年髋部骨折患者术后出院 1 个月时的功能状况呈负相关[23-24]。

13.1.5　患者的心理状态与照护者的心理状态的关系

在最近的一项研究中，笔者发现患者的心理健康状况与照护者的负担之间存在相关性。在 2 个月的随访中，患者的 ADL 评分结果与照护者的负担呈负相关（$P < 0.01$）。随访发

现，照护者的负担较小时，患者的功能水平较高（*P*=0.03）。有趣的结果是，患者的心理健康与照护者的情绪之间存在相关性；患者的心理健康水平越高，照护者出现抑郁的可能性就越小。

因此，患者的心理健康和照护者的负担之间似乎存在一种相互关系，一个人健康状况的改善可以促进另一个人的健康状态，反之亦然。这一数据证实了在管理患者和照护者以及评估髋部骨折患者和照护者的心理状态时使用生物 – 心理 – 社会模式的重要性 [25-26]。

13.2 应如何评估患者和照护者的心理状况

表 13.1 列举了笔者认为重要的几个方面，以便在疾病和康复的不同阶段对髋部骨折患者及其家庭照护者进行全面评估。

表 13.1 在不同阶段对髋部骨折患者及其照护者进行综合评估的内容

评估内容	阶段				
	入院	出院	90 天时随访	1 年时随访	2 年时随访
患者					
生活质量	X		X	X	
担心跌倒			X		
疼痛			X	X	
日常生活活动	X		X	X	
谵妄	X	X			
抑郁症	X		X	X	X
认知障碍	X				
压力		X	X		
焦虑		X	X		
照护者					
心理健康	X		X	X	
照护者负担	X		X	X	

13.2.1 针对患者的心理评估

患者的术后恢复过程可因患者的内科合并症、认知和功能状态以及他们的心理社会状态而发生变化。从这个意义上说，幸福感比健康更重要。在采用生物 – 心理 – 社会模式评估患者的心理状态时，对负性和正性的不同维度进行评估十分必要。

13.2.1.1 生活质量

健康相关生活质量（QoL）被认为是健康状况的重要指标，可用于评价疾病和医疗保健服务 [27]。它是一种广泛的、多维度的，包括躯体、心理和社会功能等领域的评价指标 [28]，可评估 QoL 的特定方面，并确定是否需要干预。

有一些患者忍受着生活质量受损带来的痛苦 [29-30]，而另一些患者则选择住进养老院安享晚年 [31]。Rasmussen 等认为 [32]，在探索提高康复可能性的方法时，应考虑到患者的幸福感和自我效能感是健康的来源。过去几年的文献强调了患者对自身所接受照料的认知的重要性 [33]。如果没有 QoL 数据，脆性骨折的负担则可能会被低估 [34]。欧洲五维健康量表（EuroQoL Five Dimensions Questionn-aire，EQ-5D）已被推荐用于老年患者的 QoL 评估 [35]。尽管这种方法对老年患者来说能起到良好的心理评估作用，但用这种方法对认知功能障碍患者的 QoL 进行评估仍然是困难的。在轻度和中度痴呆患者中，该量表的描述性部分具有良好的有效性和重复测试可靠性，但问卷中视觉模拟评分法（VAS）部分的有效性和可靠性均较差。

在某些情况下，当患者无法做出回答时，由他人代理接受评估是收集关于 QoL 的信息的唯一方法。家庭照护者易于高估那些不太容易被察觉的健康受限事件（疼痛、焦虑或抑郁）。通常，医疗保健专业人员对患者的全部 5 个维度进行统一评分（一些问题是具有共性的）。关于最适合的代理人，目前还没有达成一致意见，但在笔者看来，EQ-5D 的代理评估可能是评估严重痴呆患者 QoL 的最佳选择。应在患者入院时使用 EQ-5D 评估患者骨折前的 QoL，此外还应评估患者出院后 90 天时及 1 年随访时的 QoL。严重痴呆患者如果有合适的代理人，应由代理人完成 EQ-5D [36]。

13.2.1.2　担心跌倒

担心跌倒与自我效能感有关。自我效能感是人们对自己有能力执行某项任务的信念 [37]。

髋部骨折发生后，老年人认为他们的身体、个人生活及社会生活都发生了变化 [38]。McMillan 等 [39] 在患者出院后 3 个月进行随访时发现，在髋部骨折康复期间，老年人设法通过平衡承担风险和寻求帮助这两者间的关系来努力实现对未来生活的掌控。接受随访的患者一方面认为四处走动可能会有风险，他们害怕跌倒；但另一方面，他们想要活动，并试图做些事情。他们渴望恢复独立生活的能力。一些接受随访的患者强调向患者本人提供信息以及在随访交谈中将进展告知他们的重要性，这有利于他们取得进展。在随访中，应在患者入院第 90 天时对其担心跌倒（FOF）进行评估。

13.2.1.3　疼痛

对于髋部骨折患者，首先应在 EQ-5D 中对患者的疼痛进行评估。然而，正如之前所说，EQ-5D 所使用的 VAS 在认知障碍患者中是不可靠的 [35]。而且，EQ-5D 中 VAS 评估的是全身疼痛，而我们对骨折部位的疼痛也很关注。口头评分量表（VRS）在痴呆患者中的应用价值很好，并且对骨折部位的疼痛可提供更多信息 [40]。Liem 等 [36] 认为应该在术后第 2 天或者在接受保守治疗的患者入院后第 2 天，以及在患者入院后 90 天和 1 年时使用该量表进行评估。

13.2.1.4　日常生活活动

在老年骨科人群中，日常生活活动（ADL）是一项重要的健康指标。使患者恢复骨折前的健康和功能水平是髋部骨折治疗的主要目标之一。因此，重要的是评估患者随着时间变化而下降的功能状态。尽管文献中提供了大量的 ADL 评估工具，其中 Katz 日常活动量表 [41] 应用得最广泛。在很多情况下，在患者入院时准确评估患者伤前的 ADL 可能很困难。在这种情形下，建议询问患者的代理人，代理人通常是患者的家庭成员、朋友或照护者。入院时应评估患者的 ADL 以了解患者骨折前的状态。在随访期间，应在患者入院后 90 天及 1 年时对患者的 ADL 进行评估。

13.2.1.5　谵妄

髋部骨折患者通常在术后 2～5 天出现谵妄。谵妄在老年髋部骨折患者中很常见，发生率为 10%～61% [42]。因为患者病情的变化可能导致无法识别谵妄的发生，所以谵妄是一种难以评估的临床情况 [43]。由简易精神状态检查量表（Mini-Mental State Examination，MMSE）测量出的痴呆和认知功能下降是谵妄的独立危险因素 [44]。对普通内科和外科患者而言，意识模糊评估法（Confusion Assessment Method，CAM）[45] 是一种可靠且有效的谵妄检测方法。CAM 侧重于 4 个方面：① 精神状态的急剧变化；② 注意力不集中；③ 思维紊乱；④ 意识状态改变。这是一种用于评估谵妄的重要工具。应在入院时评估患者骨折前的状态，并在出院时再次进行评估。

13.2.1.6　抑郁症

抑郁症是最常见的与髋部骨折相关的心理疾病，尽管通常很难评估 [46]。老年人的低功能状态与抑郁症症状之间存在着独立的联系 [47]。那些无法良好行走以进行日常活动的老年人，经常会与社会隔离，而社会隔离本身就是抑郁症的危险因素[48]。因此可以说，在骨折前就已存在的抑郁症与骨折后日常活动力不从心而导致的抑郁症状加重导致了低 ADL 的恶性循环。老年抑郁量表（Geriatric Depression Scale，GDS）是评估抑郁症的重要工具[49]。抑郁症更常见于女性及丧偶患者[11]。入院时应评估患者的抑郁症状以了解患者骨折前的状态。随访期间，应在患者入院后 90 天、1 年及 2 年时进行抑郁评估。

13.2.1.7 认知障碍

一些研究表明，31% ~ 88% 的老年髋部骨折患者可发生认知障碍，认知障碍是髋部骨折术后患者功能恢复不良的一个预测指标[13]。此外，患者骨折前的认知障碍也与其较高的死亡率有关[4]。简易精神状态检查量表（MMSE）[50]是用于评估认知障碍的重要工具。入院时应评估患者的认知障碍以了解患者骨折前的状态。

13.2.1.8 压力

最近的研究证实了骨质疏松症和心理压力之间重叠机制的重要性。

这些机制可以延伸至脆性骨折中[51]。压力知觉量表（Perceived Stress Scale，PSS）[52]作为评估压力的工具是有价值的。应在患者出院时和入院后 90 天时对患者进行压力的评估。

13.2.1.9 焦虑

这是对患者的评估（尤其是入院时的评估）中最重要的方面之一[26]。简明焦虑筛查试验（Short Anxiety Screening Test，SAST）[53]对于这类患者是一种简单而有效的焦虑评估方法。应该在患者出院时和入院后 90 天时进行焦虑的评估。

13.2.2 针对照护者的心理评估

非正规照护者倦怠风险的增加与他们所感知的负担水平密切相关，这被定义为对负面评价和感知压力的多维反应[54]。在照护的过程中，照护者的负担感和幸福感是共存的，从这两个维度进行联合评估，可以识别个人资源和亲属资源，这些资源能在针对照护者的干预措施中得到有效利用[16-17,54]。

13.2.2.1 心理健康

主观幸福感（subjective well-being，SWB）的概念本质上是多元的。它受正性成分（如幸福）、负性成分（如抑郁症状）和认知成分（如生活满意度）的影响。它的多元成分受不同社会决定因素影响，并在连续的生命阶段中得到不同的发展[55]。患者的高照护需求可能会影响照护者生活的多个方面，包括自由时间、社交生活、心理健康、身体健康以及个人发展。主观定义的压力也被称为照护者负担。照护者对负担的感受可能对其自尊和照料能力产生负面影响[21]。这可能导致照护者严重抑郁，从而对自身生活感到不满。

换句话说，在主要客观压力和照护者的主观幸福感之间，多维的照护者负担可能起着中介作用。综合心理健康指数（Psychological General Well-Being Index，PGWBI）量表[56]是评估患者和照护者心理状况的一项重要工具。在患者入院时及入院后 90 天及 1 年时，应对患者和照护者的心理健康状况进行评估。

13.2.2.2 照护者负担

非正规照护者必须面对影响他们健康状况和生活质量的生理、心理和社会压力[57]。在过去的 30 年里，研究人员特别重视对照护者负担的研究和评估[58]。照护者负担量表（Caregiver Burden Inventory，CBI）[59]可提供有关照护者的客观负担（objective burden，OB）和主观负担（subjective burden，SB）的信息。客观负担即照护者投入日常照护活动的时间和付出，主观负担即照护者的缺乏日常机会、疲劳、身体问题、社交问题以及他们对被照护者的看法。照护者负担的内涵较广，指的是照护者为了向躯体或精神残疾患者提供帮助而出现的生理的、情感的反应以及经济方面的后果。

越来越多的研究注意到了"照护者负担"这一现象，也注意到了照护者通常缺乏支持，减轻照护者负担的干预也是缺乏的。这类研究之所以会增多，可能是因为越来越多的证据表明，照护者负担已成为影响照护者生活质量（QoL）的决定性因素。有几项研究揭示了患者和照护者的特征与照护者的 QoL 之间的联系，而照护者负担是 QoL 的重要预测指标。照护者负担也被用作结果变量而不是预测因素 [60]，这说明照护者负担和 QoL 是密切相关的。因此，照护者负担似乎是患者、照护者的特征与照护者的 QoL 之间关联的潜在调节因素。一些研究表明，老年髋部骨折患者的照护者存在多方面的负担，包括疲劳、情绪困扰和角色冲突 [22-23]。

许多照护者对进入这一角色几乎或根本没有准备，他们被迫在很短的时间内必须学会照顾他人的方方面面。通常照护者不知道患者在髋部骨折康复期会发生什么。他们面临的情况是，必须处理各种与护理有关的任务，例如安排康复治疗、管理辅助器具。当照护者与此同时还需要平衡自己的工作和家庭生活时，这会带来更大的压力。髋部骨折属于急性损伤，照护者负担可能会随时间推移而减小，然而，照护者负担往往持续12 个月或更长时间 [61]。在患者骨折后的头两个月，照护者承受的压力往往是最大的，这与护理需求的提升和费用的增加有关。髋部骨折患者的家庭照护者承受着中度负担 [23]。此外，照护者负担与老年髋部骨折患者的生理功能呈负相关。而社会支持可使照护者负担减小 [24]。应在患者入院时、入院后 90 天及 1 年时对照护者负担进行评估。

13.3 老年骨科团队如何改善患者和照护者的心理状态

笔者发现，在患者的心理健康和照护者负担之间似乎存在着一种相互关系，即患者健康状况的改善会促进照护者健康状况的改善，反之亦然。患者的心理健康状况与照护者负担之间的相关性证实了使用生物－心理－社会模式对待患者和照护者的重要性 [25-26]。遗憾的是，目前还没有研究能够说明老年骨科团队应该如何去做，才能对患者和照护者的心理状态产生积极影响。因此，需要进一步的研究去探究应该做什么来改善患者和照护者的心理健康。

前文介绍了各种重要的负性和正性维度、建议的评估阶段和笔者认为最合适的评估工具。老年骨科团队应该遵循生物－心理－社会模式来关注和处理这些方面。在团队中可加入一名心理医生，心理医生可以帮助评估患者和照护者的心理健康状况，可使用前文详述的工具，也可采用心理咨询。在心理咨询过程中，心理医生还可以获得更多的定性资料，以便对患者和照护者出现的情况和需求进行干预，并对评估中发现的问题和优势向患者和照护者进行反馈。例如，一项初步的研究表明，每周 2 次、每次 45 分钟左右的心理咨询对髋部骨折患者的抑郁和焦虑症状有积极的影响。虽然良好的初步结果能否长久保持仍需要长期随访，但这些数据已经能够说明心理咨询对这类患者的有效性 [61]。

文献显示，与其他成人相比，某些患者的风险更大，住院频率更高。制订全面的出院计划，包括尽早识别那些高风险患者，能够改善这种情况。在患者进入治疗机构后，对患者进行早期多维评估可以提供一些提高治疗效率的重要指标。笔者的经验是，和主管护士合作，为照护者开设课程，搭建"照护者服务台"，可能是老年骨科团队推进全面出院计划的额外策略，可提高髋部骨折患者及其照护者的心理健康水平。

与其他类型术后患者住院相比，老年髋部骨折术后患者的住院时间较长，在康复期间老年骨科团队应向患者及其照护者提供更多的心理教育支持。

13.4 文化影响和人文关怀

为了更好地支持患者和照护者，治疗中涵盖人文关怀很重要。

在世界各地，女性是向患有慢性疾病或残疾的家庭成员（包括患有精神疾病的老年人和成人）提供非正规照护的主要人员。社会和文化对女性提出的要求使她们承担着家庭照护者的角色。

压力应对理论认为，女性照护者更容易暴露于压力因素，而且她们感知、报告和应对这些压力因素的方式可能与男性不同[62-63]。

许多研究调查了精神疾病患者的家庭照护者的性别差异，得出的结论是：女性在提供照护和执行个人照护任务方面花费的时间比男性更多。这些研究还发现，在提供照护时，女性会经历更多的心理和生理压力、更大的照护负担和更高程度的心理痛苦[64-65]。

然而，还有几乎同样数量的研究并没有发现男性照护者和女性照护者在这些方面有任何差异。这导致了这样一种观点，即尽管男性照护者和女性照护者之间可能存在一定的差异，但大多数情况下差异很小，临床意义值得怀疑。因此，照护者性别只能解释负性照护结果中微不足道的差异[66-67]。

类似的不一致也解释了照护者的性别差异，如角色期望、压力、应对和社会支持的差异，以及倾诉痛苦时的反应偏差。除了所提供的模棱两可和不一致的证据外，在有关照护问题的文献中还有其他关于性别差异的问题。大多数证据来自对患有痴呆或各种躯体疾病的老年人的照护者的研究[68-69]。

随着人口结构和社会规范的变化，男性越来越多地承担起照护者的角色。然而，男性照护者的经验尚未得到充分的探讨。性别对照护效果的影响可能受到其他几个变量的调节，这些变量包括患者相关因素、社会人口学变量、血缘关系、文化和种族的影响，但在关于性别差异的研究中很少考虑这些因素[70-71]。

在性别之外，每个文化和国家都有自己的方式来建立患者和照护者之间的照护关系。例如，在欧洲不同国家中进行的一项研究发现，在跨代联系更为密切的国家（意大利、西班牙），脆性骨折对照护者的影响通常比其他国家（如法国）要高[72]。近期的文献显示，全球经济转移、移民和慢性病正在扩大老年人对照护的需求，同时也改变了代际间期望；随着全球照护链的日益清晰，老年人在家庭照护系统中发挥着关键的作用[73]。移民所照顾的老年人往往有明显的躯体差异，个人经历也各不相同。据此，照护者创造性地采取不同的照护模式，使之与被照护者的文化身份和性别身份相适应，从而为国家做出了他们的贡献[74]。

以上这些方面都需要考虑，例如在针对照护者的培训课程中需要考虑所有这些方面。

（翻译：汪天宇 袁勇贵，审校：李宁）

参考文献

[1] Bueckling B, Struewer J, Waldermann A, Horstmann K, Schubert N, Balzer-Geldsetzer M et al (2014) What determines health-related quality of life in hip fracture patients at the end of acute care? A prospective observational study. Osteoporos Int 25:475–484

[2] Kao S, Lai KL, Lin HC, Lee HS, Wen HC (2005) WHOQOL-BREF as predictors of mortality: a two-year follow-up study at veteran homes. Qual Life Res 14:1443–1454

[3] Fenton FR, Cole MG, Engelsmann F, Mansouri I (1997) Depression in older medical inpatients. Int J Geriatr

Psychiatry 12:389–394

[4] Holmes JD, House AO (2000) Psychiatric illness predicts poor outcome after surgery for hip fracture: a prospective cohort study. Psychol Med 30:921–929

[5] Miller EA, Weissert WG (2000) Predicting elderly people's risk for nursing home placement, hospitalization, functional impairment, and mortality: a synthesis. Med Care Res Rev 57:259–297

[6] Krogseth M, Wyller TB, Engedal K, Julieb V (2014) Delirium is a risk factor for institutionalization and functional decline in older hip fracture patients. J Psychosom Res 76:68–74

[7] Marcantonio ER, Flacker JM, Michaels M, Resnick NM (2000) Delirium is independently associated with poor functional recovery after hip fracture. J Am Geriatr Assoc 48:618–624

[8] Saczynski JS, Marcantonio ER, Quach L, Fong TG, Gross A, Inouye SK et al (2012) Cognitive trajectories after postoperative delirium. N Engl J Med 367:30–39

[9] Pompei P, Foreman M, Rudberg MA, Inouye K, Braund V, Cassel CK (1994) Delirium in hospitalized older patients: outcomes and predictors. J Am Geriatr Soc 42:809–815

[10] Mossey JM, Knott K, Craik R (1990) The effects of persistent depressive symptoms on hip fracture recovery. J Gerontol 45:M163–M168

[11] Yesavage JA, Brink TL, Rose TL, Lum O, Huang V, Adey M et al (1982) Development and validation of a geriatric depression screening scale: a preliminary report. J Psychiatr Res 17:37–49

[12] Alarcón T, González-Montalvo JI, Gotor P, Madero R, Otero A (2011) Activities of daily living after hip fracture: profile and rate of recovery during 2 years of followup. Osteoporos Int 22:1609–1613

[13] Fredman L, Hawkes WG, Black S, Bertrand RM, Magaziner J (2006) Elderly patients with hip fracture with positive affect have better functional recovery over 2 years. J Am Geriatr Soc 54:1074–1081

[14] Langer JK, Weisman JS, Rodebaugh TL, Binder EF, Lenze EJ (2015) Short term affective recovery from hip fracture prospectively predicts depression and physical functioning. Health Psychol 34:30–39

[15] Visschedijk J, Achterberg W, Van Balen R, Hertogh C (2010) Fear of falling after hip fracture: a systematic review of measurement instruments, prevalence, interventions, and related factors. J Am Geriatr Soc 58:1739–1748

[16] National Alliance for Caregiving (NAC) and American Association of Retired Persons (AARP) (2009) Caregiving in the U.S. Bethesda, MD: NAC, and Washington, DC: AARP

[17] Neugaard B, Andresen E, McKune SL, Jamoom EW (2008) Health-related quality of life in a national sample of caregivers: findings from the behavioral risk factor surveillance system. J Happiness Stud 9:559–575

[18] Svedbom A, Borgstöm F, Hernlund E, Ström O, Alekna V, Bianchi ML et al (2018) Quality of life for up to 18 months after low-energy hip, vertebral, and distal forearm fractures-results from the ICUROS. Osteoporos Int 29:557–566

[19] Deimling GT, Poulshock SW (1985) The transition from family in-home care to institutional care focus on health and attitudinal issues as predisposing factors. Res Aging 7:563–576

[20] Liu HY, Yang CT, Cheng HS, Wu CC, Chen CY, Shyu YI (2015) Family caregivers' mental health is associated with postoperative recovery of elderly patients with hip fracture: a sample in Taiwan. J Psychosom Res 78:452–458

[21] Carretero S, Garcés J, Ródenas F, Sanjosé V (2009) The informal caregiver's burden of dependent people: theory and empirical review. Arch Gerontol Geriatr 49:74–79

[22] Shyu YIL, Chen MC, Liang J, Tseng MY (2012) Trends in health outcomes for family caregivers of hip-fractured elders during the first 12 months after discharge. J Adv Nurs 68:658–666

[23] Lin PC, Lu CM (2005) Hip fracture: family caregivers' burden and related factors for older people in Taiwan. J Clin Nurs 14:719–726

[24] Lin PC, Lu CM (2007) Psychosocial factors affecting hip fracture elder's burden of care in Taiwan. Orthop Nurs 26:155–161

[25] Falaschi P, Eleuteri S, Mitroi C, Farulla C, Martocchia A (2015) Hip fracture: relation between patient's and caregiver's psychological wellbeing. In: Abstracts of the 4th fragility fracture network congress, Rotterdam, Netherlands, pp 75–76

[26] Eleuteri S, Bellanti G, Falaschi P (2016) Hip fracture: preliminary results supporting significative correlations between the psychological wellbeing of patients and their relative caregivers. J Gerontol Geriatr 64:104–111

[27] Testa MA, Simonson DC (1996) Assessment of quality-of-life outcomes. N Engl J Med 334:835–840

[28] World Health Organization (1984) WHO constitution. World Health Organization, Geneva

[29] Roth T, Kammerlander C, Gosch M, Luger TJ, Blauth M (2010) Outcome in geriatric fracture patients and how it can be improved. Osteoporos Int 21:S615–S619

[30] Randell AG, Nguyen TV, Bhalerao N, Silverman SL, Sambrook PN, Eisman JA (2000) Deterioration in quality of life following hip fracture: a prospective study. Osteoporos Int 11:460–466

[31] Bertram M, Norman R, Kemp L, Vos T (2011) Review of the long-term disability associated with hip fractures. Inj Prev 17:365–370

[32] Rasmussen B, Uhrenfeldt L (2014) Lived experiences of self-efficacy and wellbeing in the first year after hip fracture: a systematic review protocol of qualitative evidence. JBI Database Syst Rev Implement Rep

12:73–84

[33] Garratt A, Schmidt L, Mackintosh A, Fitzpatrick R (2002) Quality of life measurement: bibliographic study of patient assessed health outcome measures. BMJ 324:1417–1421

[34] Xenodemetropoulos T, Devison S, Ioannidis G, Adachi JD (2004) The impact of fragility fracture on health-related quality of life. The importance of antifracture therapy. Drugs Aging 21:711–730

[35] Hutchings L, Fox R, Chesser T (2011) Proximal femoral fractures in the elderly: how are we measuring outcome? Injury 42:1205–1213

[36] Liem IS, Kammerlander C, Suhmb N, Blauth M, Roth T, Gosch M et al (2013) Identifying a standard set of outcome parameters for the evaluation of orthogeriatric co-management for hip fractures. Int J Care Injured 44:1403–1412

[37] Bandura A (2010) Self-efficacy. In: Weiner EB, Craighead EW (eds) The Corsini encyclopedia of psychology, 4th edn. John Wiley & Sons, Inc., Hoboken

[38] Jellesmark A, Herling SF, Egerod I, Beyer N (2012) Fear of falling and changed functional ability following hip fracture among community-dwelling elderly people: an explanatory sequential mixed method study. Disabil Rehabil 34:2124–2131

[39] McMillan L, Booth J, Currie K, Howe T (2013) 'Balancing risk' after fall-induced hip fracture: the older person's need for information. Int J Older People Nursing 9:249–257

[40] Pesonen A, Kauppila T, Tarkkila P, Sutela A, Niinisto L, Rosenberg PH (2009) Evaluation of easily applicable pain measurement tools for the assessment of pain in demented patients. Acta Anaesthesiol Scand 53:657–664

[41] Katz S, Ford AB, Moskowitz RW, Jackson BA, Jaffe MW (1963) Studies of illness in the aged. The index of ADL: a standardized measure of biological and psychosocial function. JAMA 185:914–919

[42] Siddiqi N, Stockdale R, Britton AM, Holmes J (2007) Interventions for preventing delirium in hospitalized patients. Cochrane Database Syst Rev 2:CD005563

[43] de Castro SMM, ünlü , Tuynman JB, Honig A, van Wagensveld BA, Steller EP et al (2014) Incidence and risk factors of delirium in the elderly general surgical patient. Am J Surg 208:26–32

[44] Murray AM, Levkoff SE, Wetle TT, Beckett L, Cleary PD, Lipsitz LA et al (1993) Acute delirium and functional decline in the hospitalised elderly patient. J Gerontol Med Sci 48:M181–M186

[45] Ely EW, Margolin R, Francis J, May L, Truman B, Dittus R et al (2001) Evaluation of delirium in critically ill patients: validation of the confusion assessment method for the intensive care unit (CAM-ICU). Crit Care Med 29:1370–1379

[46] Nightingale S, Holmes J, Mason J, House A (2001) Psychiatric illness and mortality after hip fracture. Lancet 357:1264–1265

[47] Bostrom G, Condradsson M, Rosendahl E, Nordstrom P, Gustafson Y, Littbrand H (2014) Functional capacity and dependency in transfer and dressing are associated with depressive symptoms in older people. Clin Interv Aging 9:249–257

[48] Djernes JK (2006) Prevalence and predictors of depression in populations of elderly: a review. Acta Psychiatr Scand 113:372–387

[49] Atay İM, Aslan A, Bur H, Demirci D, Atay T (2016) Is depression associated with functional recovery after hip fracture in the elderly? J Orthop 13:115–118

[50] Folstein MF, Folstein SE, McHugh PR (1975) "Mini-mental state". A practical method for grading the cognitive state of patients for the clinician. J Psychiatr Res 12(3):189–198

[51] Kelly RR, McDonald LT, Jensen NR, Sidles SJ, LaRue AC (2019) Impacts of psychological stress on osteoporosis: clinical implications and treatment interactions. Front Psych 10:200

[52] Cohen S, Kamarck T, Mermelstein R (1994) A global measure of perceived stress. J Health Soc Behav 24:385–396

[53] Sinoff G, Ore L, Zlotogorsky D, Tamir A (1999) Short anxiety screening test—a brief instrument for detecting anxiety in the elderly. Int J Geriatr Psychiatry 14:1062–1071

[54] Fianco A, Sartori RD, Negri L, Lorini S, Valle G, Delle Fave A (2015) The relationship between burden and well-being among caregivers of Italian people diagnosed with severe neuromotor and cognitive disorders. Res Dev Disabil 39:43–54

[55] Keyes CLM (2002) The mental health continuum: from languishing to flourishing in life. J Health Soc Behav 43:207–222

[56] Dupuy HJ (1994) The psychological general well-being (PGWB) index. In: Wenger N (ed) Assessment of quality of life in clinical trials of cardiovascular therapies. Le Jacq, New York

[57] Novak M, Guest C (1989) Application of a multidimensional caregiver burden inventory. Gerontologist 29:798–803

[58] Pearlin LI, Mullan JT, Semple SJ, Skaff MM (1990) Caregiving and the stress process: an overview of concepts and their measures. Gerontologist 30:583–594

[59] McCullagh E, Brigstocke G, Donaldson N, Kalra L (2005) Determinants of caregiving burden and quality of life in caregivers of stroke patients. Stroke 36:2181–2186

[60] Kashner TM, Magaziner J, Pruitt S (1990) Family size and caregiving of aged patients with hip fractures. In: Biegel DE, Bulm A (eds) Aging and caregiving: theory, research and policy. Sage, Beverly Hills

[61] Gambatesa M, D'Ambrosio A, D'Antini D, Mirabella L, De Capraris A, Iuso S et al (2013) Counseling, quality of life, and acute postoperative pain in elderly patients with hip fracture. J Multidiscip Healthc 6:335–346

[62] Marks NF, Lambert JD, Choi H (2002) Transitions to caregiving, gender, and psychological well-being: a prospective U.S. national study. J Marriage Fam 64:657–667

[63] Adams B, Aranda MP, Kemp B, Takagi K (2002) Ethnic and gender differences in distress among Anglo-American, African-American, Japanese-American, and Mexican-American spousal caregivers of persons with dementia. J Clin Geropsychol 8:279–301

[64] Wallsten SS (2000) Effects of caregiving, gender, and race on the health, mutuality, and social supports of older couples. J Aging Health 12:90–111

[65] Walker AJ (2000) Conceptual perspectives on gender and caregiving. In: Dwyer JW, Coward RT (eds) Gender, families and elder care. Sage, Newbury Park

[66] Martin CD (2000) More than the work: race and gender differences in caregiving burden. J Fam Issues 21:986–1005

[67] Lin IF, Fee HR, Wu HS (2012) Negative and positive caregiving experiences: a closer look at the intersection of gender and relationships. Fam Relat 61(2):343–358

[68] Sassen S (2006) Global cities and survival circuits. In: Zimmerman MK, Litt JS, Bose CE (eds) Global dimensions of gender and carework. Stanford University Press, Stanford

[69] Campbell P, Wright J, Oyebode J, Job D, Crome P, Bentham P, Jones L, Lendon C (2008) Determinants of burden in those who care for someone with dementia. Int J Geriatr Psychiatry 23:1078–1085

[70] Almada AZ (2001) Gender and caregiving: a study among Hispanic and non-Hispanic white frail elders. Master's thesis, Virginia Polytechnic Institute and State University. https://vtechworks.lib.vt.edu/bitstream/handle/10919/33603/thesisjunio18.pdf. Accessed 31 Oct 2019

[71] Yeates N (2012) Global care chains: a state-of-the-art review and future directions in care transnationalization research. Glob Netw 12:135–154

[72] Brijnath B (2009) Familial bonds and boarding passes: understanding caregiving in a transnational context. Identities 16:83–101

[73] De Regt M (2011) Intimate labors: cultures, technologies, and the politics of care. Int Rev Soc Hist 56(3):539–542

[74] Mazuz K (2013) The familial dyad between aged patients and Filipina caregivers in Israel: eldercare and bodily-based practices in the Jewish home. Anthropol Aging Q 34:126–134

骨折的风险评估及如何实施骨折联络服务 **14**

Nicholas R. Fuggle, M. Kassim Javaid, Masaki Fujita, Philippe Halbout, Bess Dawson-Hughes, Rene Rizzoli, Jean-Yves Reginster, John A. Kanis, Cyrus Cooper

14.1 引言

脆性骨折的发病率非常高，正在影响着西方国家 1/3 的女性及 1/5 的 50 岁以上的男性 [1-3]。这使得个体付出惨痛代价（在发病率及死亡率方面），也会对全球卫生经济造成重大损失。实际上，在欧洲，脆性骨折造成的年花费超过 370 亿欧元（2010 年）[4]，在美国年花费则超过 200 亿美元（1992 年）[5]。随着骨质疏松症带来的负担不断增加，这个问题会变得越来越突出。

为了减少脆性骨折的发生率，通常需要采取以下两个主要措施。第一，是确保那些骨质疏松症患者得到充分的治疗；第二，也是本章所关注的，应及时、有效地识别那些有脆性骨折风险的人 [6]。

脆性骨折指数是一个非常重要的指标，可以用来判断是否需要开始评估和治疗骨质疏松症，或至少考虑治疗骨质疏松症。尽管专业医疗保健人员接诊的大多数患者无任何脆性骨折的风险，也无须在所谓的"治疗缺口"状态下进行治疗 [4,7-8]，但据估计，只有 20% 的骨折患者得到了恰当的评估和治疗（这一比例因国家和骨折部位而异 [9]）。因此，国际和国家临床指南 [10-12] 以及学术界的系统综述 [13-14] 建议使用骨折联络服务（Fracture Liaison Service，FLS），以有效缩小这一治疗缺口。此外，确定患者的骨折风险并利用该参数选择合适的治疗方案也是至关重要的。

14.2 骨折风险预测

1994 年，世界卫生组织制订了骨质疏松症的实用性定义，即骨密度（BMD）T 值为 –2.5 或以下 [15]，这随后成为骨质疏松症的诊断标准。事实上，BMD [16] 每降低一个标准差，骨折风险就增加 1.5 ~ 2.5 倍。然而，仅仅使用 BMD 来确定骨折高风险人群的敏感性还不到 50%[17-18]，而且许多骨折患者的 T 值高于 –2.5。基于这个原因，骨折预测工具被开发出来用于协助识别"危险"个体。

骨折风险评估工具（Fracture Risk Assessment Tool，FRAX）是通过对 9 项分布在不同地区的队列研究的原始数据进行系统性荟萃分析而开发出来的，该工具在后续的 11 个队列研究中得到进一步验证，并于 2008 年见刊发表 [19]。用于确定 FRAX 算法中所包含变量的主要原则如下。

- 该变量须与骨折有直观的联系。
- 该变量应易于临床使用。
- 该变量应该（至少部分）独立于 BMD。
- 该变量应具有药物治疗可逆性。

所选择的临床参数包括年龄、性别、体重、身高、既往骨折史、父母髋部骨折史、吸烟、糖皮质激素的使用、类风湿关节炎、继发性骨质疏松症的病因、饮酒和 BMD（尽管这个参数可以在资源设置中被排除）。输出数据为 10 年内发生重大脆性骨折（脊柱、肱骨近端、前臂远端和髋部骨折）的概率和 10 年内发生髋部骨折的概率。全球各地的骨折发生率不同[20]，使用 FRAX 进行校准，便可以提供不同国家的特定模型。

这些风险百分率可用于告知治疗干预的阈值。FRAX 已经被纳入全球超过 80 个治疗指南中[21]，如英国国家骨质疏松症指南小组[22-23]、美国国家骨质疏松症基金会（NOF）[24]、美国风湿病学会（ACR）[25] 和苏格兰校际网络（SIGN）[26] 发表的指南。

预防老年女性骨折的筛查（Screening of Older Women for the Prevention of Fracture, SCOOP）试验的目的是建立一个有效的、具有良好的成本–效益比的且基于社区的初级保健筛查项目。从全英国的普通外科中招募了 12 483 名年龄在 70～85 岁的女性患者，将患者随机分为 2 组，一组使用 FRAX 及双能 X 射线骨密度仪进行骨折筛查，另一组采用"常规治疗"作为对照，主要结果指标是各组中脆性骨折患者的比例，次要结果指标包括各组中所有骨折的比例、髋部骨折发生率、成本效益、死亡率和 EQ-5D，以及对受试者可接受性的定性评估。

这项研究的结果发表于 2018 年。尽管两组之间的主要结果指标即所有骨质疏松症相关骨折 $[P = 0.178, HR\ 0.94\ (0.85 \sim 1.03)]$ 或所有临床骨折发生率 $[P = 0.83, HR\ 0.94\ (0.86 \sim 1.03)]$ 等结果无明显差异，但是筛查组的髋部骨折发生率显著低于对照组 $[P = 0.002, HR\ 0.72\ (0.59 \sim 0.89)]$ [27]。如图 14.1 所示，骨折风险最高人群的髋部骨折风险下降超过 50%[28]。后来的卫生经济分析表明，用这种方法进行筛查节约了经济成本[29]。总之，SCOOP 研究表明，在人群中采用这种筛查策略，每年可以有效地预防 8000 例髋部骨折的发生。

使用骨折预测工具、骨密度测量（如果可行）和人群筛查策略都可以帮助患者确定原发性和继发性骨折的风险。当然，进一步识别和治疗"危险"个体的方法是通过 FLS。

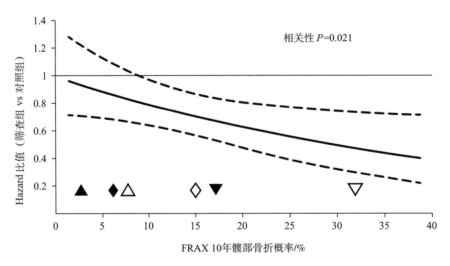

图 14.1 与常规治疗（对照组）相比，SCOOP 对髋部骨折的影响。该结果被描述为风险比，FRAX 10 年髋部骨折概率基线范围（不含 BMD 计算）。疗效与基线概率存在交互作用（$P = 0.021$）。符号表示整个研究人群（黑色符号）和筛查出的高危人群（白色符号）[28] 中基线概率的范围

14.3 骨折联络服务（FLS）

14.3.1 FLS模式

　　FLS模式是一种基于骨折联络协调员的二级骨折预防服务，由医疗保健系统实施，以确保发生脆性骨折的患者被识别出患有骨质疏松症且有跌倒风险，并据此进行管理[11,30-31]（图14.2）。这样做有两个主要目的：一是解决前面提到的"治疗缺口"问题；二是通过为脆性骨折患者提供明确的治疗路径来加强医疗服务人员之间的沟通。该团队由一组专业医疗保健人员组成，包括一名FLS领导者（通常来自内科或骨科）以及一个由初级临床医生、护士、专职医疗保健专业人员和行政人员组成的小组。

　　通过专职"病例查找人员"（通常是临床护理专家）的工作，依据不同FLS地理位置的预定协议确定和评估骨折患者，从而提供初级治疗或二级治疗。

　　图14.3展示了在英国使用的FLS模式。

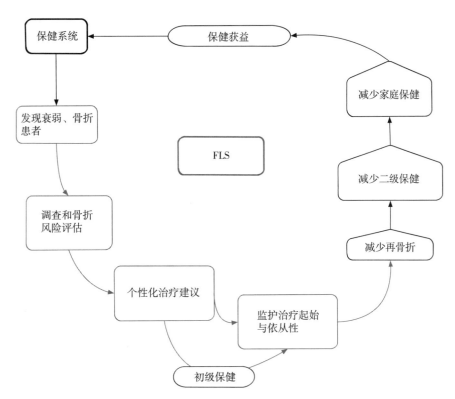

图14.2　FLS的概念模式

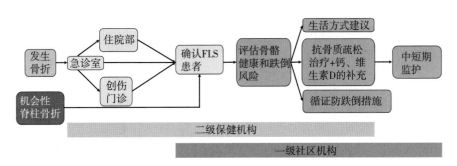

图14.3　英国FLS模式

14.3.2　FLS 有效性的证据

2013 年，全球共有 57 个 FLS 在国际骨质疏松症基金会（International Osteoporosis Foundation, IOF）Capture the Fracture®（CTF）项目中注册。同年，在 27 个欧洲国家中有 19 个国家进行了 FLS 覆盖率的评估。数据显示大约只有不到 10% 的医疗机构拥有 FLS[9]。亚太地区的情况更加令人担忧，16 个国家中有 9 个国家报告没有一家医院拥有 FLS[32]，只有新加坡报告超过一半的医院有已建立的 FLS[33]。IOF 的 CTF 项目也对全球的 FLS 进行了地图展示，证实自 2013 年以来，FLS 的使用率有所上升。事实上，2018 年 FLS 总数已上升至 327 个（每年确诊超过 34.5 万例骨折患者），仅当年新增 FLS 就有 80 个，有 3 个新国家注册了第一个 FLS，它们是菲律宾、斯里兰卡和沙特阿拉伯。

除了覆盖范围外，由于所使用的服务模式种类繁多[14]，以前人们认为很难比较不同服务的效果和性能。然而，CTF 项目（于 2012 年推出）已经制订了评估服务的标准。这一"最佳实践框架（best practice framework，BPF）"对比较不同方法和评估潜在的患者获益而言是一个巨大的帮助。它确定了 13 个条件及标准，包括患者识别、患者评估、评估后时间、椎体骨折识别、指南评估、导致骨质疏松症的继发因素的评估、跌倒预防服务、评估的多角度性质、开始用药、用药回顾、沟通策略、长期管理和数据库管理。根据特定方面的服务质量，每一种标准都被分级为铜、银或金。然后根据包含 4 种不同的骨折类型（髋部骨折、住院骨折、门诊骨折和椎体骨折）和一个组织（包括跌倒评估和数据库管理）的 5 大领域对 FLS 进行评分。

为了吸引全球医学界的参与，CTF 提供了最佳实践表彰计划。在该计划中，FLS 小组可以向 IOF 提交他们的服务，根据 BPF 的标准进行评估，从而获得金、银或铜的评价。在最佳实践

的 CTF 地图上显示了 FLS 和它们各自的成就水平。为了影响政策的改变，该地图可以可视化地展示世界范围内可用的服务、成果以及在二次骨折预防[34]方面有待改进的区域。该地图还可作为一种政策宣传工具，供医疗保健专业人员和医院使用，以便他们与政策制订者接触，从而影响国家级政策的改变。

除了 CTF 的工作之外，近年来还有学者对 FLS 的临床及成本效益进行了进一步的分析，并在假设队列中进行了建模研究。

事实上，McLellan 等使用成本效益和预算影响模型（依据在英国人群中使用 8 年的 FLS 的数据而建立的模型）表明，每实施一个 FLS，每年可以预防 18 例骨折（1000 例假设的脆性骨折患者），并且总共可节省 21 000 英镑的支出[35]。使用马尔可夫微模拟模型对瑞典 1000 例患者假设队列的类似研究证明，使用 FLS 预防了 22 例骨折，与常规治疗相比，FLS 每质量调整生命年（quality adjusted life year，QALY）成本增加了 14 029 欧元[36]。

2016 年，Hawley 等利用医院数据库研究了 FLS 的引入或扩展对英国髋部骨折治疗效果的影响。他们的研究包括了英国 2003 年至 2013 年因髋部骨折到 11 家医院急诊就诊的 60 岁以上的患者。他们采用时间序列分析，对骨折预防服务改变前后的 30 天死亡率、1 年死亡率和二次髋部骨折情况进行了研究。在纳入研究的 33 152 例初次髋部骨折患者中，1288 例患者在 2 年内再次发生髋部骨折，3033 例患者在初次髋部骨折后 30 天内死亡，9662 例患者在 1 年内死亡。引入或扩大使用护士主导的 FLS 对 30 天死亡率［危险比（HR）为 0.80，95% 可信区间为 0.71 ~ 0.91］和 1 年死亡率（HR 0.84，95% 可信区间为 0.77 ~ 0.93）具有保护性效果（图 14.4）。然而，它对二次髋部骨折的发生没有影响，也没有说明是否确实通过 FLS 对患者进行了观察。一项平行的定性研究对这些方面进行了

研究，并确定了良好的依从性是服务有效性的关键[38]。该研究提供的大量证据表明，将监测和继续治疗委托给现有的初级保健服务会降低 FLS 的有效性，还表明在 FLS 规范中纳入监测的必要性，至少在短期到中期内进行监测是非常必要的。

2017 年，Leal 等提出了 FLS 作为髋部骨折干预措施的成本效益问题，他们使用马尔可夫微模拟模型评估了老年骨科医生主导的 FLS、护士主导的 FLS 和常规护理对患者的终生影响。他们估计，对 83 岁的女性来说，由老年骨科医生主导的服务的有效成本是每个 QALY 22 709 英镑，每个 QALY 的医疗保健成本为 12 860 英镑。男性的医疗保健成本效益为每个 QALY 14 525 英镑。这些发现表明，引入 FLS 具有重要的

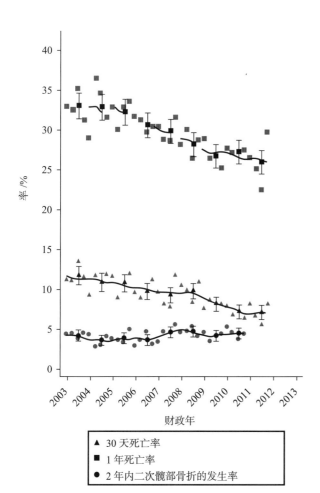

图 14.4 该地区每年和每季度的死亡率（30 天和 1 年）趋势以及初次髋部骨折[37]后的二次髋部骨折发生率（2 年内）

经济效益。最近的一项系统综述（包括任何关于 FLS 的研究，而不考虑研究设计）也证实了引入 FLS 的潜在好处[39-40]。

有研究人员通过对英国 43 名参与了 FLS 的卫生专业人员的访谈进行定性分析，评估了劳动力影响和 FLS 运行的相关问题[41]。重要的主题包括沟通、资源分配和患者的依从性。有人认为，骨折预防协调员改善了多学科团队之间的沟通，然而，二级治疗和初级治疗之间的沟通有时是一个挑战。有人指出，撰写商业案例（在英国建立医院信托基金的基本步骤）具有挑战性，而且有些部门的医院信托基金资源不足。研究发现患者对治疗的依从性是当前 FLS 模式的一个弱点，这使得用药监测需要被加强与改进。

总之，越来越多的研究数据表明，在使用 FLS 的地区，FLS 可以使髋部骨折死亡率降低 50%、二次骨折发生率降低 20%，并且可以减少药物治疗的需求，降低治疗花费。

14.4 如何实施 FLS（分步指南）

FLS 发展的关键阶段是制订国家优先级、开发商业案例、实施项目和保持可持续发展。第一步是在国家或地区的政策层面上优先考虑 FLS。这包括由专业协会、患者团体、现有的 FLS 拥护者和区域及国家级的相关决策者组成的全国联盟。优化流程的核心是涵盖脆性骨折当前和预期负担与患者、家庭、医疗保健、社会效益及卫生经济评估的数据库。

随后需要开发一个 FLS 商业案例，该案例须反映实施 FLS 的地区收益，以及地区 FLS 成本与地区收益的相互依赖关系。这可能需要通过试点研究来确定在识别、调查、提出治疗建议和监测的不同阶段对患者干扰最小的最佳途径[42]。有效的患者参与是确保以患者为中心的路径的关键。

要想有效地分阶段推行 FLS 并持续扩大其

规模，就必须在提供服务过程中嵌入质量改进的体系。改进体系应得到地方、区域和国家以及同行和同行专家论坛的支持，以便讨论和分享学习成果。CTF 工作组正在研发实施这些项目的工具，包括国家优先级宣传、FLS 预算影响计算器以及指导 FLS 实施和可持续性服务的不同方法。

应该确定和招募一个凝聚力强的多学科团队，团队人员需包括骨质疏松症的专家、骨科医生、内科医生（可能来自老年科、风湿科或内分泌科等专科）、DXA 专科医生、专科护士、物理治疗师和 FLS 协调员。项目小组还应包括涉及药房、初级保健医生、卫生系统管理、患者、慈善部门和卫生系统管理资助者相关利益的代表。这个团队将总揽全局，并确保 FLS 的结构能够执行所有利益相关者要求 FLS 所具备的功能。应进行初步审计，以便为未来的质量改进分析提供"前 FLS"基线。应收集 50 岁以上患者（包括曾发生过髋部脆性骨折，或过去 2 年内曾发生过脆性骨折，或已经接受过抗骨质疏松药治疗并

在服用抗骨质疏松药后出院的患者）的数据。是否收集关于住院时间、出院目的地、医疗费用和其他骨折类型等额外数据，将取决于当前全国性数据的可及性。

14.4.1　对服务进行基准评价

上述"计划 – 做 – 研究 – 行动（PDSA）"中所述的质量改进过程只允许对服务本身进行评估；然而，如前所述，将该服务与国内和国际的其他 FLS 进行比较将是有益的。IOF 为此设计了一个最佳实践框架，FLS 可以在 CTF 网站上注册，以进行地图映射和基准评价。如表 14.1 所示，这 13 项评价准则分为 1 级、2 级和 3 级（3 级为最佳范例），并包括下列各项。

（1）患者识别。脆性骨折患者可以被识别（1级），通过卫生系统的跟踪，FLS 可以独立审计（2 级和 3 级）。

（2）患者评估。通过临床预测工具（FRAX®）或骨密度评估未来脆性骨折患者占具有骨

表 14.1　用于国际 FLS 基准评价的 CTF 最佳实践框架

BPF 标准	1 级	2 级	3 级
患者识别	患者身份无法追踪	患者身份可以追踪	患者身份可以追踪 独立审计
患者评估	50% 的患者被评估	70% 的患者被评估	90% 的患者被评估
骨折后评估时间	13～16 周内	9～12 周内	8 周内
椎体骨折识别	已经确认的椎体骨折评估	常规椎体骨折评估	放射科医生识别椎体骨折
指南评估	本地的	区域性的	国家级的
导致骨质疏松症的继发因素	筛查 50% 的患者	筛查 70% 的患者	筛查 90% 的患者
预防跌倒服务	评估 50% 的患者	评估 70% 的患者	评估 90% 的患者
多方面评估	筛查 50% 的患者	筛查 70% 的患者	筛查 90% 的患者
开始用药	50% 的患者开始用药	70% 的患者开始用药	90% 的患者开始用药
药物评估	评估 50% 的患者	评估 70% 的患者	评估 90% 的患者
沟通策略	与医生沟通	与医生沟通 w/50% 标准	与医生沟通 w/90% 标准*
长期管理	1 年时随访	—	6 个月时及 1 年时随访
数据库	本地的	区域性的	国家级的

注：*标准：FRAX，DXA，椎体 DXA，主要危险因素，次要危险因素，跌倒风险，当前用药，用药依从性，随访计划，生活方式危险因素，距上次骨折的时间。

折风险人群的百分比。

（3）骨折后评估时间。评估骨折后几周内FLS对脆性骨折患者进行正式骨折风险评估的速度。

（4）椎体骨折识别。椎体骨折虽然是最常见的脆性骨折，但由于临床表现的不同，许多椎体骨折是偶然发现的（例如，在放射学检查中偶然发现）。有必要与放射科联系，以确保放射科医生识别和报告椎体骨折，并为这些患者提供进入FLS的连贯路径。

（5）指南评估。评估FLS的做法是否与当地、本国或国际脆性骨折评估指南一致。

（6）导致骨质疏松症的继发因素。评估脆性骨折患者接受关于骨质疏松症继发因素筛查的百分比。

（7）预防跌倒服务。关注患者被推荐给预防跌倒服务的百分比。

（8）多方面评估。涉及可能导致骨折的生活方式危险因素的评估。

（9）开始用药。包括有条件接受抗骨质疏松药治疗的患者的百分比。

（10）药物评估。评估内容包括正在服用抗骨质疏松药的患者的百分比、其依从性以及考虑使用的替代药物。

（11）沟通策略。评估一级和二级治疗中FLS和医生之间的沟通质量，包括是否沟通了以下事项：FRAX评分、DXA结果、椎体影像、骨折的主要和次要危险因素、跌倒风险、当前用药和依从性、随访计划、生活方式危险因素和距上次骨折的时间。

（12）长期管理。评定是否在患者用药开始后6个月和1年时进行用药依从性和药物耐受性的评估。

（13）数据库。是指FLS是否为地方性、区域性或国家级的脆性骨折数据库做出了贡献。

值得注意的是，这些标准与国家登记系统（包括澳大利亚和新西兰髋部骨折登记系统[43]）收集的数据相似。

14.4.2　潜在的障碍以及如何克服它们

在某些情况下，FLS的实施会受到感觉上的或是现实中的阻碍，这些障碍是可能被克服的。

典型例子就是没有足够的财政经费来雇用一名FLS护理专家，潜在的解决方案是雇用（或重新调配）一名秘书来承担FLS护理专家所应承担的行政职责。语言问题是参与全球资源（如CTF提供的资源）的潜在障碍，然而最佳实践框架（BPF）文件目前有12种主要语言可供使用：英语、法语、西班牙语、德语、葡萄牙语、波兰语、意大利语、希伯来语、俄语、斯洛伐克语、中文（包括繁体和简体形式）和日语。BPF的问卷（由所有加入CTF项目的FLS机构填写）目前有8种语言可供使用：英语、波兰语、西班牙语、葡萄牙语、日语、俄语、德语和斯洛伐克语。2019年，泰国FLS正在与当地FLS专家和医学协会合作开发泰国版的问卷。

缺乏运行FLS的经验可能会导致信心的缺乏和FLS的停止。这可以通过教育工具和经验丰富的FLS提供者直接指导来解决。

网络研讨会作为CTF教育项目的一部分，自2015年起就已组织开展，旨在与CTF的FLS社区进行交流，提供FLS和二次骨折预防的相关知识。正在进行的一系列网络研讨会提供了向FLS专家学习的机会，这些专家已经建立了全球领先的FLS，并为制订二次骨折预防的指南和政策做出了贡献。到目前为止，已经组织了27场网络研讨会，主题包括如何在CTF上绘制地图、FLS领导者的全球成功故事、FLS协调员的职责、骨折路径和二次骨折的预防等。关于如何在CTF上绘制地图的网络研讨会，已经在国际上以10种主要语言开展（https://capturethefracture.org/webinars）。

CTF指导项目将一流的FLS专家与有意成立新的FLS的机构联系起来。该项目为处于发展初期阶段的 FLS 与 FLS 领导者建立了一个可以在本地和区域内交流基本知识和技能的平台。

　　自 2016 年启动以来，CTF 指导项目一直在全球运行，通过将现场培训和 FLS 研讨会相结合，为 FLS 的实施提供指导。在法国、加拿大、俄罗斯、巴西、阿根廷和英国进行了现场培训，在俄罗斯、墨西哥、巴西、阿根廷、沙特阿拉伯和澳大利亚开展了 FLS 研讨会。特别是在拉丁美洲、中东和亚太区域，人们的兴趣日益增加。

　　现场培训时，一名 FLS 领导者（导师）接管一名 FLS 候选人（学员），并对候选人进行为期一天的培训，培训内容包括实施 FLS 的关键步骤以及如何通过提交 BPF 问卷向 CTF 申请。由于培训遵循一对一的原则，培训内容被量身定做以满足学员的精确需求。而 FLS 研讨会涉及的听众则更多，同一国家的 FLS 候选人往往超过 15～20 人。FLS 实施的 4 个关键步骤是：① 制订政策案例；② 制订商业案例；③ 实施 FLS；④ 使 FLS 的实施持续下去。1 天内举办的研讨会将覆盖这些内容。研讨会是与本地患者或医学协会合作举办的，这些协会是 IOF 的成员，并包括本地专家。与现场培训一样，FLS 研讨会是根据该国的卫生系统定制的。

14.4.3　在资源相对缺乏的情况下实施 FLS

　　FLS 应设法解决其所在地区的脆性骨折问题，当然，患者群体的统计学特征[44]和医疗资源会有所不同。然而，开展 FLS 所需的资源实际上是相当有限的。唯一的技术组件是一台 DXA 扫描仪和一台计算机，如果两者都不具备，那么 FRAX® 工具的纸质副本可以用于资源相对缺乏的情况，并且可以在没有骨密度数据的情况下做出治疗决策。在有些地区，骨科团队对实验室结果正常并补充钙和维生素 D 的髋部骨折患者直接使用单剂量唑来膦酸，将 FLS 保留给那些骨折程度较轻或实验室结果异常的患者[45]。上文所述的 CTF 指导项目为发展中国家建立 FLS 提供专家支持和建议（但也应指出，资源匮乏不仅是发展中国家的问题）。

14.5　结语

　　总之，有大量证据表明建立 FLS 具有临床意义和成本效益。本章概述了如何按部就班地建立一个 FLS，并根据国际上其他 FLS 服务对其进行基准评价。

　　　　　　（翻译：崔学良　邹继红，审校：李宁）

参考文献

[1] Melton LJ 3rd, Chrischilles EA, Cooper C, Lane AW, Riggs BL (1992) Perspective. How many women have osteoporosis? J Bone Miner Res 7(9):1005–1010. https://doi.org/10.1002/jbmr.5650070902

[2] Melton LJ 3rd, Atkinson EJ, O'Connor MK, O'Fallon WM, Riggs BL (1998) Bone density and fracture risk in men. J Bone Miner Res 13(12):1915–1923. https://doi.org/10.1359/jbmr.1998.13.12.1915

[3] Kanis JA, Johnell O, Oden A, Sembo I, Redlund-Johnell I, Dawson A, De Laet C, Jonsson B (2000) Long-term risk of osteoporotic fracture in Malmo. Osteoporos Int 11(8):669–674

[4] Hernlund E, Svedbom A, Ivergard M, Compston J, Cooper C, Stenmark J, McCloskey EV, Jonsson B, Kanis JA (2013) Osteoporosis in the European Union: medical management, epidemiology and economic burden. A report prepared in collaboration with the International Osteoporosis Foundation (IOF) and the European Federation of Pharmaceutical Industry Associations (EFPIA). Arch Osteoporos 8:136. https://doi.org/10.1007/s11657-013-0136-1

[5] Cummings SR, Melton LJ (2002) Epidemiology and outcomes of osteoporotic fractures. Lancet 359(9319):1761–1767. https://doi.org/10.1016/s0140-6736(02)08657-9

[6] Kanis JA, McCloskey E, Branco J, Brandi ML, Dennison E, Devogelaer JP, Ferrari S, Kaufman JM, Papapoulos S, Reginster JY, Rizzoli R (2014) Goal-directed treatment of osteoporosis in Europe. Osteoporos Int 25(11):2533–2543. https://doi.org/10.1007/s00198-014-2787-1

[7] Solomon DH, Johnston SS, Boytsov NN, McMorrow D, Lane JM, Krohn KD (2014) Osteoporosis medication use after hip fracture in U.S. patients between 2002 and 2011. J Bone Miner Res 29(9):1929–1937. https://doi.org/10.1002/jbmr.2202

[8] Harvey NC, McCloskey EV, Mitchell PJ, Dawson-Hughes B, Pierroz DD, Reginster JY, Rizzoli R, Cooper C, Kanis JA (2017) Mind the (treatment) gap: a global perspective on current and future strategies for prevention of fragility fractures. Osteoporos Int 28(5):1507–1529. https://doi.org/10.1007/s00198-016-3894-y

[9] Kanis JA, Borgstrom F, Compston J, Dreinhofer K, Nolte E, Jonsson L, Lems WF, McCloskey EV, Rizzoli R, Stenmark J (2013) SCOPE: a scorecard for osteoporos in Europe. Arch Osteoporos 8:144. https://doi.org/10.1007/s11657-013-0144-1

[10] Kanis JA, Cooper C, Rizzoli R, Reginster JY (2019) European guidance for the diagnosis and management of osteoporosis in postmenopausal women. Osteoporos Int 30(1):3–44. https://doi.org/10.1007/s00198-018-4704-5

[11] Eisman JA, Bogoch ER, Dell R, Harrington JT, McKinney RE Jr, McLellan A, Mitchell PJ, Silverman S, Singleton R, Siris E (2012) Making the first fracture the last fracture: ASBMR task force report on secondary fracture prevention. J Bone Miner Res 27(10):2039–2046. https://doi.org/10.1002/jbmr.1698

[12] Marsh D, Akesson K, Beaton DE, Bogoch ER, Boonen S, Brandi ML, McLellan AR, Mitchell PJ, Sale JE, Wahl DA (2011) Coordinator-based systems for secondary prevention in fragility fracture patients. Osteoporos Int 22(7):2051–2065. https://doi.org/10.1007/s00198-011-1642-x

[13] Ganda K, Puech M, Chen JS, Speerin R, Bleasel J, Center JR, Eisman JA, March L, Seibel MJ (2013) Models of care for the secondary prevention of osteoporotic fractures: a systematic review and meta-analysis. Osteoporos Int 24(2):393–406. https://doi.org/10.1007/s00198-012-2090-y

[14] Sale JE, Beaton D, Posen J, Elliot-Gibson V, Bogoch E (2011) Systematic review on interventions to improve osteoporosis investigation and treatment in fragility fracture patients. Osteoporos Int 22(7):2067–2082. https://doi.org/10.1007/s00198-011-1544-y

[15] Assessment of fracture risk and its application to screening for postmenopausal osteoporosis. Report of a WHO Study Group (1994). World Health Organ Tech Rep Ser 843:1–129

[16] Roux C, Reginster JY, Fechtenbaum J, Kolta S, Sawicki A, Tulassay Z, Luisetto G, Padrino JM, Doyle D, Prince R, Fardellone P, Sorensen OH, Meunier PJ (2006) Vertebral fracture risk reduction with strontium ranelate in women with postmenopausal osteoporosis is independent of baseline risk factors. J Bone Miner Res 21(4):536–542. https://doi.org/10.1359/jbmr.060101

[17] Schuit SC, van der Klift M, Weel AE, de Laet CE, Burger H, Seeman E, Hofman A, Uitterlinden AG, van Leeuwen JP, Pols HA (2004) Fracture incidence and association with bone mineral density in elderly men and women: the Rotterdam Study. Bone 34(1):195–202

[18] Wainwright SA, Marshall LM, Ensrud KE, Cauley JA, Black DM, Hillier TA, Hochberg MC, Vogt MT, Orwoll ES (2005) Hip fracture in women without osteoporosis. J Clin Endocrinol Metab 90(5):2787–2793. https://doi.org/10.1210/jc.2004-1568

[19] Kanis JA, McCloskey EV, Johansson H, Strom O, Borgstrom F, Oden A (2008) Case finding for the management of osteoporosis with FRAX—assessment and intervention thresholds for the UK. Osteoporos Int 19(10):1395–1408. https://doi.org/10.1007/s00198-008-0712-1

[20] Kanis JA, Oden A, McCloskey EV, Johansson H, Wahl DA, Cooper C (2012) A systematic review of hip fracture incidence and probability of fracture worldwide. Osteoporos Int 23(9):2239–2256. https://doi.org/10.1007/s00198-012-1964-3

[21] Kanis JA, Harvey NC, Cooper C, Johansson H, Oden A, McCloskey EV (2016) A systematic review of intervention thresholds based on FRAX : a report prepared for the National Osteoporosis Guideline Group and the International Osteoporosis Foundation. Arch Osteoporos 11(1):25. https://doi.org/10.1007/s11657-016-0278-z

[22] Compston J, Cooper A, Cooper C, Gittoes N, Gregson C, Harvey N, Hope S, Kanis JA, McCloskey EV, Poole KES, Reid DM, Selby P, Thompson F, Thurston A, Vine N (2017) UK clinical guideline for the prevention and treatment of osteoporosis. Arch Osteoporos 12(1):43. https://doi.org/10.1007/s11657-017-0324-5

[23] McCloskey EV, Johansson H, Harvey NC, Compston J, Kanis JA (2017) Access to fracture risk assessment by FRAX and linked National Osteoporosis Guideline Group (NOGG) guidance in the UK-an analysis of anonymous website activity. Osteoporos Int 28(1):71–76. https://doi.org/10.1007/s00198-016-3696-2

[24] Cosman F, de Beur SJ, LeBoff MS, Lewiecki EM, Tanner B, Randall S, Lindsay R (2014) Clinician's guide to prevention and treatment of osteoporosis. Osteoporos Int 25(10):2359–2381. https://doi.org/10.1007/s00198-014-2794-2

[25] Grossman JM, Gordon R, Ranganath VK, Deal C, Caplan L, Chen W, Curtis JR, Furst DE, McMahon M, Patkar NM, Volkmann E, Saag KG (2010) American College of Rheumatology 2010 recommendations for the prevention and treatment of glucocorticoid-induced osteoporosis. Arthritis Care Res (Hoboken) 62(11):1515–1526. https://doi.org/10.1002/acr.20295

[26] Kanis JA, Compston J, Cooper C, Harvey NC, Johansson H, Oden A, McCloskey EV (2016) SIGN

guidelines for Scotland: BMD versus FRAX versus QFracture. Calcif Tissue Int 98(5):417–425. https://doi.org/10.1007/s00223-015-0092-4

[27] Shepstone L, Lenaghan E, Cooper C, Clarke S, Fong-Soe-Khioe R, Fordham R, Gittoes N, Harvey I, Harvey N, Heawood A, Holland R, Howe A, Kanis J, Marshall T, O'Neill T, Peters T, Redmond N, Torgerson D, Turner D, McCloskey E (2018) Screening in the community to reduce fractures in older women (SCOOP): a randomised controlled trial. Lancet 391(10122):741–747. https://doi.org/10.1016/s0140-6736(17)32640-5

[28] McCloskey E, Johansson H, Harvey NC, Shepstone L, Lenaghan E, Fordham R, Harvey I, Howe A, Cooper C, Clarke S, Gittoes N, Heawood A, Holland R, Marshall T, O'Neill TW, Peters TJ, Redmond N, Torgerson D, Kanis JA (2018) Management of patients with high baseline hip fracture risk by FRAX reduces hip fractures-a post hoc analysis of the SCOOP study. J Bone Miner Res 33(6):1020–1026. https://doi.org/10.1002/jbmr.3411

[29] Söreskog EBF, Shepstone L, Clarke S, Cooper C, Harvey I, Harvey NC, Heawood A, Howe A, Johansson H, Marshall T, O'Neill TW, Peters T, Redmond N, Torgerson D, Turner D, McCloskey E, Kanis JA, the SCOOP study (2020) Long-term cost-effectiveness of screening for fracture risk in a UK primary care setting. Osteoporos Int. https://doi.org/10.1007/s00198-020-05372-6

[30] Akesson K, Marsh D, Mitchell PJ, McLellan AR, Stenmark J, Pierroz DD, Kyer C, Cooper C (2013) Capture the fracture: a best practice framework and global campaign to break the fragility fracture cycle. Osteoporos Int 24(8):2135–2152. https://doi.org/10.1007/s00198-013-2348-z

[31] Mitchell PJ, Cooper C, Fujita M, Halbout P, Akesson K, Costa M, Dreinhofer KE, Marsh DR, Lee JK, Chan DD, Javaid MK (2019) Quality improvement initiatives in fragility fracture care and prevention. Curr Osteoporos Rep. https://doi.org/10.1007/s11914-019-00544-8

[32] Mithal A, Bansal B, Kyer CS, Ebeling P (2014) The Asia-Pacific regional audit-epidemiology, costs, and burden of osteoporosis in India 2013: a report of international osteoporosis foundation. Indian J Endocrinol Metab 18(4):449–454. https://doi.org/10.4103/2230-8210.137485

[33] Chandran M, Tan MZ, Cheen M, Tan SB, Leong M, Lau TC (2013) Secondary prevention of osteoporotic fractures--an "OPTIMAL" model of care from Singapore. Osteoporos Int 24(11):2809–2817. https://doi.org/10.1007/s00198-013-2368-8

[34] Mitchell P, Åkesson K, Chandran M, Cooper C, Ganda K, Schneider M (2016) Implementation of models of care for secondary osteoporotic fracture prevention and orthogeriatric models of care for osteoporotic hip fracture. Best Pract Res Clin Rheumatol 30(3):536–558

[35] McLellan AR, Wolowacz SE, Zimovetz EA, Beard SM, Lock S, McCrink L, Adekunle F, Roberts D (2011) Fracture liaison services for the evaluation and management of patients with osteoporotic fracture: a cost-effectiveness evaluation based on data collected over 8 years of service provision. Osteoporos Int 22(7):2083–2098. https://doi.org/10.1007/s00198-011-1534-0

[36] Jonsson E, Borgström F, Ström C (2016) Cost effectiveness evaluation of fracture liaison services for the management of osteoporosis in Sweden. Value Health 19:A347–A766

[37] Hawley S, Javaid MK, Prieto-Alhambra D, Lippett J, Sheard S, Arden NK, Cooper C, Judge A (2016) Clinical effectiveness of orthogeriatric and fracture liaison service models of care for hip fracture patients: population-based longitudinal study. Age Ageing 45(2):236–242. https://doi.org/10.1093/ageing/afv204

[38] Drew S, Judge A, Cooper C, Javaid MK, Farmer A, Gooberman-Hill R (2016) Secondary prevention of fractures after hip fracture: a qualitative study of effective service delivery. Osteoporos Int 27(5):1719–1727. https://doi.org/10.1007/s00198-015-3452-z

[39] Wu CH, Kao IJ, Hung WC, Lin SC, Liu HC, Hsieh MH, Bagga S, Achra M, Cheng TT, Yang RS (2018) Economic impact and cost-effectiveness of fracture liaison services: a systematic review of the literature. Osteoporos Int 29(6):1227–1242. https://doi.org/10.1007/s00198-018-4411-2

[40] Wu CH, Tu ST, Chang YF, Chan DC, Chien JT, Lin CH, Singh S, Dasari M, Chen JF, Tsai KS (2018) Fracture liaison services improve outcomes of patients with osteoporosis-related fractures: a systematic literature review and meta-analysis. Bone 111:92–100. https://doi.org/10.1016/j.bone.2018.03.018

[41] Judge A, Javaid MK, Leal J, Hawley S, Drew S, Sheard S, Prieto-Alhambra D, Gooberman-Hill R, Lippett J, Farmer A, Arden N, Gray A, Goldacre M, Delmestri A, Cooper C (2016) Health services and delivery research. In: Models of care for the delivery of secondary fracture prevention after hip fracture: a health service cost, clinical outcomes and cost-effectiveness study within a region of England. NIHR Journals Library. Copyright (c) Queen's Printer and Controller of HMSO 2016. This work was produced by Judge et al. under the terms of a commissioning contract issued by the Secretary of State for Health. This issue may be freely reproduced for the purposes of private research and study and extracts (or indeed, the full report) may be included in professional journals provided that suitable acknowledgement is made and the reproduction is not associated with any form of advertising. Applications for commercial reproduction should be addressed to:

NIHR Journals Library, National Institute for Health Research, Evaluation, Trials and Studies Coordinating Centre, Alpha House, University of Southampton Science Park, Southampton SO16 7NS, UK, Southampton (UK). https://doi.org/10.3310/hsdr04280

[42] May C, Montori VM, Mair FS (2009) We need minimally disruptive medicine. BMJ 339:b2803. https://doi.org/10.1136/bmj.b2803

[43] Australian and New Zealand Hip Fracture Registry, annual report (2019)

[44] Tsabasvi M, Davey S, Temu R (2017) Hip fracture pattern at a major Tanzanian referral hospital: focus on fragility hip fractures. Arch Osteoporos 12(1):47. https://doi.org/10.1007/s11657-017-0338-z

[45] Senay A, Delisle J, Giroux M, Laflamme GY, Leduc S, Malo M, Nguyen H, Ranger P, Fernandes JC (2016) The impact of a standardized order set for the management of non-hip fragility fractures in a Fracture Liaison Service. Osteoporos Int 27(12):3439–3447. https://doi.org/10.1007/s00198-016-3669-5

骨质疏松症的治疗现状与发展趋势

15

Laura Tafaro, Nicola Napoli

15.1 引言

骨折导致的疼痛、活动障碍以及随之而来的生活质量的全面恶化，对每位患者来说都是一个严重的事件。不幸的是，流行病学数据显示，在短时间内，那些已经发生脆性骨折的人更有可能在相同部位或其他部位再次发生骨折[1]。因此，针对近期发生脆性骨折患者的治疗目标不仅在于急性期治疗骨折，还在于要防止患者再次发生骨折[2]。

增加骨量以防止发生脆性骨折的干预措施可分为药物和非药物两个方面。

15.2 所有脆性骨折患者均须接受药物治疗

哪些患者需要药物治疗？所有的欧洲和国际指南[3-5]都未将治疗需要基于骨质疏松症的诊断（基于 T 值），而是基于骨折风险，而骨折风险很大程度上受到已发生的脆性骨折的影响，尤其是椎体或髋部骨折。在低骨密度（BMD）的个体中，脆性骨折可自然发生或在低能量创伤后发生[6]。

不需要应用运算法则来确定治疗对象，因为如果患者是发生过脆性骨折的绝经后女性，我们

应主动考虑她有再次骨折的高风险。同样，一个发生髋部脆性骨折的老年患者应该不受是否存在其他危险因素的影响，可直接被确诊存在严重骨质疏松症。

15.2.1 被动卧床的骨折患者

限制活动本身会导致骨量减少，确实有卧床不起的患者会遭受疼痛性自发性骨折[7]。二级预防的对象通常不包括卧床不起的骨折患者，可能原因是最常见的口服抗骨质疏松药治疗存在导致食管炎的副作用，并可能增加这些患者发生反流性食管炎的风险[8]。然而，一些研究显示，对于存在严重运动功能障碍和智力残疾的患者，非口服途径给药具有良好疗效[9]。尽管还需要进一步的研究，但针对这类患者的治疗也很重要。

总之，所有的老年骨折患者都应该开始药物治疗以增加其骨骼强度，防止再次骨折的发生。

15.2.2 在治疗前做出诊断

治疗前对原发性和继发性骨质疏松症进行鉴别诊断是很重要的，假如未对引起骨质疏松症的主要疾病进行治疗，抗骨质疏松药治疗也会无效。

在医院急诊内，通过简单的一级血液检测

（红细胞沉降率、血细胞计数，血清蛋白质、钙、磷、碱性磷酸酶、肌酐水平，24 小时尿钙水平）和部分二级检测（促甲状腺激素、甲状旁腺激素、25- 羟维生素 D 水平，血清蛋白电泳）明确骨质疏松症是否为继发性的极为重要，这些检测足以排除 90% 的继发性骨质疏松症。只有对这些参数进行评估才能保证医生给予患者恰当的治疗[10]。

对任何年龄患者的继发性骨质疏松症（如甲状腺功能亢进症和甲状旁腺功能亢进症导致的骨质疏松症）进行诊断都很重要，因为这些疾病现在可以通过药物而不仅仅是手术来治疗[11-12]。

15.2.3　制订适当的个体化治疗方案

有研究显示，抗骨质疏松药治疗经常在处方开出后 1 个月内中断。出现这种情况不是因为不良事件的发生，而是因为患者没有被充分告知用药的重要性以及患者没有接受个性化的治疗[13]。

发生非椎体骨折的老年患者具有某些特征：他们通常超过 75 岁，表现出所有的衰弱特征（活动能力减弱、营养不良、存在合并症、存在认知功能障碍、接受多种药物治疗、存在神经感觉缺陷）。为了提高依从性，在选择治疗方案时，除了要考虑骨质疏松症的严重程度外，还应考虑患者的衰弱程度和社会家庭支持情况。在给药途径和给药频次上，骨质疏松症的治疗有多种选择[14]，因此与护理人员一起制订个性化治疗方案是可行的（图 15.1）。例如，皮下或肌内注射给药可能比口服给药更容易或更复杂，这取决于患者的临床和社会学状况。

有时根据骨质疏松症的严重程度推荐的药物并不一定最适合患者。对一名家庭支持度低的老年住院患者来说，每年都需要更新的治疗计划可能就成了问题。根据患者的复杂性，由骨科专家进行对骨质疏松症治疗的专业管理是必要的。

提高用药依从性的另外一个重点是应将从骨科出院的患者转诊至骨折联络服务中心，该服务机构可对患者进行随访并根据治疗随访期间新发骨折、BMD 测量结果、患者的临床或社会状况的变化等情况调整药物治疗方案[15]。

15.3　非药物治疗（生活方式和锻炼）

患者应避免过量饮酒或酗酒，以免出现与健康相关的风险，如骨质丢失。同样，咖啡因只有在摄入过量的情况下才是有害的，它的钙尿效应可以通过增加钙的摄入量来弥补。同时禁止任何形式的尼古丁使用，尽管吸烟对骨骼健康的实质性负面影响仅见于有 30 年或以上吸烟史的人。

总体来说，骨质疏松症患者的生活方式管理中最重要的就是体育锻炼。年轻健康人群的负重体力活动的数量和强度决定了他们峰值骨量的高低。同样，中老年人久坐的生活方式和长时间的卧床休息会加剧骨量减少。因此，鼓励尝试体力活动，实施适度的锻炼计划能尽量减少中老年人的骨量减少。

有脊柱骨折和严重骨量损失的老年人，步行可能是唯一可做的运动。对老年人来说，游泳是调节肌肉张力和力量的极好的运动，但由于它不是负重运动，它似乎不会明显改变骨质流失模式。一般可以根据患者年龄和最大预测脉搏所限定的目标心率范围，对运动项目进行个性化定制，患者脊柱中的骨矿物质含量可能会随着运动量增加而有所增加。

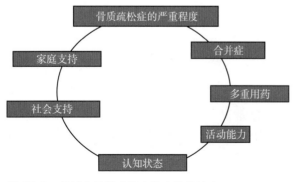

图 15.1　老年人骨质疏松症的个性化治疗

停止运动会导致缓慢但渐进的骨质流失。对心血管健康状况不明且有椎体骨质疏松的老年女性，应告知其剧烈运动可能带来的不良影响——她们更适合做伸展或等长运动，因为脊柱压缩骨折更容易在屈曲运动中发生。所有这些有氧运动，包括热身和冷却的整理运动应在医生的建议下制订计划并予以实施。

15.4 药物干预

已经有多种药物用于高危人群中骨质丢失或骨折的预防，以及防止有骨折史的个体进一步发生骨质丢失。

15.4.1 对所有患者应用钙和维生素 D 并联合抗骨质疏松治疗

在没有使用其他药物的情况下，钙和维生素 D 在预防骨质疏松症和骨折方面的疗效一直存在争议。然而，在极高龄患者中，包括老年骨科患者，所有数据都证实维生素 D 缺乏是非常普遍的现象，并且患者的钙的摄入量也往往不足。

因此，骨质疏松症指南建议：
- 老年人应定期补充维生素 D[16]。
- 对于 BMD 低、骨折风险高的绝经后女性，应将钙和维生素 D 作为骨质疏松症治疗的辅助制剂，否则治疗将无效[3]。

人们普遍认为，维生素 D 水平应保持在 20 ng/ml 以上，这对老年骨科患者来说已经是一个好结果，他们的维生素 D 水平通常低于 8 ng/ml[17]。关于维生素 D 的推荐剂量，应遵循当地指南。应用最广泛的维生素 D 缺乏症（维生素 D 水平小于 10 ng/ml）的纠正方案包括补充高剂量的维生素 D_3（每周 50 000 IU，持续 1~2 个月），然后继续每天、每周或每月补充维生素 D，保证每天摄入 1200 IU。最合适的维生素 D 使用形式（胆钙化醇、骨化醇、α-骨化醇、骨

化三醇）取决于患者的病情和依从性。然而，羟化维生素 D 代谢物可增加高钙血症和高钙尿症的风险，因此，可能需要通过连续的血清和尿钙测定来排除或监测这些风险[18]。对老年患者来说，单靠饮食摄取足够的钙是困难的，但在补充钙之前，最好先提高饮食中钙的摄入量。有许多钙配方可供选择，应为每位患者推荐一种最合适的。例如，对于存在消化不良或使用质子泵抑制剂的患者，不应开具碳酸钙处方——枸橼酸钙制剂更适合这些患者[19]。

15.4.2 为老年骨科患者选择安全有效的药物

目前有很多适合治疗高危骨折患者的药物（表 15.1）[14]，但应该根据有针对性的研究或老年亚群外推数据提供的疗效和安全性证据来选择药物。例如，不推荐使用雌激素、替勃龙和选择性雌激素受体调节剂，因为根据最新的指南，它们不适合骨折高危患者。具体来说，这些高危骨折患者通常不是具有深静脉血栓形成低风险和心血管低风险的 60 岁以下或者绝经后 10 年内的人群。而且，在大多数国家，这些药物被批准用于预防骨质疏松症，而不是治疗骨质疏松症或用于骨折的二级预防[3,14]。

骨质疏松症的治疗可以分为两类：抗骨吸收和促骨形成。

15.5 抗骨吸收药物治疗

抗骨吸收药物的降低骨折风险的能力和使用途径见表 15.1。

15.5.1 双膦酸盐

双膦酸盐在化学上与无机焦磷酸盐有关，焦磷酸盐是磷酸钙结晶和溶解的有效抑制剂。这些化合物主要通过多种机制抑制破骨细胞介导的骨吸收。双膦酸盐的基本结构若发生微小变化，除了对其治疗骨质疏松症的潜力有影响外，还可能

表 15.1   抗骨吸收药物的降低骨折风险的能力和使用途径

抗骨吸收药物	给药途径	降低骨折风险的能力			
		椎体骨折	髋部骨折	非椎体骨折	老年骨折
阿仑磷酸钠	每日 1 次或每周 1 次，口服	是	是	是	是
利塞膦酸钠	每天、每周或每月口服 1 次	是	是	是	是
伊班膦酸钠	每月口服 1 次或每 3 个月静脉注射 1 次	是	不详[a]	不详[a]	是
唑来膦酸钠	每年静脉注射 1 次	是	是	是	是
地诺单抗	每 6 个月皮下注射 1 次	是	是	是	是

注：[a] 没有观察该药对髋部或非椎体骨折风险的影响的研究。

导致其生物学、毒理学和理化特性的广泛变化。在已合成的双膦酸盐中，依替膦酸盐、氯膦酸盐、伊班膦酸盐、唑来膦酸盐、阿仑膦酸盐和利塞膦酸盐已在不同时期内上市，用于治疗骨质疏松症。其他药物如奈立膦酸盐（Neridronate），目前正在进行关于它们治疗骨质疏松症的试验。

双膦酸盐并不完全一样，有效性、长期作用和安全性取决于其与羟基磷灰石的结合强度（图 15.2）。由于这一原因，它们有不同的剂量和给药方式，可以根据患者的需要选择个性化治疗方案[20]。口服治疗的另一个优点是成本低，即使是收入低的患者也能承受。

目前**氯膦酸盐**在许多国家都可以买到。推荐

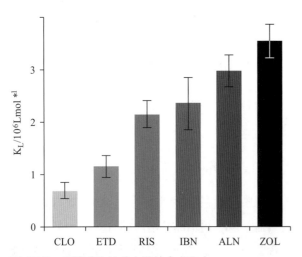

图 15.2   双膦酸盐的动力学结合亲和力

CLO—氯膦酸盐；ETD—依替膦酸盐；RIS—利塞膦酸盐；IBN—伊班膦酸盐；ALN—阿仑膦酸盐；ZOL—唑来膦酸盐

用于骨质疏松症治疗的氯膦酸盐的剂量不会抑制骨矿化。

阿仑膦酸钠是第一个被 FDA 批准用于预防和治疗绝经后骨质疏松症、糖皮质激素引起的骨质疏松症和男性骨质疏松症的双膦酸盐。阿仑膦酸钠是一种氨基二膦酸盐，在抑制骨吸收方面比依替膦酸盐的药效高出大约 700 倍。在一些对照试验中，阿仑膦酸钠可以增加 BMD，减少绝经后 BMD 低的女性的椎体骨折和髋部骨折的发生。它还能增加服用糖皮质激素的男性和女性以及患有特发性骨质疏松症的男性的 BMD。关于阿仑膦酸钠治疗骨质疏松症的有效性数据是目前所有可用的药物中最多的。

骨折干预试验（Fracture Intervention Trial，FIT）是第一个以骨折风险降低为主要结局的随机对照试验。在 FIT 的椎体骨折组别中，2027 例低骨量且至少有一个椎体骨折的女性被随机分配接受安慰剂治疗或阿仑膦酸钠治疗（5 mg/d，在第 24 个月时提高到 10 mg/d），治疗持续 3 年[21]。她们同时还服用 500 mg 的钙和 250 IU 的维生素 D。服用阿仑膦酸钠的女性中出现新的形态计量学（放射学）定义的椎体骨折的女性的比例（8%）比服用安慰剂组的女性（15%）低 55%。同样，与服用安慰剂组（5.0%）相比，服用阿仑膦酸钠组中发生有临床症状（在研究中报告作为不良事件）的椎体骨折的女性的比例（2%-3%）要低 47%。阿仑膦酸钠治疗后 2 个或

2 个以上椎体形态计量学骨折的相对风险降低了约 90%，表明在风险最高的受试者中获得的结果最好。重要的是，服用阿仑膦酸钠的女性中髋部骨折的发生率也降低到 51%，这是一个非同寻常的发现，因为考虑到这项研究的规模并不是为了研究药物对髋部骨折的影响而设计的，相对于椎体骨折来说，髋部骨折是一个较少发生的事件[21]。这些结果到目前为止仍然是里程碑式的发现，它们彻底改变了骨质疏松症的治疗方法，并证实了这种双膦酸盐预防骨折的有效性。

在 FIT 试验的非椎体骨折组别中，研究人员以与椎体骨折组别相同的方式研究了 4432 例股骨颈 T 值 < –1.6 但在基线时无椎体骨折的绝经后女性。在研究结束时，阿仑膦酸钠组中经形态计量学确定的新发椎体骨折总体上减少了 44%。虽然临床椎体骨折或髋部骨折在本研究人群中没有统计学上的减少，但在股骨颈 T 值 < –2.5 的亚组人群中，阿仑膦酸钠组的新发临床椎体骨折（36%）和髋部骨折（56%）确实减少了。这一结果强调了一个概念，即在初级预防中，治疗干预只对有骨折风险的受试者有效。当骨折风险较低或不存在时，期望产生效果可能是不合理的。因此，在对患者进行骨活性药物的长期治疗之前，应该对骨质疏松症和骨折风险进行全面评估。

利塞膦酸钠 在早期绝经女性中，每天 5 mg 利塞膦酸钠连续治疗 2 年可使椎体和转子 BMD 分别增加 5.7% 和 5.4%。证实利塞膦酸钠预防椎体骨折疗效的 VERT 试验，分别在北美和世界其他地区进行了 2 项独立的试验[22]，共纳入了 2458 例患者绝经后骨质疏松症（股骨颈 T 值 < –2.5）且基线时至少有 1 个椎体骨折的女性。相对于只补充维生素 D（500 IU）和钙（1000 mg）的女性，5 mg/d 的利塞膦酸钠显著增加了治疗组女性腰椎和股骨近端的 BMD，在试验的第 1 年，治疗组女性新的椎体骨折的发生率降低了 65%，在第 3 年降低了 41%[22]。作为次要结果，在接受治疗的女性中发现非椎体骨折显著减少 39%，但髋部骨折没有显著减少。虽然 VERT 试验没有发现利塞膦酸钠预防髋部骨折的效果，但髋部干预项目（Hip Intervention Program，HIP）发现：服用利塞膦酸钠（2.5 mg/d 和 5 mg/d 的综合数据）[23] 的女性的新发髋部骨折减少了 30%。除了有预防和治疗绝经后骨质疏松症的适应证，利塞膦酸钠也被批准用于治疗激素性骨质疏松症。

伊班膦酸钠 是第三代强效双膦酸盐，目前用量为 150 mg 每月一次。给予伊班膦酸钠治疗后，患者的骨转换标志物的水平被抑制，呈现波动性模式。

唑来膦酸钠 是现有临床治疗药物中最强效的双膦酸盐。唑来膦酸钠（5 mg，静脉注射，每年一次）被批准用于治疗骨质疏松症、恶性高钙血症和肿瘤骨转移。Horizon 试验[24] 显示，经唑来膦酸钠治疗的患者中髋部骨折的发生率比安慰剂治疗的患者减少 40%，经唑来膦酸钠治疗的患者中椎体骨折的发生率比安慰剂治疗的患者减少超过 50%，唑来膦酸钠治疗也使死亡率降低了 30%。最近的数据[25] 显示，唑来膦酸钠每 18 个月使用一次且共治疗 5 年对患有绝经后骨质疏松症的女性也有很强的疗效。重要的是，后续分析表明它能有效降低患者的心血管疾病风险及死亡率。

唑来膦酸钠的使用受到医院环境和急性症状反应的限制。

15.5.1.1 不良事件

常见的不良反应有口服给药导致的上消化道不良反应、静脉给药导致的急性期反应。不常见的不良反应有骨骼、关节和肌肉疼痛。

罕见的不良反应有眼炎、影像学上可见的不典型股骨干或股骨转子下骨折，还有下颌骨坏死。

近年来，人们对双膦酸盐罕见副作用的担忧有所增加，特别是对下颌骨坏死的担忧。这是一种由破骨细胞活性抑制引起的机会致病菌放线菌的感染，主要发生在牙科手术后。有必要回顾一下美国骨矿盐学会的官方立场，该立场强调了因骨质疏松症而接受双膦酸盐治疗的患者中，下颌骨坏死事件的发生率只有十万分之一，而在存在肿瘤骨转移或接受免疫抑制治疗的患者中下颌骨坏死的发生率要高得多。专家推荐在开始双膦酸盐治疗前应对患者进行牙齿检查并让患者保持良好的口腔卫生。

所有抗骨质疏松药的禁忌证是过敏和低钙血症。口服双膦酸盐药物的禁忌证是食管异常、排空延迟，不能保持直立；唑来膦酸盐不能用于肾功能受损（肌酐清除率小于 35 ml/min）的患者。

严重肾损害患者禁止使用双膦酸盐。

15.5.1.2　技术指标

双膦酸盐为酸性，长时间接触双膦酸盐对食管黏膜有刺激性。这个问题可以通过用 100 ~ 200 ml 水送服该药，并在服药后保持直立 30 ~ 40 分钟来解决。

对服用双膦酸盐的患者，一个重要的技术指标是骨折风险，在服药 3 ~ 5 年后需要重新评估骨折风险：

- 如果风险仍然很高，患者应继续治疗。
- 如果风险变为低度至中度，应考虑让患者暂时停用双膦酸盐（"双膦酸盐假期"）。

在"双膦酸盐假期"内，应每隔 2 ~ 4 年重新评估一次骨折风险，如果 BMD 显著下降、出现新发骨折或某些其他因素，应考虑在不到第 5 年时重新开始抗骨质疏松症的治疗[3]。

15.5.2　RANK 配体抑制剂

地诺单抗是一种针对 RANK 配体的人类单克隆抗体，而 RANK 配体是破骨细胞形成、发挥功能和存活的重要中介。该药物与 RANK 配体的结合可阻止破骨细胞及其前体表面 RANK 的激活。阻止 RANKL/RANK 相互作用会抑制破骨细胞的形成、功能和继续生存，从而降低骨吸收，增加骨质量和骨强度[26]。因此，该药物的作用机制与双膦酸盐完全不同，它不与骨骼结合，这就是为什么它比双膦酸盐能更有效地预防非椎体骨折。地诺单抗对骨重塑的影响反映在骨代谢标志物上，这种作用会在 6 个月后逆转[27]，因此每年只能给药 2 次。

地诺单抗治疗对 BMD 的积极影响会持续 10 年，不良事件并无增加[28]。对髋部骨折患者而言，地诺单抗的优势在于，卧床不起的患者在住院期间可使用它，并且它对慢性肝衰竭或肾衰竭（甚至需要透析）的患者没有毒性风险[29]。地诺单抗是处方药，需要骨代谢专家来管理、随访，并且家庭或社会对患者的支持很重要。

15.5.2.1　不良事件

少见的不良反应：皮疹。罕见的不良反应：蜂窝织炎，影像学出现不典型股骨干或股骨转子下骨折，下颌骨坏死。

禁忌证是低钙血症、妊娠、过敏。

警告：当停止使用地诺单抗后可能发生多个椎体骨折。

15.5.2.2　技术备注

不建议在使用地诺单抗时有药物假期，不应延迟或停止给药。如果要停用地诺单抗，建议随后使用其他抗骨吸收治疗，以防止骨代谢反弹[30]。

15.6　促骨形成药物治疗

建议绝经后骨折风险很高的女性使用促骨形成药物，如患有严重或多发骨折的女性。促骨形成药物疗法有潜力恢复骨微结构，具有独特的促使骨质疏松骨向正常骨转化的作用[31]。目前有两类合成代谢药物：甲状旁腺激素受体激动剂和抗硬化蛋白抗体。特立帕肽是当前主流的治疗药物，而阿巴洛帕肽和罗莫单抗被认为是新兴的治疗药物。

促骨形成药物的给药途径及降低骨折风险的能力见表 15.2。

15.6.1　甲状旁腺激素受体激动剂：特立帕肽和阿巴洛帕肽

甲状旁腺激素受体激动剂超过 2 年的治疗期后的安全性和有效性尚未得到证实，因此患者一生中使用该类药物的最长的治疗时间被限定为 24 个月。

在登记的研究中，特立帕肽与阿巴洛帕肽降低髋部骨折的风险在统计学上没有显著性差异，可能是因为髋部骨折的数量较少，并且该研究并非以髋部骨折为研究终点。后续有报道[32] 称长期治疗可增加髋部骨骼的强度。

这些药物比其他抗骨质疏松药昂贵得多，因此仅用于二级治疗。

特立帕肽是全长甲状旁腺素的片段，推荐用于患有绝经后骨质疏松症且骨折（严重或多发骨折）风险很高的女性[33]。

在比较研究中，特立帕肽在以下方面明显更有效。

- 与利塞膦酸钠相比，能保护患有绝经后骨质疏松症的女性免于发生椎体骨折[34]。
- 与阿仑膦酸钠相比，在患有糖皮质激素引

起的骨质疏松症的患者中能预防新的椎体骨折发生[35]。

由于给药时间超过 24 个月后大鼠骨肉瘤的发病率显著增高，因此特立帕肽的使用期被限制为 24 个月，但自 2002 年引入特立帕肽以来，超过 100 万例应用该药的患者的骨肉瘤发病率并未超过预期[36]。

阿巴洛帕肽是一种甲状旁腺激素相关蛋白的类似物，作用机制类似于特立帕肽；与安慰剂相比，在预防椎体骨折方面的效果稍好；不良反应也比特立帕肽轻[37]。

由于怀疑阿巴洛帕肽在减少非椎体骨折方面的有效性，且其有导致心动过速和心悸的倾向，欧洲药品管理局（European Medicines Agency，EMA）拒绝将其上市，故其在欧洲还不能被使用。

15.6.1.1　不良事件

常见的不良反应：恶心、头晕、肌肉痉挛、血清钙或尿钙水平升高、血清尿酸水平升高。罕见的不良反应：直立性低血压。阿巴洛帕肽引起高钙血症的情况较少，但会引起心悸[38]。

禁忌证：高钙血症，过敏，肾结石。

警告：有开放性骨骺的儿童或青少年，Paget 骨病患者，既往有骨外照射或植入物辐射、骨转移、骨骼恶性肿瘤病史的患者，或者 其他代谢性骨病或高钙血症患者不应使用此类药物。

表 15.2　促骨形成药物的给药途径及对骨折风险的影响

促骨形成药物	给药途径	降低骨折风险			
		椎体骨折	髋部骨折	非椎体骨折	老年骨折
特立帕肽（teriparatide）	每天皮下注射，持续 2 年	是	不详ᵃ	是	是
阿巴洛帕肽（abaloparatide）	每天皮下注射，持续 2 年	是	不详ᵃ	是	是
罗莫单抗（romosozumab）	每月皮下注射 1 次，持续 1 年	是	是ᵇ	是	是

注：ᵃ研究没有观察该药对髋部或非椎体骨折风险的影响。ᵇ数据仅适用于采用阿仑膦酸钠进行序贯治疗。

15.6.2　抗硬化蛋白抗体：罗莫单抗（romosozumab）

罗莫单抗是一种能结合并抑制硬化蛋白的单克隆抗体，对骨有双重作用：增加骨形成，减少骨吸收[39]。2019 年，它被 FDA 和 EMA 以及日本批准用于治疗具有骨折高风险的绝经后女性的骨质疏松症。

罗莫单抗与抗骨吸收疗法的序贯治疗可能对骨折高危女性的骨质疏松症有显著的益处[40]。

另一项研究表明，在 FRAME 试验中，罗莫单抗治疗 1 年序贯地诺单抗治疗 1 年导致的 BMD 的变化与地诺单抗治疗 7 年的 BMD 的变化类似[41]。与阿仑膦酸盐相比，罗莫单抗导致心血管事件的风险增加，但与安慰剂相比则没有增加。

15.6.2.1　常见不良事件

常为注射部位反应，包括疼痛（1.6%）、红斑（1.3%）、瘙痒（0.8%）、出血（0.5%）、皮疹（0.4%）和肿胀（0.3%）。

禁忌证：过敏。

15.6.2.2　促骨形成药物技术指标

对于已经完成促骨形成药物治疗一个疗程的患者，建议改用抗骨吸收疗法，以维持 BMD 的增加[3]。

15.7　治疗骨质疏松症的药物对骨折愈合的影响

影响骨重塑的药物制剂是骨质疏松症治疗的重要组成部分。由于许多患者在出现脆性骨折时才首次被诊断为骨质疏松症，因此了解治疗骨质疏松症的药物如何影响骨折愈合是至关重要的。维生素 D 及其类似物对骨痂的矿化至关重要，

也可能在骨痂的形成和重塑中发挥作用，从而增强生物力学强度。在动物模型中，抗骨吸收药物，包括双膦酸盐、地诺单抗、降钙素、雌激素和雷洛昔芬，不会阻碍软骨内骨折的愈合，但可能会延迟骨痂重塑。虽然双膦酸盐和地诺单抗延缓了骨痂的重塑，但它们增加了骨痂的体积，并导致骨骼的生物力学特性不变。甲状旁腺激素是一种促骨形成药物，在动物模型中有着广阔的应用前景，它可以加速愈合，增加骨痂的体积和密度，使其更快地重塑为成熟骨，并改善骨骼的生物力学性能。有关甲状旁腺激素治疗的临床数据表明，甲状旁腺激素治疗使桡骨远端和骨盆骨折愈合以及脊柱手术后的骨折愈合得到了增强[42]。

目前没有证据表明骨质疏松症的治疗对骨修复是有害的，并且一些有前景的实验证据表明其对骨愈合有积极的作用，特别是有骨形成活性的试剂，有望被应用于治疗[43]。

15.8　结语

对于老年骨科患者，一系列良好的药物选择和明确的序贯疗法可以降低再次骨折的风险。尽管如此，他们接受的治疗却往往并不充分。文献表明，即使是年龄很大、处于骨折高风险状态的患者也可以接受抗骨质疏松治疗，只要后续的证据显示出药物的疗效和安全性，就可以持续进行治疗。

髋部骨折患者治疗不当是一个重要的年龄相关的健康问题，必须由医疗管理部门和各位临床医生共同解决。对骨折患者应用多学科协作治疗是避免治疗不足、真正提高患者生活质量的好方法。

最近，由美国骨矿盐学会主导的国际联盟发布了新的二次骨折预防指南，临床医生和医疗保健工作者应当遵循该指南[44]（表 15.3）。

表 15.3 对老年人进行二级预防的基本建议（根据美国骨矿盐学会于 2019 年发布的二级预防指南修改）

基本建议

- 为 65 岁或 65 岁以上的髋部或椎体骨折患者提供抗骨质疏松症的药物治疗，以降低其发生骨折的风险
  - 不要为了等待骨密度测定报告而延迟治疗
  - 在开始使用双膦酸盐或地诺单抗治疗前，应考虑患者的口腔健康情况
  - 对于已进行髋部骨折修复或因椎体骨折住院的患者，可以在住院时就开始口服药物治疗，出院医嘱中也要包括抗骨质疏松药物，静脉和皮下注射药物一般在手术后 2 周才选用。不在术后 2 周内使用的主要担忧包括：由于维生素 D 缺乏或围手术期补液较多等因素造成的低钙血症；唑来膦酸钠输注后导致流感样症状等急性期反应，特别是以前未使用过唑来膦酸钠或其他双膦酸盐的患者；如果在住院期间没有提供药物治疗，应确保患者定期复诊，随访用药
- 65 岁或 65 岁以上的髋部或椎体骨折患者，每天至少补充 800 IU 维生素 D
- 65 岁或 65 岁以上的患有髋部或椎体骨折且无法每天从食物中摄取 1200 mg 钙的老年人，应每日额外补充钙剂
- 因为骨质疏松症是一种终身慢性疾病，应对 65 岁或 65 岁以上患有髋部或椎体骨折、正在接受骨质疏松症治疗的患者进行定期随访和重新评估。目的包括：
  - 收集骨质疏松症信息和相关骨折情况
  - 评价是否存在任何阻碍长期治疗计划的障碍
  - 评估跌倒风险
  - 监测治疗不良的反应
  - 评估治疗计划的有效性
  - 决定是否应改变治疗方法，包括是否改变或停止抗骨质疏松药的治疗

（翻译：沈龙祥　李晓林　施慧鹏，审校：张萍）

参考文献

[1] Lonnroos E, Kautiainen H, Karppi P, Hartikainen S, Kiviranta I, Sulkava R (2007) Incidence of second hip fractures. A population-based study. Osteoporos Int 18(9):1279–1285

[2] Pioli G, Barone A, Mussi C, Tafaro L, Bellelli G, Falaschi P, Trabucchi M, Paolisso G (2014) GIOG: The management of hip fracture in the older population. Joint position statement by Gruppo Italiano Ortogeriatria (GIOG). Aging Clin Exp Res 26(5):547–553

[3] Eastell R, Rosen CJ, Black DM, Cheung AM, Murad MH, Shoback D (2019) Pharmacological management of osteoporosis in postmenopausal women: an endocrine Society Clinical practice guideline. J Clin Endocrinol Metab 104(5):1595–1622

[4] Eisman JA, Bogoch ER, Dell R, Harrington JT, McKinney RE Jr, McLellan A, Mitchell PJ, Silverman S, Singleton R, Siris E (2012) Making the first fracture the last fracture: ASBMR task force report on secondary fracture prevention. J Bone Miner Res 27(10):2039–2046

[5] Orimo H, Nakamura T, Hosoi T, Iki M, Uenishi K, Endo N, Ohta H, Shiraki M, Sugimoto T, Suzuki T, Soen S, Nishizawa Y, Hagino H, Fukunaga M, Fujiwara S (2012) Japanese 2011 guidelines for prevention and treatment of osteoporosis--executive summary. Arch Osteoporos 7:3–20

[6] Schuit SC, van der Klift M, Weel AE et al (2004) Fracture incidence and association with bone mineral density in elderly men and women: the Rotterdam Study. Bone 34:195–202

[7] Wong TC, Wu WC, Cheng HS, Cheng YC, Yam SK (2007) Spontaneous fractures in nursing home residents. Hong Kong Med J 13(6):427–429

[8] Crilly RG, Hillier LM, Mason M, Gutmanis I, Cox L (2010) Prevention of hip fractures in long-term care: relevance of community-derived data. J Am Geriatr Soc 58(4):738–745

[9] Kaga Y, Ishii S, Kuroda I, Kamiya Y, Nakamura K, Kanemura H, Sugita K, Aihara M (2017) The efficacy of intravenous alendronate for osteoporosis in patients with severe motor intellectual disabilities. No To Hattatsu 49(2):113–119

[10] Kanis JA, Burlet N, Cooper C, Delmas PD, Reginster JY, Borgstrom F et al (2008) European guidance for the diagnosis and management of osteoporosis in postmenopausal women. Osteoporos Int 19(4):399–428

[11] Khan AA et al (2017) Primary hyperparathyroidism: review and recommendations on evaluation, diagnosis, and management. A Canadian and international consensus. Osteoporos Int 28(1):1–19

[12] Compston JE, McClung MR, Laslie WD (2019) Osteoporosis. Lancet 393:364–376

[13] Tafaro L, Nati G, Leoni E, Baldini R, Cattaruzza MS, Mei M, Falaschi P (2013) Adherence to anti-osteoporotic therapies: role and determinants of "spot therapy". Osteoporos Int 24(8):2319–2323

[14] Compston JE, McClung MR, Leslie WD (2019) Osteoporosis. Lancet 393(10169):364–376

[15] Walters S, Khan T, Ong T, Sahota O (2017) Fracture liaison services: improving outcomes for patients with osteoporosis. Clin Interv Aging 12:117–127

[16] Lips P, Cashman K, Lamberg-Allardt C, Bischoff-Ferrari H, Obermayer-Pietsch B, Bianchi M, Stepan J, El-Hajj Fuleihan G, Bouillon R (2019) Current vitamin D status in European and Middle East countries and strategies to prevent vitamin D deficiency: a position statement of the European Calcified Tissue Society. Eur J Endocrinol 180:23–54

[17] Giordano S, Proietti A, Bisaccia T, Caso P, Martocchia A, Falaschi P, Tafaro L (2018) Hypovitaminosis D: comparison between patients with hip fracture and patients with vertebral fractures. Osteoporos Int 29(9):2087–2091

[18] Nuti R, Brandi ML, Checchia G, Di Munno O, Dominguez L, Falaschi P, Fiore CE, Iolascon G, Maggi S, Michieli R, Migliaccio S, Minisola S, Rossini M, Sessa G, Tarantino U, Toselli A, Isaia GC (2019) Guidelines for the management of osteoporosis and fragility fractures. Intern Emerg Med 14(1):85–102

[19] Bauer DC (2014) Calcium supplements and fracture prevention. N Engl J Med 370(4):387–388

[20] Russell RG, Xia Z, Dunford JE, Oppermann U, Kwaasi A, Hulley PA, Kavanagh KL, Triffitt JT, Lundy MW, Phipps RJ, Barnett BL, Coxon FP, Rogers MJ, Watts NB, Ebetino FH (2007) Bisphosphonates: an update on mechanisms of action and how these relate to clinical efficacy. Ann N Y Acad Sci 1117:209–257

[21] Black DM, Cummings SR, Karpf DB, Cauley JA, Thompson DE, Nevitt MC, Bauer DC, Genant HK, Haskell WL, Marcus R, Ott SM, Torner JC, Quandt SA, Reiss TF, Ensrud KE (1996) Randomised trial of effect of alendronate on risk of fracture in women with existing vertebral fractures. Fracture Intervention Trial Research Group. Lancet 348(9041):1535–1541

[22] Harris ST, Watts NB, Genant HK, CD MK, Hangartner T, Keller M, Chesnut CH 3rd, Brown J, Eriksen EF, Hoseyni MS, Axelrod DW, Miller PD (1999) Effects of risedronate treatment on vertebral and nonvertebral fractures in women with postmenopausal osteoporosis: a randomized controlled trial. Vertebral Efficacy With Risedronate Therapy (VERT) Study Group. JAMA 282(14):1344–1352

[23] MR MC, Geusens P, Miller PD, Zippel H, Bensen WG, Roux C, Adami S, Fogelman I, Diamond T, Eastell R, Meunier PJ, Reginster JY, Hip Intervention Program Study Group (2001) Effect of risedronate on the risk of hip fracture in elderly women. Hip Intervention Program Study Group. N Engl J Med 344(5):333–340

[24] Black DM, Delmas PD, Eastell R, Reid IR, Boonen S, Cauley JA, Cosman F, Lakatos P, Leung PC, Man Z, Mautalen C, Mesenbrink P, Hu H, Caminis J, Tong K, Rosario-Jansen T, Krasnow J, Hue TF, Sellmeyer D, Eriksen EF, Cummings SR, HORIZON Pivotal Fracture Trial (2007) Once-yearly zoledronic acid for treatment of postmenopausal osteoporosis. N Engl J Med 356(18):1809–1822

[25] Reid IR, Horne AM, Mihov B, Stewart A, Garratt E, Wong S, Wiessing KR, Bolland MJ, Bastin S, Gamble GD (2018) Fracture prevention with zoledronate in older women with osteopenia. N Engl J Med 379(25):2407–2416

[26] Cummings SR, San Martin J, McClung MR et al (2009) Denosumab for prevention of fractures in postmenopausal women with osteoporosis. N Engl J Med 361:756–765

[27] McClung MR, Boonen S, Törring O, Roux C, Rizzoli R, Bone HG, Benhamou CL, Lems WF, Minisola S, Halse J, Hoeck HC, Eastell R, Wang A, Siddhanti S, Cummings SR (2012) Effect of denosumab treatment on the risk of fractures in subgroups of women with postmenopausal osteoporosis. J Bone Miner Res 27(1):211–218

[28] Bone HG, Wagman RB, Brandi ML et al (2017) 10 years of denosumab treatment in postmenopausal women with osteoporosis: results from the phase 3 randomised FREEDOM trial and open-label extension. Lancet Diabetes Endocrinol 5:513–523

[29] Chen CL, Chen NC, Liang HL, Hsu CY, Chou KJ, Fang HC, Lee PT (2015) Effects of denosumab and calcitriol on severe secondary hyperparathyroidism in dialysis patients with low bone mass. J Clin Endocrinol Metab 100(7):2784–2792

[30] Cummings SR, Ferrari S, Eastell R et al (2018) Vertebral fractures after discontinuation of denosumab: a post hoc analysis of the randomized placebo-controlled FREEDOM trial and its extension. J Bone Miner Res 33:190–198

[31] Dempster DW, Zhou H, Ruff VA, Melby TE, Alam J, Taylor KA (2018) Longitudinal effects of teriparatide or zoledronic acid on bone modeling- and remodeling-based formation in the SHOTZ Study. J Bone Miner Res 33:627–633

[32] Black DM, Greenspan SL, Ensrud KE et al (2003) The effects of parathyroid hormone and alendronate alone or in combination in postmenopausal osteoporosis. N Engl J Med 349:1207–1215

[33] Macdonald HM, Nishiyama KK, Hanley DA, Boyd SK (2011) Changes in trabecular and cortical bone microarchitecture at peripheral sites associated with 18 months of teriparatide therapy in postmenopausal women with osteoporosis. Osteoporos Int 22:357–362

[34] Kendler DL, Marin F, Zerbini CAF, Russo LA,

Greenspan SL, Zikan V, Bagur A, Malouf-Sierra J, Lakatos P, Fahrleitner-Pammer A, Lespessailles E, Minisola S, Body JJ, Geusens P, Moricke R, Lopez-Romero P (2018) Effects of teriparatide and risedronate on new fractures in post-menopausal women with severe osteoporosis (VERO): a multicentre, double-blind, doubledummy, randomised controlled trial. Lancet 391(10117):230–240

[35] Saag KG, Zanchetta JR, Devogelaer JP et al (2009) Effects of teriparatide versus alendronate for treating glucocorticoid-induced osteoporosis: thirty six month results of a randomized, double-blind, controlled trial. Arthritis Rheum 60:3346–3355

[36] Black DM, Rosen CJ (2016) Postmenopausal osteoporosis. N Engl J Med 374(3):254–262

[37] Miller PD, Hattersley G, Riis BJ et al (2016) Effect of abaloparatide vs placebo on new vertebral fractures in postmenopausal women with osteoporosis: a randomized clinical trial. JAMA 316:722–733

[38] Barrionuevo P, Kapoor E, Asi N, Alahdab F, Mohammed K, Benkhadra K, Almasri J, Farah W, Sarigianni M, Muthusamy K, Al Nofal A, Haydour Q, Wang Z, Murad MH (2019) Efficacy of pharmacological therapies for the prevention of fractures in postmenopausal women: a network meta-analysis. J Clin Endocrinol Metab 104(5):1623–1630

[39] Cosman F, Crittenden DB, Adachi JD et al (2016) Romosozumab treatment in postmenopausal women with osteoporosis. N Engl J Med 375:1532–1543

[40] Saag K, Petersen J, Brandi M, Karaplis A, Lorentzon M, Thomas T, Maddox J, Fan M, Meisner P, Grauer A (2017) Romosozumab or alendronate for fracture prevention inwomen with osteoporosis. N Engl J Med 377:1417–1427

[41] Cosman F, Crittenden DB, Ferrari S, Khan A, Lane NE, Lippuner K, Matsumoto T, Milmont CE, Libanati C, Grauer A (2018) FRAME study: the foundation effect of building bone with 1 year of romosozumab leads to continued lower fracture risk after transition to denosumab. J Bone Miner Res 33(7):1219–1226

[42] Hegde V, Jo JE, Andreopoulou P, Lane JM (2016) Effect of osteoporosis medications on fracture healing. Osteoporos Int 27(3):861–871

[43] Goldhahn J, Féron JM, Kanis J, Papapoulos S, Reginster JY, Rizzoli R, Dere W, Mitlak B, Tsouderos Y, Boonen S (2012) Implications for fracture healing of current and new osteoporosis treatments: an ESCEO consensus paper. Calcif Tissue Int 90(5):343–353. https://doi.org/10.1007/s00223-012-9587-4

[44] Conley RB, Adib G, Adler RA, Åkesson KE, Alexander IM, Amenta KC, Blank RD, Brox WT, Carmody EE, Chapman-Novakofski K, Clarke BL, Cody KM, Cooper C, Crandall CJ, Dirschl DR, Eagen TJ, Elderkin AL, Fujita M, Greenspan SL, Halbout P, Hochberg MC, Javaid M, Jeray KJ, Kearns AE, King T, Koinis TF, Koontz JS, Kužma M, Lindsey C, Lorentzon M, Lyritis GP, Michaud LB, Miciano A, Morin SN, Mujahid N, Napoli N, Olenginski TP, Puzas JE, Rizou S, Rosen CJ, Saag K, Thompson E, Tosi LL, Tracer H, Khosla S, Kiel DP (2019) Secondary fracture prevention: consensus clinical recommendations from a multistakeholder coalition. J Bone Miner Res. https://doi.org/10.1002/jbmr.3877

如何预防跌倒

16

Hubert Blain, Stéphanie Miot, Pierre Louis Bernard

16.1 跌倒的流行病学

跌倒是 65 岁或 65 岁以上老年人的一个主要健康隐患，因为跌倒的发生率很高，而且跌倒导致的生理、功能、心理和财务后果都很严重。事实上，社区中大约有 30% 的 65 岁以上老年人和 50% 的 80 岁以上老年人每年至少经历一次跌倒，1/3 的人都发生过反复跌倒。跌倒导致 30% 的人受伤而需要就医，5% 的人骨折，1% 的人发生髋部骨折，5%~6% 的人发生其他严重损伤。每年，欧洲居住在社区的老年人中约有 5000 万人发生跌倒，230 万 65 岁或 65 岁以上的人因跌倒受伤而前往急诊就诊，140 万人入院治疗，36 000 人死于跌倒。跌倒会导致患者出现心理问题，包括害怕跌倒和失去信心，从而导致自我限制活动水平、身体功能减弱和社会交往减少，并给家庭带来重大压力。随着人口老龄化，跌倒已成为老年人致残的第三大原因，也是老年人住进养老院的主要原因之一[1]。

跌倒也是养老院中老年人的一个主要健康隐患，半数的老年人每年至少经历一次跌倒。跌倒者通常是女性，在养老院中屡次跌倒。事实上，在男性和女性中，跌倒的发生率分别为每人每年 2 次和 1.5 次[2-3]。跌倒是养老院的老年人住院的一个主要原因，每年有 7.5%~15% 的老年人在跌倒后住院，髋部骨折患者占住院总人数的 10%[3]。跌倒也占住院患者发生的意外事件的 70%，大约 30% 的住院患者因跌倒而出现身体损伤，其中 4%~6% 的住院患者因跌倒出现严重损伤[4]。

欧盟每年用于治疗跌倒相关损伤的医疗保健支出约为 250 亿欧元，治疗骨折的支出约占医疗支出的 1%~1.5%。到 2050 年，人口老龄化可能导致每年与跌倒相关的支出超过 450 亿欧元[1]。对 80 岁或 80 岁以上的老年人跌倒的诊疗几乎占所有跌倒相关急诊诊疗的 50%，这些诊疗的费用占总费用的 66%[5]。长期在家和住养老院导致的护理费用显示出最明显的与年龄相关的增长，共占老年人跌倒相关费用的 54%[6]。治疗骨折，尤其是髋部骨折（最常见的原因是站立时跌倒）的费用，占跌倒相关医疗费用的 80%。大约 10% 的患者在髋部骨折发生后一年因第二次受伤住院[7]，髋部骨折后的主要问题是害怕跌倒和再次骨折[8]。

基于上述原因，预防跌倒现在被广泛认为是促进老年人积极健康地衰老的主要优先事项之一（http://profound.eu.com/wp-content/uploads/2016/12/Silver-Paper-Executive-Summary-Final.pdf）。

大多数的老年人跌倒预防指南[《AGS/

BGS 老年人预防跌倒临床实践指南（2010 版）》（https://sbgg.org.br/wp-content/uploads/2014/10/2010-AGSBGS-Clinical.pdf）；《疾 病 控制和预防中心阻止老年人发生意外、死亡和受伤（STEADI）倡议书》（https://www.cdc.gov/steadi/index.html）] [9] 建议：考虑到反复跌倒或跌倒受伤的患者（尤其是经历过髋部骨折的患者）发生新的意外跌倒和骨折的风险最高，建议对这些老年人定期评估其跌倒的风险，并提出相应的干预措施。

16.2　如何评估老年患者的跌倒风险

年龄在 65 岁或 65 岁以上、跌倒风险增加的受试者可以接受筛查。

（1）由他们自己或他们的护理人员回答简单的问题。

对 STEADI 项目的专家来说，在上一年有跌倒史，站立或行走时感觉不稳，或在《保持独 立》宣 传 册（https://www.cdc.gov/steadi/pdf/STEADI-Brochure-StayIndependent-508.pdf） 上得 4 分（满分 12 分）或以上的受试者应被视为跌倒风险增加，并应要求全科医生对这类受试者提供进一步的评估 [10-11]。

（2）由医疗保健提供者提出简单的问题并进行相应的测试。

STEADI 倡议让医疗保健提供者在对 70 岁及 70 岁以上患者的常规检查中询问 3 个问题："你在过去的 1 年中跌倒过吗？你站着或走路时会感到不稳吗？你担心摔倒吗？"如果患者对所有这些关键筛查问题的回答均为"否"，则认为他 / 她的跌倒风险较低。如果患者对这些关键筛查问题中的任何一个回答"是"，则需要进一步评估以区分具有跌倒中度或高风险的受试者。AGS/BGS 2010 和 2013 NICE 指南（https://www.nice.org.uk/guidance/cg161）相应地建议所有专业医疗人员（或护理人员）每年至少对接受护理

的老年人的跌倒情况、跌倒频率以及步态、平衡和肌肉力量方面的困难进行一次评估。这种常规评估对合并多种疾病、可能发生跌倒的患者尤其重要，如患有帕金森病、肾脏疾病、视力和认知障碍、尿失禁、抑郁症或服用多种药物的患者 [12-14]，以及入院或住院的患者。事实上，近一半的髋部骨折患者在骨折前一年曾到过急诊室或入院接受治疗，其中 1/4 是之前跌倒的 [15]。不幸的是，在急诊室或医院就诊的患者中，很少有人接受关于跌倒的咨询服务 [15]，这错失了一个重要的机会，因为以患者为中心的干预措施可以减少老年人跌倒或骨折的发生，也会减少因跌倒 [16] 或骨折 [17] 而出现在急诊室的情况。

（3）简单的物理测试。

AGS/BGS（2010）和 NICE（2013）的指南建议使用简单的测试来评估平衡力和步态，如定时走位（timed up and go，TUG）测试和"180°转弯"（"turn 180°"test，TT）。这些测试在任何环境下都很容易进行，而且它们不需要特殊设备。然而，异常结果的临界值仍在讨论中［当定时走位时间 > 15 s（肌少症的阈值）[18] 时，跌倒的风险会增加，并且定时走位时间 > 20 s表明患者存在明显的步态障碍］。单腿站立试验也可以很容易地进行，该试验具有相同的时限（时间 > 10 s 时跌倒风险较低，时间 < 5 s 时跌倒风险较高）（https://www.nice.org.uk/guidance/cg161）[19]。 其 他 测 试，如 Berg 平 衡 测 试、Tinetti 量表、功能范围和动态步态测试，需要借助一定的设备或临床专业知识。也可以使用双任务测试，因为在执行第二项任务时步行速度降低的患者更容易发生跌倒。TUG 测试（简单任务）和双重手动任务 TUG 测试（一只手拿着一杯水的情况下进行 TUG 测试）的结果相差 4.5 s 或更多的人，或者需要 14.7 s 以上的时间来执行认知性 TUG 测试（从随机起始点开始倒数 3 个数字的 TUG 测试）的人有跌倒的风险，特别是在患有帕金森病的情况下 [20]。

与步态和平衡障碍相比，肌力低下是跌倒或损伤性跌倒的一个重要但不具有一致性的风险因素。肌力可以通过握力来评估，这需要特定的设备[19]，或者通过椅子坐立测试进行评估，后一种方法更容易[21]。12 s 内可以完成 5 次椅子坐立测试是正常的，而＞ 15 s 则提示有肌少症的征兆[18]。

STEADI 算法建议使用 TUG 测试、30 s 椅子坐立测试和四阶段平衡测试来识别有步态、力量或平衡障碍的人，尽管没有给出临界值（https://www.cdc.gov/steadi/index.html）。

也可以使用简易体能状态量表（Short Physical Performance Battery，SPPB），评估内容包括从坐到站立的能力、步行速度和平衡能力，因为这些指标与跌倒史具有显著相关性[21]。生理特征评估（Physiological Profile Assessment，PPA）涉及一系列简单的关于视觉、周围感觉、肌力、反应时间、姿势摇摆的测试，PPA 也可以用于识别有跌倒风险的人[22]。

Downton 跌倒风险指数（Downton Fall Risk Index，DFRI）是 5 组跌倒风险因素的综合指数，这些因素包括以前的跌倒史、药物（镇痛药、镇静药、利尿药、抗高血压药、抗帕金森病药物、抗抑郁药）、感觉障碍（视觉或听觉障碍）、运动技能受损（肌力减弱或肢体功能丧失）、认知障碍（时间、地点和人物定向力障碍）和步行能力（不安全步态），这些因素已被证实可以预测髋部骨折[23]。

16.2.1　跌倒低、中度、高风险的定义

为了实用起见，基于上述 3 个问题（跌倒和损伤性跌倒史、害怕跌倒或感觉不稳）和 3 个简单测试（TUG 测试、单腿站立测试和 5 次椅子坐立测试），评估者只需花费不到 5 分钟的时间，就可以得出评估结果。

- 跌倒风险低是指在过去 12 个月内没有任何跌倒史、没有害怕跌倒的感觉或感觉不

稳，并且没有平衡（例如，单腿站立测试＞ 10 s）、步态（例如，TUG 测试＜ 12 s）和肌力（例如在 12 s 内进行 5 次椅子坐立测试）的问题。

- 跌倒风险高是指：①在前 6 个月内有反复或损伤性跌倒史；②害怕跌倒或存在感觉不稳，或在过去 12 个月内有过一次跌倒，并伴有明显的平衡问题（例如，单腿站立测试＜ 5 s）、步态问题（例如，TUG 测试＞ 20 s）或肌力问题（例如，5 次椅子坐立测试的完成时间＞ 15 s）。

- 跌倒风险中度是指跌倒低或高风险以外的情况。跌倒中度风险与跌倒低风险或跌倒高风险存在连续性：当风险因素数量较少时，接近于低风险；当风险因素数量较多时，则接近高风险。

16.3　针对跌倒低风险患者的跌倒预防干预

应为跌倒风险较低的老年人提供指导，使他们进行锻炼，因为他们的活动能力强、身体条件好。而那些活动量很小、身体条件最差的人，跌倒风险最高[24]。

指导： STEADI 倡议为家庭护理者提供指导材料和小册子（https://www.cdc.gov/steadi/pdf/steadi-CaregiverBrochure.pdf），这些材料包括以下指导信息：①如果患者出现跌倒、不稳的感觉或害怕跌倒，应立即告知医疗人员；②药物，包括非处方药和补充剂，应由医疗人员或药剂师定期检查，尤其是在患者出现头晕或困倦的情况下；③应定期与医疗人员讨论让患者服用维生素 D 补充剂以改善患者的骨骼、肌肉和神经状况的事宜；④患者应定期进行有助于改善身体平衡和下肢肌力的体育活动（如太极拳），以防止跌倒，并改善健康状况和提高自信心；⑤应由医疗人员至少每年检查一次患者的眼，以优

化患者的视力（例如，如有必要，患者应更换眼镜，并接受青光眼或白内障的治疗）；⑥ 应由医疗人员至少每年检查一次患者的足部，以确保患者能安全和舒适地行走（为患者提供合适的鞋子，必要时建议患者去看足部专家）；⑦ 优化住宅安全，保持地板整洁，去除小地毯或使用双面胶带以防止地毯滑动，在浴缸旁边和里面以及坐便器旁边增加扶手杆，并在所有楼梯间安装扶手和灯。STEADI 网站还提供了一份清单（https://www.cdc.gov/steadi/pdf/steadi-brooker-CheckForSafety-508.pdf），以便家庭护理者查找和排除家中的危险。

保持或改善平衡和肌力的社区锻炼计划：证据最充分的计划是 Otago 锻炼计划、太极拳计划、跌倒管理锻炼计划（FaME，有时称为 PSI）、生活方式综合功能锻炼计划（LiFE）和 Ossebo 计划[25]。总的来说，体育锻炼可将跌倒相关伤害（包括需要医疗护理或住院治疗的严重跌倒）的风险降低 32% ~ 40%，并可以改善没有或患有帕金森病的老年人的身体功能（http://bachlab.pitt.edu/sites/default/files/DiPietro2019.pdf）。抗阻力运动（没有平衡和功能性运动）、跳舞或步行对跌倒发生率的影响尚不确定[26]。NICE 指南建议，跌倒风险较低的老年人应参与锻炼计划，因为这些锻炼计划不仅有心理和社会价值，还对其身体有益（https://www.nice.org.uk/guidance/cg161）。

对于跌倒低或中度风险的患者，不应推荐系统性摄入维生素 D 和钙的补充剂，因为它们预防骨折或跌倒的有效性尚未得到证实[27-28]。高剂量维生素 D 甚至可能对跌倒风险产生不良影响[29]。

16.4　针对跌倒中度风险患者的多因素干预

对于跌倒中度风险的患者，应提供有针对性

的干预方案。

指导：仅仅增加关于预防跌倒的知识和指导的干预措施似乎不能显著降低跌倒率。然而，NICE 指南建议采取措施，提高跌倒中度风险和跌倒高风险的老年人以及医护人员的"跌倒意识"（https://www.nice.org.uk/guidance/cg161）。之前提到的 STEADI 倡议为跌倒低或中度风险人群提供的指导材料，也可供跌倒高风险患者及其护理人员使用（https://www.cdc.gov/steadi/materials.html）。预防跌倒传播网络（ProFouND）是由欧盟委员会资助的一项举措，致力于在全欧洲传播和实施预防跌倒的最佳方法，它还为卫生和社会保健机构、商业部门、非政府组织和公众提供了影响政策和提高人们对跌倒的认识的文件（http://profound.eu.com/）。

由物理治疗师或社区预防跌倒项目人员监督的锻炼：社区老年人长期进行挑战性、渐进性和有指导的锻炼确实有效地预防了跌倒，减少了跌倒需要的医疗护理并降低了骨折（没有单独针对髋部骨折的证据）的发生率（http://defect.eu.com/wp-content/uploads/2016/12/Falls-Intervention-Factsheets-FinalV2.pdf）[26,30]。

在临床中进行的锻炼应包括开发和调动足够的注意力资源，使患者能够在出现外部干扰后恢复稳定，如双任务训练，以及改进的关于地面起立能力的练习[31]。太极拳能有效地减少跌倒低或中度风险人群的跌倒，并且没有证据表明步行或快走训练可以降低跌倒风险[32]。

全身振动通过其增强平衡的作用，提高腿部和足底屈肌的力量，可以降低跌倒率，也有助于降低骨折的风险[33-34]。

总的来说，针对生活在社区中的具有跌倒低至中度风险的人群开展专门的跌倒预防计划，可将跌倒和跌倒相关损伤率降低 20% ~ 40%，且具有成本效益[32,35-36]。

导致跌倒风险增加的药物的调整和逐步停用：服用多种药物是跌倒的一个风险因素。最常见的导致跌倒风险增加的药物有精神药物［如镇静催眠药、抗抑郁药、抗精神病药、抗癫痫药、阿片类药物和导致谵妄或平衡和协调能力受损的其他镇静类的药物（包括导致低钠血症的药物）］、心血管药物、其他可能导致或加重直立性低血压的药物（如抗胆碱药）和诱发心律失常的药物（如有 GT 延长风险的药物）[37-39]。

一项关于旨在帮助社区老年人预防跌倒的随机对照干预措施的荟萃分析表明，缓慢停用精神药物和为初级保健医生提供处方修改方案可以显著降低跌倒风险 [32,40]。

视力优化：视觉控制在评估环境中的风险和保护措施对避免跌倒的有效性方面起着重要作用，这解释了为什么视力差与跌倒相关伤害（包括髋部骨折）的风险相关 [41,42]。在社区生活的老年人中，对先受到影响的患眼进行白内障手术并用单透镜眼镜替换多焦眼镜，可以有效降低跌倒率 [32]。

足部问题的治疗：体格检查应包括足部和足部磨损检查，此外医生应解决足部问题。事实上，一项纳入 305 例受试者的试验表明，多方面的足部治疗以及足部和踝关节的锻炼可以显著降低具有伤残脚疼痛的患者的跌倒率 [32]。

具有维生素 D 缺乏风险的患者补充维生素 D：STEADI 指南建议所有患者补充维生素 D 和钙，无论他们的跌倒风险如何。然而，服用维生素 D 补充剂似乎并不能降低大多数社区老年人的跌倒风险，但对那些血液中维生素 D 含量低的老年人可能会起到作用 [32,43]。维生素 D 缺乏，尤其是当维生素 D 重度缺乏时会导致甲状旁腺激素水平升高，患者容易发生跌倒和髋部骨折 [44]。因此，有跌倒中度风险且有维生素 D 缺乏风险（户外活动少、脂肪含量高）的人，应在冬季服用维生素 D 补充剂，而无须进行任何维生素 D 的血清学检测（https://www.has-sante.fr/jcms/c_1525705/fr/avis-de-la-has-concernant-l-evaluation-durisque-de-chutes-chez-le-sujet-age-

autonome-et-sa-prevention）。不建议跌倒中度风险患者补充钙剂 [45]。

16.5 针对跌倒高风险患者的多因素跌倒风险评估和干预措施

AGS/BGS 2010[46] 和 STEADI 倡议对有复发性或损伤性跌倒史或者有严重平衡、步态或肌力障碍的复杂患者提供多因素跌倒预防计划（https://www.nice.org.uk/guidance/cg161; https://www.cdc.gov/steadi/pdf/steadi-Algorithm-508.pdf）。事实上，在随机对照试验和干预前后的比较研究中，这种识别可改变的风险因素并提出个性化的预防跌倒计划的项目可以减少跌倒的次数（https://www.cochranelibrary.com/cdsr/doi/10.1002/14651858.CD012221.pub2/full）[47]。NICE 建议，个体化的多因素评估和干预应由具有适当技能和经验的专业医疗人员执行，通常是在跌倒专家服务机构（通常称为跌倒诊所）中，专业医疗人员采用临床级质量提高策略（例如，病例管理策略），进行多因素评估（如老年综合评估）和治疗（https://www.nice.org.uk/guidance/cg161）。

根据 STEADI 倡议和 NICE 指南，对有跌倒风险的患者的管理首先要进行的是改变患者的步态、平衡性和活动状态（如姿势性眩晕和直立性低血压）、认知障碍、代谢异常（如低血糖症[48]或低钠血症[49]）、睡眠障碍[50]、肌无力、尿失禁[47] 以及诱发晕厥的情况。对于有心脏抑制型颈动脉窦综合征或窦房结功能障碍，因心率和血压突然变化而频繁跌倒的老年人，应考虑植入心脏起搏器 [32,51]。多方面的足部治疗以及足部和踝关节的锻炼可以显著降低具有伤残脚疼痛的患者的跌倒率 [32]。除了接受指导（见上文）外，针对跌倒高风险老年人的成功的多因素干预跌倒和骨折的计划还应包括以下内容。

导致跌倒风险增加的药物的调整和逐步停

药：如前所述，逐渐停用导致跌倒风险增加的药物可以降低跌倒风险 [32,40]。然而，在髋部骨折手术后从老年骨科出院的患者中，多重用药和使用增加跌倒风险的药物的情况仍然很普遍 [52-53]。2/3 的接受骨折联络服务的患者仍在服用导致跌倒风险增加的药物 [54]，苯二氮䓬类和阿片类药物是髋部骨折的更明确的危险因素 [55]。这表明对于因跌倒相关损伤而入院的患者，在他们出院时医生应对他们的用药进行干预 [52-53]。

视力优化：在跌倒高风险的人群中，应鉴别出有白内障、黄斑变性、青光眼或视力丧失的病史的患者，如果这些患者在过去一年中没有进行眼科检查，则应将他们转诊给眼科医生。因此，视力评估和转诊是成功的多因素跌倒预防计划的组成部分，尤其是在与家庭危害干预相关的情况下 [32,56]。

锻炼：如前所述，将平衡能力和中等强度力量训练单独或与其他干预措施（特别是视力评估和治疗以及环境评估和调整）相结合的方案，对防止跌倒、跌倒相关骨折和其他类型的损伤性跌倒是有效的（https://www.nice.org.uk/guidance/cg161）[26,32,36,57-60]。不建议跌倒高风险患者练习太极拳 [32]。

特别建议跌倒和骨折风险高的患者进行改善内侧 – 外侧稳定性的训练，因为侧身跌倒会使髋部骨折风险增加 6 倍 [61-62]。考虑到向前跌倒也会导致髋部撞击，因此加强前后姿势控制的训练也是有必要的 [63]。为了在跌倒的下降阶段减少髋部撞击，从而使髋部着地更安全，训练项目还应包括在跌倒的过程中躯干和骨盆向前或向后轴向旋转的训练 [64]，以及增强上肢肌力的训练，以使跌倒时的保护反应更有效 [65-66]。

NICE 和 ProFouND 建议，应由专业人员（例如物理治疗师、运动科学家和专业运动教练）分别对跌倒高风险患者制订训练计划并进行监督，这些专业人员应经过适当的预防跌倒训练计划的培训（http://profound.eu.com/wp-content/uploads/2016/12/Falls-Intervention-Factsheets-FinalV2.pdf; https://www.nice.org.uk/guidance/cg161）。

来自 2018 年 PAGAC 科学报告的证据表明，患有髋部骨折的老年人会从负重、多种类的活动中受益 [67]。Lee 等人对随机对照试验的荟萃分析指出，在髋部骨折手术后，渐进性的抗阻力训练可以显著改善患者的全身功能（活动性、平衡性、下肢力量或力量和表现能力）[68]。

当骨科 – 内科联合管理与内科会诊相结合时，为期 18 个月的训练小组和振动疗法可以降低髋部脆性骨折患者的再骨折率，改善患者的平衡性和活动能力，并降低成本 [69]。

家庭危害干预：大多数与跌倒有关的伤害发生在老年人在家中走动时，改善家庭安全的干预措施，如使用夜灯或浴室加装扶手杆，似乎对减少跌倒有效，尤其是对在家跌倒或跌倒后在医院接受治疗的人（https://www.nice.org.uk/guidance/cg161）。当然如果是由受过适当培训的医护人员（比如职业治疗师）来进行家庭安全的改善会更加有效 [32]。事实上，职业治疗师在出院前对髋部骨折恢复中的患者进行家庭评估，可以减少患者再次入院的次数，提高出院 6 个月时患者的自理能力，并可能降低出院后前 30 天内患者的跌倒风险 [70]。

假设家庭安全措施能够降低跌倒率从而减少与跌倒相关的髋部骨折，对居住在社区的残疾老年人来说，预防跌倒的家庭安全干预措施具有良好的成本效益 [71]。

NICE 和 ProFouND 指南建议从信息和通信技术部门寻求机会，为跌倒检测和预防提供解决方案（http://profound.eu.com/wp-content/uploads/2016/12/Falls-Intervention-Factsheets-FinalV2.pdf; https://www.nice.org.uk/guidance/cg161）。

维生素 D 和钙：对于有跌倒史或非外伤性骨折史的患者以及有维生素 D 缺乏风险的患者（如患有影响维生素 D 代谢和吸收的疾病以及骨

质疏松症的患者），建议通过检测血清总 25- 羟维生素 D 的水平来筛查维生素 D 缺乏症 [72]。在反复跌倒或患有跌倒相关骨折的患者中，检测血液 25- 羟维生素 D 水平有助于指导维生素 D 缺乏症的纠正。维生素 D 和钙的补充剂可以减少有跌倒风险的患者和维生素 D 缺乏症患者发生跌倒的情况 [32,43-45]。

骨质疏松症筛查和治疗（如需要）：跌倒风险高的患者，尤其是那些有肌少症或骨折病史的患者，应该接受骨健康的评估 [73]。骨密度低、身体功能差和跌倒确实是导致非椎体骨折的最主要的独立危险因素 [74]。

NICE 和最近的欧洲指南建议对有高跌倒风险的患者进行骨密度测定并计算 FRAX 风险（如果无法使用 DXA，则不计算骨密度），以确定患者是否需要接受骨质疏松症的治疗（https://www.nice.org.uk/guidance/cg161）[75]。然而，评估 DXA 是否适用于跌倒患者时，应考虑患者的预期寿命，因为针对骨质疏松症的治疗至少需要 12 个月才能降低骨折风险 [75]。

16.6 护理环境中的跌倒评估和预防

2016 年 NICE 指南不建议使用跌倒风险预测工具来评估住院患者的跌倒风险，而是将所有 65 岁或 65 岁以上的住院患者以及 50 岁及 50 岁以上有潜在疾病的患者都视为有跌倒的高风险（https://www.nice.org.uk/guidance/cg161）。然而，一些具有良好敏感性和特异性的工具可用于筛查特别有可能在医院跌倒的患者，这些工具包括评估 5 个因素的 STRATIFY 工具（这 5 个因素包括患者因跌倒而入院或未住院，或入院后在病房内跌倒；患者躁动不安；视力障碍；极其需要频繁如厕；转移和行动不便，是否住在养老院）[76] 和 Hendrich Ⅱ 型跌倒风险模型，该模型由 8 个变量组成，包括意识错乱 / 定向障碍 / 冲动、症状性抑郁、排便习惯改变、头晕 / 眩晕、

性别、服用的任何抗癫痫药物、苯二氮䓬类药物和起立—行走测试 [77]。

同样，风险评估工具也不能为护士在日常工作中识别跌倒高危人群增加重要价值 [78]。事实上，由于有跌倒史，大多数住在养老院的人都有很高的跌倒风险，步态和平衡不稳、认知和功能损害、镇静药和精神活性药物以及共病是住在养老院的人发生跌倒的重要危险因素 [3]。

如果上述关于社区居住地老年人跌倒高风险的指导应用于急性和长期护理环境（http://profound.eu.com/），这些措施在急性和亚急性病房和养老院中预防跌倒的有效性证据更为有限 [3,79-80]。

NICE 的指导方针强调了这样一个事实，即建筑师在为老年人设计新环境时，应考虑改善住院环境，以防止老年人跌倒（https://www.nice.org.uk/guidance/cg161）。在长期护理机构中使用合适的地板来预防严重跌倒相关伤害的临床效果仍有待讨论 [81]。国际证据表明，身体约束可能限制这类虚弱老年人的行动能力，从而增加跌倒的风险 [82]。

护理环境中预防跌倒和在养老院中减少身体约束的一个关键是实施积极主动的组织策略，其中包括领导能力、个性化的患者指导计划以及员工教育和培训、仔细监督和审计、对员工的提醒和反馈，提供设备、支持性风险管理和变更代理 [57,79,83]。

16.7 认知障碍患者的跌倒评估和预防

几乎 2/3 的生活在社区中的痴呆患者每年都会跌倒，这一比例是没有认知障碍的人群的 2 倍 [84]。跌倒是认知障碍老年患者受伤的主要原因 [85]。痴呆患者如此高的跌倒发生率部分归因于患者注意力和执行功能低下与步速减慢、行走不稳和未来跌倒之间的关系 [86]。

这就解释了为什么最近一些针对认知障碍老年人的跌倒预防计划除了上述常规措施外，还包括：针对已发现的步态异常给予适合个人认知能力的助行器处方并制订培训计划，可以提高注意力的药物和非药物策略，认知训练和行为改变/调节以改善规划、判断、抑制控制和灵活性/解决问题的技能，从而提高在具有挑战性的环境下的安全活动的能力[87]。因此，认知训练、双任务训练和虚拟现实模式是改善老年人认知障碍和痴呆的有前途的策略[86]。在老年痴呆的晚期，反复跌倒可能是前哨事件，表明需要采取姑息性治疗方法，重点是关注症状管理、患者的舒适度和尊严。

16.8 跌倒诊所与骨折联络服务处

跌倒诊所是为了管理跌倒风险高的老年人而设置的。然而，全球范围内跌倒诊所很少。跌倒诊所能提供详细的多学科评估，根据评估结果，给出建议或实施一系列有针对性的预防跌倒和跌倒损伤的策略。多项临床前－后干预比较研究和随机对照研究表明，在跌倒高风险人群中，跌倒和相关伤害大幅减少（30%～77%），其他结果也有所改善，如平衡和活动能力、身体功能、害怕跌倒和跌倒预防干预的参与[47,88-89]。为防止跌倒或损伤性跌倒，在跌倒诊所就诊的患者人数分别为5人和6人[89]。

如前所述，脆性骨折是随后发生非椎体骨折的最重要的危险因素之一[74,90]。骨折联络服务（FLS）与专门从事跌倒预防的老年医疗单位合作，可能是进行骨折一级预防和二级预防的最有效的方法，预防内容包括评估骨骼健康和跌倒风险[75,91-92]，尤其是对衰弱的老年患者[93]。

16.9 结语

跌倒是老年人的主要公共卫生问题。一些与前几个月跌倒和跌倒相关的损伤、不稳定感和对跌倒的恐惧感有关的简单问题，以及一些旨在评估平衡、步态和肌力的简单测试（例如，TUG测试和从坐到站的测试）可能有助于区分跌倒低、中度或高风险的人。无论跌倒的风险如何，建议进行平衡与力量训练和指导，以减少跌倒的发生。应为跌倒风险高的老年人（即因跌倒就医，尤其是骨折后或经常跌倒的老年人）提供多因素跌倒和骨折风险评估及预防措施。这种多因素的跌倒风险评估和预防应由具有适当技能和经验的专业医疗人员提供，通常是在跌倒诊所中，结合跌倒相关骨折的跌倒联络服务进行。个体化、有针对性的多因素干预措施包括：对步态、平衡和肌力障碍的具体原因进行管理；血液中维生素D水平较低的患者应服用维生素D补充剂，应计算这类患者的骨密度和FRAX风险，以确定他们是否需要接受抗骨质疏松症的治疗；改善家庭环境安全性的措施（最好由职业治疗师提供）；药物评估；视力优化；患者合并颈动脉窦综合征时应植入心脏起搏器；多方位足部治疗。由于跌倒和骨折通常是可以预防的，现在至关重要的是，提高对预防和监测跌倒和骨质疏松症的解决方案的认识和使用范围，并使其可用［欧洲积极健康老龄化创新合作行动组A2（EIP on AHA）］（https://ec.europa.eu/eip/ageing/actiongroup/index/a2_en）。

（翻译：董强，审校：张萍）

参考文献

[1] EuroSafe, Amsterdam (2015) Falls among older adults in the EU-28: key facts from the available statistics. https://eupha.org/repository/sections/ipsp/Factsheet_falls_in_older_adults_in_EU.pdf

[2] Rapp K, Becker C, Cameron ID, König HH, Büchele G (2012) Epidemiology of falls in residential aged care: analysis of more than 70,000 falls from residents

of bavarian nursing homes. J Am Med Dir Assoc 13(2):187.e1–187.e6

[3] Vlaeyen E, Coussement J, Leysens G, Van der Elst E, Delbaere K, Cambier D, Denhaerynck K, Goemaere S, Wertelaers A, Dobbels F, Dejaeger E, Milisen K, Center of Expertise for Fall and Fracture Prevention Flanders (2015) Characteristics and effectiveness of fall prevention programs in nursing homes: a systematic review and meta-analysis of randomized controlled trials. J Am Geriatr Soc 63(2):211–221

[4] Krauss MJ, Evanoff B, Hitcho E et al (2005) A case–control study of patient, medication, and care-related risk factors for inpatient falls. J Int Gen Med 20:116–122

[5] Hanley A, Silke C, Murphy J (2011) Community-based health efforts for the prevention of falls in the elderly. Clin Interv Aging 6:19–25

[6] Hartholt KA, Polinder S, Van der Cammen TJ, Panneman MJ, Van der Velde N, Van Lieshout EM, Patka P, Van Beeck EF (2012) Costs of falls in an ageing population: a nationwide study from the Netherlands (2007–2009). Injury 43(7):1199–1203

[7] Cabalatungan S, Divaris N, McCormack JE, Huang EC, Kamadoli R, Abdullah R, Vosswinkel JA, Jawa RS (2018) Incidence, outcomes, and recidivism of elderly patients admitted for isolated hip fracture. J Surg Res 232:257–265. https://doi.org/10.1016/j.jss.2018.06.054

[8] Yoo JI, Lee YK, Koo KH, Park YJ, Ha YC (2018) Concerns for older adult patients with acute hip fracture. Yonsei Med J 59(10):1240–1244. https://doi.org/10.3349/ymj.2018.59.10.1240

[9] Falls and fracture prevention strategy in Scotland 2019–2024. https://www.gov.scot/publications/national-falls-fracture-prevention-strategy-scotland-2019-2024/pages/6/

[10] Nithman RW, Vincenzo JL (2019) How steady is the STEADI? Inferential analysis of the CDC fall risk toolkit. Arch Gerontol Geriatr 83:185–194. https://doi.org/10.1016/j.archger.2019.02.018

[11] Phelan EA, Mahoney JE, Voit JC, Stevens JA (2015) Assessment and management of fall risk in primary care settings. Med Clin North Am 99(2):281–293

[12] Bowling CB, Bromfield SG, Colantonio LD, Gutiérrez OM, Shimbo D, Reynolds K, Wright NC, Curtis JR, Judd SE, Franch H, Warnock DG, McClellan W, Muntner P (2016) Association of reduced eGFR and albuminuria with serious fall injuries among older adults. Clin J Am Soc Nephrol 11(7):1236–1243. https://doi.org/10.2215/CJN.11111015

[13] Paul SS, Harvey L, Canning CG, Boufous S, Lord SR, Close JC, Sherrington C (2017 Mar) Fall-related hospitalization in people with Parkinson's disease. Eur J Neurol 24(3):523–529. https://doi.org/10.1111/ene.13238

[14] Stevens JA (2013) The STEADI Tool Kit: a fall prevention resource for Health Care Providers. IHS Prim Care Provid 39(9):162–166

[15] Pierrie SN, Wally MK, Churchill C, Patt JC, Seymour RB, Karunakar MA (2019) Pre-hip fracture falls: a missed opportunity for intervention. Geriatr Orthop Surg Rehabil 10:2151459319856230. https://doi.org/10.1177/2151459319856230. eCollection 2019

[16] Barker A, Cameron P, Flicker L, Arendts G, Brand C, Etherton-Beer C, Forbes A, Haines T, Hill AM, Hunter P, Lowthian J, Nyman SR, Redfern J, Smit V, Waldron N, Boyle E, MacDonald E, Ayton D, Morello R, Hill K (2019) Evaluation of RESPOND, a patient-centred programme to prevent falls in older people presenting to the emergency department with a fall: a randomised controlled trial. PLoS Med 16(5):e1002807. https://doi.org/10.1371/journal.pmed.1002807

[17] Inderjeeth CA, Raymond WD, Briggs AM, Geelhoed E, Oldham D, Mountain D (2018) Implementation of the Western Australian Osteoporosis Model of Care: a fracture liaison service utilising emergency department information systems to identify patients with fragility fracture to improve current practice and reduce re-fracture rates: a 12-month analysis. Osteoporos Int 29(8):1759–1770. https://doi.org/10.1007/s00198-018-4526-5

[18] Cruz-Jentoft AJ, Sayer AA (2019) Sarcopenia. Lancet 393(10191):2636–2646. https://doi.org/10.1016/S0140-6736(19)31138-9

[19] Cöster ME, Karlsson M, Ohlsson C, Mellström D, Lorentzon M, Ribom E, Rosengren B (2018) Physical function tests predict incident falls: a prospective study of 2969 men in the Swedish osteoporotic fractures in men study. Scand J Public Health 29:1403494818801628. https://doi.org/10.1177/1403494818801628

[20] Vance RC, Healy DG, Galvin R, French HP (2015) Dual tasking with the timed "up & go" test improves detection of risk of falls in people with Parkinson disease. Phys Ther 95(1):95–102

[21] Kim JC, Chon J, Kim HS, Lee JH, Yoo SD, Kim DH, Lee SA, Han YJ, Lee HS, Lee BY, Soh YS, Won CW (2017) The association between fall history and physical performance tests in the community-dwelling elderly: a cross-sectional analysis. Ann Rehabil Med 41:239–247

[22] Lord SR, Menz BH, Tiedemann A (2003) A physiological profile approach to falls risk assessment and prevention. Phys Ther 83:237–252

[23] Nilsson M, Eriksson J, Larsson B, Odén A, Johansson H, Lorentzon M (2016) Fall risk assessment predicts fall-related injury, hip fracture, and head injury in older adults. J Am Geriatr Soc 64(11):2242–2250. https://doi.org/10.1111/jgs.14439

[24] Orwoll ES, Fino NF, Gill TM, Cauley JA, Strotmeyer ES, Ensrud KE, Kado DM, Barrett-Connor E, Bauer

DC, Cawthon PM, Lapidus J, Osteoporotic Fractures in Men (MrOS) Study Research Group (2018) The relationships between physical performance, activity levels and falls in older men. J Gerontol A Biol Sci Med Sci. https://doi.org/10.1093/gerona/gly248

[25] El-Khoury F, Cassou B, Latouche A, Aegerter P, Charles MA, Dargent-Molina P (2015) Effectiveness of two year balance training programme on prevention of fall induced injuries in at risk women aged 75–85 living in community: Osśebo randomised controlled trial. BMJ 351:h3830. https://doi.org/10.1136/bmj.h3830

[26] Sherrington C, Fairhall NJ, Wallbank GK, Tiedemann A, Michaleff ZA, Howard K, Clemson L, Hopewell S, Lamb SE (2019) Exercise for preventing falls in older people living in the community. Cochrane Database Syst Rev 1:CD012424. https://doi.org/10.1002/14651858. CD012424.pub2

[27] Bolland MJ, Grey A, Avenell A (2018) Effects of vitamin D supplementation on musculoskeletal health: a systematic review, meta-analysis, and trial sequential analysis. Lancet Diabetes Endocrinol 6(11):847–858. https://doi.org/10.1016/S2213-8587(18)30265-1

[28] Khaw KT, Stewart AW, Waayer D, Lawes CMM, Toop L, Camargo CA Jr, Scragg R (2017) Effect of monthly high-dose vitamin D supplementation on falls and non-vertebral fractures: secondary and post-hoc outcomes from the randomised, double-blind, placebo-controlled ViDA trial. Lancet Diabetes Endocrinol 5(6):438–447. https://doi.org/10.1016/S2213-8587(17)30103-1

[29] Lewis JR, Sim M, Daly RM (2019) The vitamin D and calcium controversy: an update. Curr Opin Rheumatol 31(2):91–97. https://doi.org/10.1097/BOR.0000000000000584

[30] Zhao R, Feng F, Wang X (2017) Exercise interventions and prevention of fall-related fractures in older people: a meta-analysis of randomized controlled trials. Int J Epidemiol 46(1):149–161. https://doi.org/10.1093/ije/dyw142

[31] Brown LA, Shumway-Cook A, Woollacott MH (1999) Attentional demands and postural recovery: the effects of aging. J Gerontol A Biol Sci Med Sci 54(4):M165–M171

[32] Gillespie LD, Robertson MC, Gillespie WJ, Sherrington C, Gates S, Clemson LM, Lamb SE (2012) Interventions for preventing falls in older people living in the community. Cochrane Database Syst Rev 9:CD007146

[33] Bemben D, Stark C, Taiar R, Bernardo-Filho M (2018) Relevance of whole-body vibration exercises on muscle strength/power and bone of elderly individuals. Dose Response 16(4):1559325818813066. https://doi.org/10.1177/1559325818813066

[34] Jepsen DB, Thomsen K, Hansen S, Jørgensen NR, Masud T, Ryg J (2017) Effect of whole-body vibration exercise in preventing falls and fractures: a systematic review and meta-analysis. BMJ Open 7(12):e018342. https://doi.org/10.1136/bmjopen-2017-018342

[35] Davis JC, Robertson MC, Ashe MC, Liu-Ambrose T, Khan KM, Marra CA (2010) International comparison of cost of falls in older adults living in the community: a systematic review. Osteoporos Int 21(8):1295–1306

[36] Tricco AC, Thomas SM, Veroniki AA, Hamid JS, Cogo E, Strifler L, Khan PA, Robson R, Sibley KM, MacDonald H, Riva JJ, Thavorn K, Wilson C, Holroyd-Leduc J, Kerr GD, Feldman F, Majumdar SR, Jaglal SB, Hui W, Straus SE (2017) Comparisons of interventions for preventing falls in older adults: a systematic review and meta-analysis. JAMA 318(17):1687–1699

[37] de Vries M, Seppala LJ, Daams JG, van de Glind EMM, Masud T, van der Velde N, EUGMS Task and Finish Group on Fall-Risk-Increasing Drugs (2018) Fall-risk-increasing drugs: a systematic review and meta-analysis: I. Cardiovascular drugs. J Am Med Dir Assoc 19(4):371. e1–371.e9. https://doi.org/10.1016/j.jamda.2017.12.013. Epub 2018 Feb 12

[38] Seppala LJ, Wermelink AMAT, de Vries M, Ploegmakers KJ, van de Glind EMM, Daams JG, van der Velde N, EUGMS Task and Finish Group on Fall-Risk-Increasing Drugs (2018a) Fall-risk-increasing drugs: a systematic review and meta-analysis: II. Psychotropics. J Am Med Dir Assoc 19(4):371.e11–371.e17. https://doi.org/10.1016/j.jamda.2017.12.098

[39] Seppala LJ, van de Glind EMM, Daams JG, Ploegmakers KJ, de Vries M, Wermelink AMAT, van der Velde N, EUGMS Task and Finish Group on Fall-Risk-Increasing Drugs (2018b) Fall-risk-increasing drugs: a systematic review and meta-analysis: III. Others. J Am Med Dir Assoc 19(4):372.e1–372.e8. https://doi.org/10.1016/j.jamda.2017.12.099. Epub 2018 Mar 2

[40] Musich S, Wang SS, Ruiz J, Hawkins K, Wicker E (2017) Falls-related drug use and risk of falls among older adults: a study in a US Medicare population. Drugs Aging 34(7):555–565. https://doi.org/10.1007/s40266-017-0470-x

[41] Dargent-Molina P, Favier F, Grandjean H, Baudoin C, Schott AM, Hausherr E, Meunier PJ, Bréart G (1996) Fall-related factors and risk of hip fracture: the EPIDOS prospective study. Lancet 348(9021):145–149

[42] Zettel JL, McIlroy WE, Maki BE (2008) Gaze behavior of older adults during rapid balance-recovery reactions. J Gerontol A Biol Sci Med Sci 63(8):885–891

[43] Dhaliwal R, Aloia JF (2017) Effect of vitamin D on falls and physical performance. Endocrinol Metab Clin N Am 46(4):919–933

[44] Dretakis K, Igoumenou VG (2019) The role of parathyroid hormone (PTH) and vitamin D in falls and hip fracture type. Aging Clin Exp Res 31:1501. https://

doi.org/10.1007/s40520-019-01132-7

[45] Grossman DC, Curry SJ, Owens DK, Barry MJ, Caughey AB, Davidson KW, Doubeni CA, Epling JW Jr, Kemper AR, Krist AH, Kubik M, Landefeld S, Mangione CM, Silverstein M, Simon MA, Tseng CW, US Preventive Services Task Force (2018) Vitamin D, calcium, or combined supplementation for the primary prevention of fractures in community-dwelling adults: US Preventive Services Task Force Recommendation Statement. JAMA 319(15):1592–1599. https://doi.org/10.1001/jama.2018.3185

[46] NICE (National Institute for Health and Care Excellence) (2013) Falls in older people: assessing risk and prevention. https://www.nice.org.uk/guidance/cg161

[47] Blain H, Dabas F, Mekhinini S, Picot MC, Miot S, Bousquet J, Boubakri C, Jaussent A, Bernard PL (2019) Effectiveness of a programme delivered in a falls clinic in preventing serious injuries in high-risk older adults: a pre- and post-intervention study. Maturitas 122:80–86. https://doi.org/10.1016/j.maturitas.2019.01.012

[48] Shah VN, Wu M, Foster N, Dhaliwal R, Al Mukaddam M (2018) Severe hypoglycemia is associated with high risk for falls in adults with type 1 diabetes. Arch Osteoporos 13(1):66. https://doi.org/10.1007/s11657-018-0475-z

[49] Corona G, Norello D, Parenti G, Sforza A, Maggi M, Peri A (2018) Hyponatremia, falls and bone fractures: a systematic review and meta-analysis. Clin Endocrinol 89(4):505–513. https://doi.org/10.1111/cen.13790. Epub 2018 July 12

[50] Cauley JA, Hovey KM, Stone KL, Andrews CA, Barbour KE, Hale L, Jackson RD, Johnson KC, LeBlanc ES, Li W, Zaslavsky O, Ochs-Balcom H, Wactawski-Wende J, Crandall CJ (2019) Characteristics of self-reported sleep and the risk of falls and fractures: the Women's Health Initiative (WHI). J Bone Miner Res 34(3):464–474. https://doi.org/10.1002/jbmr.3619

[51] Brenner R, Ammann P, Yoon SI, Christen S, Hellermann J, Girod G, Knaus U, Duru F, Krasniqi N, Ramsay D, Sticherling C, Lippuner K, Kühne M (2017) Reduction of falls and fractures after permanent pacemaker implantation in elderly patients with sinus node dysfunction. Europace 19(7):1220–1226. https://doi.org/10.1093/europace/euw156

[52] Correa-Pérez A, Delgado-Silveira E, Martín-Aragón S, Rojo-Sanchís AM, Cruz-Jentoft AJ (2019) Fall-risk increasing drugs and prevalence of polypharmacy in older patients discharged from an orthogeriatric unit after a hip fracture. Aging Clin Exp Res 31(7):969–975. https://doi.org/10.1007/s40520-018-1046-2

[53] Munson JC, Bynum JP, Bell JE, Cantu R, McDonough C, Wang Q, Tosteson TD, Tosteson AN (2016) Patterns of prescription drug use before and after fragility fracture. JAMA Intern Med 176(10):1531–1538.

https://doi.org/10.1001/jamainternmed.2016.4814

[54] Vranken L, Wyers CE, Van der Velde RY, Janzing HM, Kaarsemaker S, Geusens PP, Van den Bergh JP (2018) Comorbidities and medication use in patients with a recent clinical fracture at the Fracture Liaison Service. Osteoporos Int 29(2):397–407. https://doi.org/10.1007/s00198-017-4290-y

[55] Machado-Duque ME, Castaño-Montoya JP, Medina-Morales DA, Castro-Rodríguez A, González-Montoya A, Machado-Alba JE (2018) Association between the use of benzodiazepines and opioids with the risk of falls and hip fractures in older adults. Int Psychogeriatr 30(7):941–946. https://doi.org/10.1017/S1041610217002745

[56] Sotimehin AE, Yonge AV, Mihailovic A, West SK, Friedman DS, Gitlin LN, Ramulu PY (2018) Locations, circumstances, and outcomes of falls in patients with Glaucoma. Am J Ophthalmol 192:131–141. https://doi.org/10.1016/j.ajo.2018.04.024

[57] Hofmeyer MR, Alexander NB, Nyquist LV, Medell JL, Koreishi A (2002) Floor-rise strategy training in older adults. J Am Geriatr Soc 50(10):1702–1706

[58] Huang ZG, Feng YH, Li YH, Lv CS (2017) Systematic review and meta-analysis: Tai Chi for preventing falls in older adults. BMJ Open 7(2):e013661

[59] Rimland JM, Abraha I, Dell'Aquila G, Cruz-Jentoft A, Soiza R, Gudmusson A, Petrovic M, O'Mahony D, Todd C, Cherubini A (2016) Effectiveness of non-pharmacological interventions to prevent falls in older people: a systematic overview. The SENATOR Project ONTOP Series. PLoS One 11(8):e0161579

[60] Strouwen C, Molenaar EALM, Münks L, Keus SHJ, Zijlmans JCM, Vandenberghe W, Bloem BR, Nieuwboer A (2017) Training dual tasks together or apart in Parkinson's disease: results from the DUALITY trial. Mov Disord 32(8):1201–1210

[61] Greenspan SL, Myers ER, Maitland LA, Resnick NM, Hayes WC (1994) Fall severity and bone mineral density as risk factors for hip fracture in ambulatory elderly. JAMA 271:128–133

[62] Rogers MW, Mille ML (2003) Lateral stability and falls in older people. Exerc Sport Sci Rev 31(4):182–187

[63] Yang Y, Mackey DC, Liu-Ambrose T, Feldman F, Robinovitch SN (2016) Risk factors for hip impact during real-life falls captured on video in long-term care. Osteoporos Int 27(2):537–547. https://doi.org/10.1007/s00198-015-3268-x

[64] Robinovitch SN, Inkster L, Maurer J, Warnick B (2003) Strategies for avoiding hip impact during sideways falls. J Bone Miner Res 18(7):1267–1273

[65] De Goede KM, Ashton-Miller JA (2003) Biomechanical simulations of forward fall arrests: effects of upper extremity arrest strategy, gender and aging-related declines in muscle strength. J Biomech 36(3):413–420

[66] Sran MM, Stotz PJ, Normandin SC, Robinovitch

SN (2010) Age differences in energy absorption in the upper extremity during a descent movement: implications for arresting a fall. J Gerontol A Biol Sci Med Sci 65(3):312–317. https://doi.org/10.1093/gerona/glp153

[67] King AC, Whitt-Glover MC, Marquez DX, Buman MP, Napolitano MA, Jakicic J, Fulton JE, Tennant BL, 2018 Physical Activity Guidelines Advisory Committee* (2019) Physical activity promotion: highlights from the 2018 Physical Activity Guidelines Advisory Committee systematic review. Med Sci Sports Exerc 51(6):1340–1353. https://doi.org/10.1249/MSS.0000000000001945

[68] Lee SY, Yoon BH, Beom J, Ha YC, Lim JY (2017) Effect of lower-limb progressive resistance exercise after hip fracture surgery: a systematic review and meta-analysis of randomized controlled studies. J Am Med Dir Assoc 18(12):1096.e19–1096.e26. https://doi.org/10.1016/j.jamda.2017.08.021

[69] Cheung WH, Shen WY, Dai DL, Lee KB, Zhu TY, Wong RM, Leung KS (2018) Evaluation of a multidisciplinary rehabilitation programme for elderly patients with hip fracture: a prospective cohort study. J Rehabil Med 50(3):285–291. https://doi.org/10.2340/16501977-2310

[70] Lockwood KJ, Harding KE, Boyd JN, Taylor NF (2019) Predischarge home visits after hip fracture: a randomized controlled trial. Clin Rehabil 33(4):681–692. https://doi.org/10.1177/0269215518823256

[71] Kunigkeit C, Stock S, Müller D (2018 Nov 9) Cost-effectiveness of a home safety intervention to prevent falls in impaired elderly people living in the community. Arch Osteoporos 13(1):122. https://doi.org/10.1007/s11657-018-0535-4

[72] Charoenngam N, Shirvani A, Holick MF (2019) Vitamin D for skeletal and non-skeletal health: what we should know. J Clin Orthop Trauma 10(6):1082–1093. https://doi.org/10.1016/j.jcot.2019.07.004. Epub 2019 Jul 13. Review

[73] Blain H, Rolland Y, Beauchet O, Annweiler C, Benhamou CL, Benetos A, Berrut G, Audran M, Bendavid S, Bousson V, Briot K, Brazier M, Breuil V, Chapuis L, Chapurlat R, Cohen-Solal M, Cortet B, Dargent P, Fardellone P, Feron JM, Gauvain JB, Guggenbuhl P, Hanon O, Laroche M, Kolta S, Lespessailles E, Letombe B, Mallet E, Marcelli C, Orcel P, Puisieux F, Seret P, Souberbielle JC, Sutter B, Trémollières F, Weryha G, Roux C, Thomas T, Groupe de recherche et d'information sur les ostéoporoses et la Société française de gérontologie et gériatrie (2014) Usefulness of bone density measurement in fallers. Joint Bone Spine 81:403–408

[74] Adachi JD, Berger C, Barron R, Weycker D, Anastassiades TP, Davison KS, Hanley DA, Ioannidis G, Jackson SA, Josse RG, Kaiser SM, Kovacs CS, Leslie WD, Morin SN, Papaioannou A, Prior JC, Shyta E, Silvia A, Towheed T, Goltzman D (2019) Predictors of imminent non-vertebral fracture in elderly women with osteoporosis, low bone mass, or a history of fracture, based on data from the population-based Canadian Multicentre Osteoporosis Study (CaMos). Arch Osteoporos 14(1):53. https://doi.org/10.1007/s11657-019-0598-x

[75] Blain H, Masud T, Dargent-Molina P, Martin FC, Rosendahl E et al (2016) A comprehensive fracture prevention strategy in older adults: the European Union Geriatric Medicine Society (EUGMS) statement. Eur Geriatr Med 7:519–525

[76] Aranda-Gallardo M, Morales-Asencio JM, Canca-Sanchez JC, Barrero-Sojo S, Perez-Jimenez C, Morales-Fernandez A, de Luna-Rodriguez ME, Moya-Suarez AB, Mora-Banderas AM (2013) Instruments for assessing the risk of falls in acute hospitalized patients: a systematic review and meta-analysis. BMC Health Serv Res 13:122

[77] Zhang C, Wu X, Lin S, Jia Z, Cao J (2015) Evaluation of reliability and validity of the Hendrich II fall risk model in a Chinese hospital population. PLoS One 10(11):e0142395. https://doi.org/10.1371/journal.pone.0142395. eCollection 2015

[78] Holte HH, Underland V, Hafstad E (2015) Review of systematic reviews on prevention of falls in institutions. NIPH systematic reviews: executive summaries. Report from Norwegian Knowledge Centre for the Health Services (NOKC) 2015; No. 13

[79] Hill AM, McPhail SM, Waldron N, Etherton-Beer C, Ingram K, Flicker L, Bulsara M, Haines TP (2015) Fall rates in hospital rehabilitation units after individualised patient and staff education programmes: a pragmatic, stepped-wedge, cluster-randomised controlled trial. Lancet 385(9987):2592–2599

[80] Roigk P, Becker C, Schulz C, König HH, Rapp K (2018) Long-term evaluation of the implementation of a large fall and fracture prevention program in long-term care facilities. BMC Geriatr 18(1):233. https://doi.org/10.1186/s12877-018-0924-y

[81] Mackey DC, Lachance CC, Wang PT, Feldman F, Laing AC, Leung PM, Hu XJ, Robinovitch SN (2019) The Flooring for Injury Prevention (FLIP) Study of compliant flooring for the prevention of fall-related injuries in long-term care: a randomized trial. PLoS Med 16(6):e1002843. https://doi.org/10.1371/journal.pmed.1002843

[82] Morley JE (2010) Clinical practice in nursing homes as a key for progress. J Nutr Health Aging 14:586–593

[83] Köpke S, Mühlhauser I, Gerlach A, Haut A, Haastert B, Möhler R, Meyer G (2012) Effect of a guideline-based multicomponent intervention on use of physical restraints in nursing homes: a randomized controlled trial. JAMA 307(20):2177–2184

[84] Close JC, Wesson J, Sherrington C, Hill KD, Kurrle S,

Lord SR, Brodaty H, Howard K, Gitlin LN, O'Rourke SD, Clemson L (2014) Can a tailored exercise and home hazard reduction programme reduce the rate of falls in community dwelling older people with cognitive impairment: protocol paper for the i-FOCIS randomised controlled trial. BMC Geriatr 14:89. https://doi.org/10.1186/1471-2318-14-89

[85] Taylor ME, Delbaere K, Lord SR, Mikolaizak AS, Brodaty H, Close JC (2014) Neuropsychological, physical, and functional mobility measures associated with falls in cognitively impaired older adults. J Gerontol A Biol Sci Med Sci 69(8):987–995. https://doi.org/10.1093/gerona/glt166

[86] Montero-Odasso M, Speechley M (2018) Falls in cognitively impaired older adults: implications for risk assessment and prevention. J Am Geriatr Soc 66(2):367–375. https://doi.org/10.1111/jgs.15219

[87] Zhang W, Low LF, Schwenk M, Mills N, Gwynn JD, Clemson L (2019) Review of gait, cognition, and fall risks with implications for fall prevention in older adults with dementia. Dement Geriatr Cogn Disord 48(1–2):17–29. https://doi.org/10.1159/000504340

[88] Gomez F, Curcio CL, Brennan-Olsen SL, Boersma D, Phu S, Vogrin S, Suriyaarachchi P, Duque G (2019 Jul 29) Effects of the falls and fractures clinic as an integrated multidisciplinary model of care in Australia: a pre-post study. BMJ Open 9(7):e027013. https://doi.org/10.1136/bmjopen-2018-027013

[89] Palvanen M, Kannus P, Piirtola M, Niemi S, Parkkari J, Järvinen M (2014) Effectiveness of the Chaos Falls Clinic in preventing falls and injuries of home-dwelling older adults: a randomised controlled trial. Injury 45(1):265–271

[90] Roux C, Briot K (2017) Imminent fracture risk. Osteoporos Int 28(6):1765–1769. https://doi.org/10.1007/s00198-017-3976-5

[91] Pflimlin A, Gournay A, Delabrière I, Chantelot C, Puisieux F, Cortet B, Paccou J (2019) Secondary prevention of osteoporotic fractures: evaluation of the Lille University Hospital's Fracture Liaison Service between January 2016 and January 2018. Osteoporos Int 30:1779. https://doi.org/10.1007/s00198-019-05036-0

[92] Pioli G, Bendini C, Pignedoli P, Giusti A, Marsh D (2018) Orthogeriatric co-management—managing frailty as well as fragility. Injury 49(8):1398–1402. https://doi.org/10.1016/j.injury.2018.04.014. Epub 2018 Apr 20

[93] Liu LK, Lee WJ, Chen LY, Hwang AC, Lin MH, Peng LN, Chen LK (2015) Association between frailty, osteoporosis, falls and hip fractures among community-dwelling people aged 50 years and older in Taiwan: results from I-Lan Longitudinal Aging Study. PLoS One 10(9):e0136968. https://doi.org/10.1371/journal.pone.0136968. eCollection 2015

第五部分
多学科交叉议题

老年骨科护理

17

Julie Santy-Tomlinson, Karen Hertz,
Charlotte Myhre-Jensen, Louise Brent

17.1 引言

本章旨在概述护士在老年骨科多学科团队（MDT）中的作用，帮助内科医生、骨科医生和康复治疗师了解护理团队在促进团队协作、帮助患者获得最佳结局方面的潜力。脆性骨折联盟[1]发出行动呼吁，描述了脆性骨折护理的 4 个核心要素（所有核心要素都涉及专业护理）：① 多学科共同管理急性骨折；②急性骨折后康复；③二次骨折预防；④建立国家多学科联盟。这些核心要素不仅可以满足护理教育需求，促进护士与地方协会、国家协会和国际协会之间的合作，还有助于护理教育的发展、临床指南和临床资源的开发及其在全球范围内的应用，从而实现最佳护理实践。在某些国家、地区或地方，老年骨科护理的概念尚未得到充分认识。即便如此，在考虑到当地实践、文化和资源的情况下，老年骨科护理和管理原则仍可适用于任何环境。

17.2 护理质量

老年骨科患者具有复杂的健康照护需求，其中许多需求可以通过专业的共情护理来满足。护理涉及独立护理和协作护理，内容包括健康促进、疾病预防，以及在疾病状态下、伤后和手术后的康复支持。护理还体现在倡导、促进安全，领导和参与制订卫生政策方面[2]。护士对老年骨科护理做出了独特的贡献，因为她们与患者接触的时间最多，她们与患者及家属建立治疗关系，同时发挥着护理协调员的作用。她们通过对患者体验的定性探索来了解患者的骨折经历及接受的护理。尽管在资源贫乏的国家尚无对患者的经历的研究或记录，但这些经历通常非常艰难和痛苦，导致患者的生活质量显著下降，活动受限制，安全风险增高[3-4]。

髋部骨折审计对内科、外科照护质量评价产生了重大影响，但很少着眼于护理质量。因此，非常有必要发展评价护理质量的指标[5]。通常根据患者的健康状况、结局、再入院率、住院时间、并发症发生率和死亡率[6]来衡量医疗质量，但护理质量却并没有得到评价。

护理敏感性质量评价指标包括患者的舒适度和生活质量、并发症发生率、患者安全、赋权和满意度。具体临床指标可包括医疗相关感染、压疮、跌倒和给药错误[7]。疼痛管理、谵妄管理、预防压疮、水化和营养、便秘、继发感染和静脉血栓栓塞（VTE）的预防，以及康复和活动能力的恢复都是护理工作中优先考虑的问题[5]，但护士基于循证的管理策略需要与医生和治疗师的照护模式整合，以降低患者出现并发症和死亡的风险，促进患者康复，维持患者的功能并改善患者体验。预防意外伤害和保证患者安全，尤其是避免不良事件，是 MDT 关注的问题，关注程度因国家及医疗资源而异。护士与患者接触时间最长，所以护士在识别患者风险和提醒其他团队成员方面扮演着至关重要的角色。护理质量指标还应考虑当地医疗环境和医疗资源的可及性。

17.3 急性期护理

髋部骨折的患病率高、患者的照护需求复杂、患者住院时间长以及住院费用高，因而髋部骨折护理成为护理实践发展的重点。护理髋部骨折患者所需的技能和知识也适用于所有老年骨折患者的管理，包括成年人基础护理以及针对老年患者的专业护理干预措施[8-9]。髋部骨折是突发性创伤事件，严重影响患者的生活，甚至导致患者死亡[10]。护理以恢复患者功能为目的，因此，康复护理是重中之重，护理的首要目标是最大限度地提高患者的活动能力，使患者维持最佳功能，同时还要关注社会心理因素，以激励患者参与康复[11]。

髋部骨折后的急性期护理通常在急诊室进行，急诊室环境嘈杂且充满过度的刺激，无法为虚弱老年患者提供良好的护理环境。为避免过度刺激的影响，需要考虑以下 3 个原则[12]。

- 及时性——避免不必要的拖延。
- 有效性——基于可获得的最佳证据来实现最佳结局。
- 以患者为中心——尊重并满足患者的个人需求。

医院病房和围手术期的环境也是如此，很少是为满足虚弱老年人的需求而设计。

17.3.1 复杂性与衰弱

老年创伤护理遵循与其他人群护理相同的原则，但由于老年骨折患者机体老化、多病共体，

老年骨折的发生率和患者的死亡率越来越受到关注[13]。

创伤骨科的治疗对象包括所有年龄段、具有不同类型的肌肉骨骼损伤的成年患者。然而，对年老体弱同时伴有骨折的患者来说，人们对他们的复杂需求关注得较少。老年患者的需求需要高度专业化的护理来满足，因此护理就必须包含针对老年和肌肉骨骼损伤的专业护理。

这些"复杂患者"存在多种问题，包括：共病，多种病理机制，多病因，双重诊断和多重诊断[14]。这些问题是具有广度（范围）和深度（严重性）的多重连锁问题[15]。在老年骨折患者中，复杂性主要体现在 3 个方面：人、骨折和护理环境。所有这些因素都会对患者结局产生重要影响，并受到护理的影响（图 17.1）。

复杂性和衰弱是互相联系的。如第 4 章所述，衰弱是一种特殊的健康状态，多器官系统逐渐失去机体储备能力。衰弱的发生率随年龄增长而增高，且与跌倒、住院、功能障碍和死亡等不良结局相关[17]。在发生威胁衰弱老年人健康的事件（例如受伤或手术）后，他们的身心健康会发生巨大变化，从而导致易感性增加和对应激源的抵抗力降低[18]。衰弱可以是生理上或心理上的，或两者皆有——身体衰弱伴有认知障碍[19]。衰弱是动态的，衰弱的严重程度随身体功能的变化而变化，它不是衰老的必然结果，而是一种与跌倒和骨折相关的长期状态。

识别衰弱是 MDT 的责任，但护士需要在评估患者时识别衰弱，从而制订相应的护理计划[20]。作为多学科评估的一部分，护士与老年骨科医生团队合作，使用经过验证的评估工具可以识别出衰弱及其影响因素（请参考第 4 章）。

肌少症意味着肌肉质量和力量的下降，是老年骨科护理专业发展的另一驱动因素。衰弱会导致跌倒，且与骨密度降低有关，因而增加了骨折风险，部分原因是肌肉对骨骼的作用力降低[17]。这些问题会影响患者的平衡、步态和执

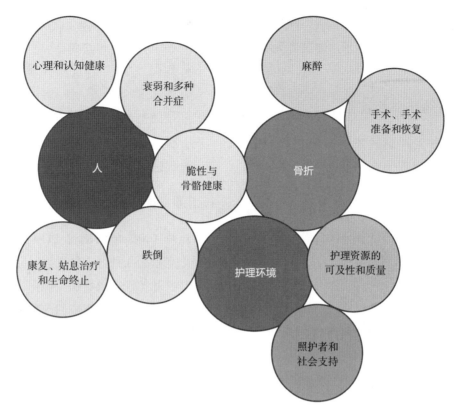

图 17.1 髋部骨折住院患者的复杂护理需求［改编自 Hertz & Santy-Tomlinson（2017）[16]］

行日常生活活动的能力，加强了衰弱、跌倒和脆性之间的联系。正如骨质疏松症可以预测未来骨折风险，肌少症是残疾的有力预测因素，需要专业护理来控制或逆转。

17.3.2 护理评估与疼痛管理

准确、及时的疼痛评估至关重要。老年人通常不会主动报告疼痛，因而老年人的疼痛易被医护人员忽略。疼痛管理不佳会增加谵妄、功能受损以及发展为慢性疼痛和长期功能不佳的风险[21]。认知障碍增加了疼痛不被识别的风险。由于疼痛的个体性和高度可变性以及个体对疼痛的反应不同，准确的疼痛评估对于个性化的疼痛管理和监测至关重要。如果疼痛控制不佳，患者的早期活动将会延迟，卧床时间将会延长，从而导致并发症的风险增加，而患者长期功能受限会导致相关并发症、依赖及谵妄的发生率增高。

轻度至中度痴呆或谵妄的患者的疼痛报告是

有效、可靠的，但对认知功能严重受损的患者进行疼痛评估会更加困难。研究表明，有认知障碍和严重意识障碍的患者接受的镇痛药的剂量低于意识正常的患者接受的镇痛药的剂量。特定的评估工具可以帮助医护人员了解痴呆患者的个人需求，并鼓励患者亲属分享患者的相关信息、性格特点和行为表现，使医护人员可以更好地了解患者的疼痛经历与需求[22]。正如记录生命体征或用药一样，有效的疼痛评估需要频繁、准确的记录。有效的疼痛管理必须为患者提供充分的镇痛措施，使护理工作在患者疼痛程度最轻的情况下进行，然后再次进行疼痛评估，再采取适当的镇痛措施。

随着高级护理实践的发展，非医疗处方权将允许护士进行疼痛评估并制订以患者为中心的疼痛管理计划。在某些情况下，高级执业护士可以开出一系列药物（包括阿片类和非阿片类镇痛药），更快地对患者需求做出反应。针对髋部骨折患者的术前神经阻滞麻醉越来越普遍，神经阻滞麻醉减少了对阿片类药物的需求，能显著缓解老年衰弱患者的疼痛[23]。

17.3.3　护理评估与谵妄管理

谵妄是一种老年患者术后常见的严重并发症，老年髋部骨折患者的谵妄发生率高达60%。谵妄的临床表现为起病急、病情波动明显、意识障碍、感知觉异常，医护人员可以通过这些症状特点来识别谵妄。谵妄的危害包括[24]：

- 并发症的发生率增高。
- 住院时间延长。
- 痴呆风险增加。
- 患者出院后需要更多的照护和支持。
- 死亡风险增加。

谵妄的评估有两个重点。

- 识别高危人群。
- 识别发生谵妄的患者。

谵妄是可以预防的，并且护理干预能够降低谵妄的严重程度，因为护理团队最有可能识别出第 11 章中提到的谵妄征兆。医护人员与患者、家属和照护者的良好沟通可以帮助医护人员识别患者发生谵妄的风险，从患者状态的细微变化中识别谵妄及其病因，进而协调多学科进行干预。

谵妄或有谵妄风险的患者及照顾者需要有关谵妄和他们可能经历之事的信息，鼓励他们报告改变及行为的不一致性。有几种护理干预措施可以预防谵妄[25]，有助于护士对所有老年人进行有效的综合护理。以下是这类护理干预措施。

- 提供有助于患者恢复定向力的环境：有大挂钟和日历，环境应当光线充足并带有清晰的标识。
- 通过介绍团队成员和解释时间、地点，帮助患者重新定向；鼓励患者的家人和朋友探望患者，并支持他们改变沟通方式。
- 脱水、缺氧和便秘的预防与管理。
- 协助患者活动。

- 识别和管理感染。
- 疼痛的评估和处理。
- 确保患者义齿正确佩戴，并鼓励患者进食。
- 帮助患者改善可逆的感觉障碍，例如使用听力和视力辅助设备。
- 促进患者的睡眠和休息。

17.3.4　预防压疮

压疮（pressure ulcer，PU）是患者制动、活动受限导致的一种严重并发症，会导致患者住院时间延长和护理需求增加。髋部骨折患者发生压疮的风险很高，因此压疮的预防和管理对患者安全至关重要。预防 PU 在很大程度上是一项护理职责，但需要多学科的方法来管理所有的危险因素。

在患者入院时医护人员需要对患者的皮肤情况进行评估，患者入院后医护人员应对患者的皮肤情况定时进行评估。PU 发展迅速，恰当的、经过验证的评估工具对于识别可能导致 PU 的内在和外在危险因素非常重要。识别特定的危险因素有助于计划和实施适当的干预措施[26]。表17.1 列出了导致压疮的内在和外在危险因素。

预防策略必须基于患者的皮肤状况和危险因素，并以循证指南为基础[27]。干预措施应包括：

表 17.1　髋部骨折术后导致压疮的常见危险因素

外在因素
• 压力（骨隆突处，特别是足跟处的压力） • 剪切力 • 摩擦 • 皮肤潮湿
内在因素
• 卧床制动 • 手术 • 老化、干燥和受损的皮肤 • 医疗状况，例如：糖尿病，心血管系统疾病，呼吸系统疾病，神经系统疾病 • 营养不良 • 脱水

- 每护理班次至少对患者进行一次全面的皮肤评估。
- 患者躺在床上或坐在椅子上时使用减压 / 压力再分配装置，包括在家中时。
- 减轻患者骨隆突处，尤其是骶尾部和足跟的压力。
- 评估人体组织对压力的耐受性，根据评估结果定时变换患者的体位，例如，让患者采取30°半坐卧位以减轻骨隆突处的压力。
- 一般的皮肤护理。仔细清洗和擦干患者的皮肤（尤其是患者失禁后），并使用润肤剂等保护皮肤屏障的产品。
- 有效管理疼痛，促进患者活动和复健。
- 保证患者的营养和水分充足。
- 床和椅子支撑面的选择。
  - 对于 PU 中度风险的患者，泡沫床垫可重新分配压力并减少摩擦。
  - 对于 PU 高风险到极高风险的患者，提供动态减压设备（例如提供交替式减压床垫），直到患者能够自行改变体位。
  - 患者一旦开始活动，适用于床的这些原则也适用于座椅。

17.3.5 营养、水化、急性肾损伤和便秘

保证患者的营养和水分充足是康复的基础，也是整个团队的责任，而护理团队是确保患者的液体入量和饮食摄入量充足的核心，因为护士与患者接触的时间最长。常规护理应包括患者入院时的营养状况评估、入院后的营养护理，以及护士主导的能量摄入和饮食推荐策略（见第 18 章）。除了团队沟通外，护士还应与患者或家属密切合作，最大限度地增加患者的营养素和液体的摄入量。缩短术前禁食时间是护理工作的重点[8]，护士需要评估手术开始的可能时间。

针对老年人的液体管理很困难，老年人可能会自己调整液体摄入量来控制尿失禁、尿频和如厕困难的问题。密切监测患者的液体平衡，预防、识别急性肾损伤是护理工作的重要方面。老年患者的饮水量通常很少，促进液体摄入充足的护理干预措施应包括：

- 精确管理静脉输液和肠外液体。
- 避免老年患者长时间禁食，这是跨学科的责任，以确保对老年患者的手术时间进行透明化管理。
- 根据患者喜好协助患者摄入液体，并监测患者的液体出入量。
- 使用适当的提醒如厕的标识和其他措施，让患者定期如厕，使患者能够控制排泄行为。
- 密切观察患者的生命体征和其他健康恶化指标。

肾功能受衰老和健康状况的影响。急性肾损伤（AKI）是导致老年住院患者死亡的重要原因。AKI 是指肾衰竭或肾损伤的急性发作，通常是急症、外伤或手术导致肾功能下降的结果[28]。

护士可以识别出有 AKI 风险的患者，AKI 的风险因素包括：

- 65 岁以上。
- 急性肾损伤病史。
- 慢性肾病。
- 泌尿系统疾病的症状。
- 慢性疾病，如心力衰竭、肝病和糖尿病。
- 神经功能障碍、认知障碍或残疾（独自摄入液体的功能受限）。
- 败血症。
- 低血容量。
- 少尿［尿量少于 0.5 ml/（kg·h）］。
- 过去 1 周内（尤其是低血容量时）使用肾毒性药物（例如，非甾体抗炎药、血管紧张素转换酶抑制剂、血管紧张素Ⅱ受体拮抗剂、利尿药）。
- 过去 1 周内使用碘造影剂。

- 患有癌症和接受癌症治疗。
- 免疫缺陷（例如人类免疫缺陷病毒感染）。
- 毒素（例如，某些草药、有毒动植物）。

MDT 应记录和讨论患者发生 AKI 的风险，并启动增强护理计划。在围手术期日常监测中对 AKI 高危人群进行血肌酐的基线评估，且在患者住院期间定期评估血肌酐。术前应检查患者的用药史，围手术期应注意识别肾毒性药物和那些在急症阶段可能显著降低血压的药物。

根据 AKI 的病因进行管理，护理干预措施包括：

（1）识别有 AKI 风险或出现 AKI 症状的患者，并向上级医生报告。

（2）准确记录患者的液体出入量。

（3）保证患者的液体摄入。

（4）充当 MDT 与患者及家属之间的信息通道。非常衰弱的患者的 AKI 风险最高，患者及照护者的参与对于确保患者摄入足够的液体至关重要。

便秘可以是急性或慢性的，是骨折患者卧床期间的常见并发症。在护理路径中应早期预防便秘。从护理角度预防便秘应包括：

- 定期评估患者的肠道功能，包括排便频率和规律。
- 鼓励患者进食富含纤维的食物，为患者提供这类食物，并防止患者脱水。
- 谨慎使用但尽早使用处方轻泻药。

17.3.6　医疗相关感染

17.3.6.1　肺炎：护理评估、预防和管理

预防肺炎的护理干预措施是针对老年患者的良好护理实践，这些干预措施包括：

- 感染预防措施。
- 缓解患者的疼痛以促进患者咳嗽、深呼吸，促进患者的活动能力恢复。
- 鼓励患者早期、定期活动，如下床活动。
- 预防误吸风险。

- 鼓励患者坐在椅子上进食。
- 评估患者有无吞咽困难，检查患者的吞咽和咳嗽反射。
- 在饮料中添加增稠剂或适当调整患者的饮食。
- 对患者的家属或照护者进行肺炎风险和预防策略的健康教育。
- 向医生报告患者的呼吸系统症状和体征。

护理团队需要密切监测肺炎患者，防止患者的病情进一步恶化。适当的营养支持对患者的恢复至关重要，可能需要给予患者肠内营养，尽管鼻饲会增加误吸风险。补水、患者早期活动、鼓励患者深呼吸和咳嗽、定期变换患者的体位、胸部理疗和雾化治疗也有助于患者恢复健康。

17.3.6.2　尿路感染：护理评估、预防和管理

预防、识别和管理尿路感染（urinary tract infections，UTI）是整个团队的责任，也是一项基础护理工作。预防、降低 UTI 风险以及识别 UTI 的策略包括：

- 尽可能避免留置导尿管。
- 在无菌条件下插入和拔出导尿管。
- 使用闭式引流管和引流袋。
- 导尿和拔除导尿管时，遵循预防感染措施。
- 做好会阴护理。
- 尽快拔除导尿管。
- 降低脱水风险。
- 让患者早期活动以降低尿潴留风险。
- 监测感染征兆，尤其要关注谵妄、发热和心动过速。
- 留取尿液样本进行微生物学检查，如果出现尿路感染症状，转诊至相关科室。

17.3.7　预防静脉血栓栓塞的护理干预

髋部骨折后，发生静脉血栓栓塞（VTE）的风险很高，在第 7 章中已简要介绍了 VTE 的预

防和医疗管理。护理人员预防 VTE 的职责包括在患者入院及病情变化时使用 VTE 风险评估工具评估患者发生 VTE 的风险。预防 VTE 的护理措施包括：

- 让患者恢复活动。
- 支持患者进行早期活动和踝泵运动。
- 确保患者摄入充足的水分。
- 对患者和照护者进行健康教育，尤其是在患者出院或转诊时进行健康教育。健康教育的内容包括有关病因以及预防措施和遵守预防措施的必要性。
- 观察患者有无深静脉血栓和肺栓塞的症状和体征。

预防 VTE 的重点是机械预防，特别是使用分级加压"抗血栓"长袜。但是，长袜可能导致下肢骨筋膜室综合征、皮肤溃疡和腓总神经麻痹，因此，患有心脏或血管疾病、皮肤脆弱或肢体畸形影响正确穿着的患者不适合使用长袜。安全使用弹力长袜的步骤包括：确保尺寸合适、穿着正确；确保长袜的穿着不受水肿引起腿部形状变化的影响；出于卫生考虑，应定期脱下长袜；评估肢体的神经血管状况；检查有无皮肤问题[29]。

17.4 康复、出院和持续护理

患者对身体功能恢复和生活质量的需求推动了多学科康复的发展。有效的康复非常重要，因为它可以提高患者的独立性并帮助他们发挥潜能。在院内外康复中，护理人员通常扮演着重要的角色，护理人员与治疗师一起，24 小时促进患者康复，在 MDT 合作、支持性文化中激励患者康复。但是，关于不同的护理策略在促进患者康复和出院方面的价值，以及哪些团队成员可以提供最佳护理，目前的证据有限。

早期多学科康复可以减少患者的住院时间，促进患者早期功能恢复，并对患者的再入院率和对居家照护的需求程度产生积极影响[30]。社区康复计划有助于衰弱程度低的患者尽早出院、回归家庭。持续的康复使他们出院后朝着目标继续前进，但许多地区并没有这些服务。

患者入院时，应向患者提供正式的、急性期的、基于老年骨科或髋部骨折病房的髋部骨折计划，该计划包括以下内容[31]。

- 全面的多学科评估和持续评估。
- 术前快速优化。
- 尽早确定个体的康复目标，使患者恢复活动能力和独立性，帮助患者回到骨折前的生活场所，使患者保持长期健康。
- 与相关服务机构进行联络或整合，尤其是心理健康、跌倒预防、骨骼健康、初级保健和社会服务等机构。
- 临床管理和服务（包括社区提供的服务）应贯穿患者的护理和康复的所有阶段。

髋部骨折患者对出院准备度的认知低于其他手术患者[32]，因此需要改进护理实践，使患者做好充分的出院准备，获得最佳结局。急症医院的出院计划是多学科共同制订的，但护士在这方面承担了大部分责任，尤其是对患者和家属进行健康教育，以及与照护者进行沟通和联络。

出院后的照护通常由患者的家属及家庭医生承担，有时社区照护人员也会参与。患者及照护者必须能够理解出院指导，以便他们能够回忆起并遵守出院后的照护指导。事实证明，向患者提供书面的出院指导是有效的，通过智能手机、平板电脑或其他设备提供电子信息也是有效的[33]。通过书面或电子出院信息辅助口头教育，可帮助有视觉、听觉和（或）认知障碍的老年患者掌握复杂的多种信息。

理想情况下，患者应选择在专业康复场所接受康复护理，但大多数情况下医疗康复资源匮乏，因而实现专业康复非常困难，即使在医疗资源较好的地区也很难实现专业康复。老年骨科护理的基本目标是使患者出院后能够重返自己的家，能够独立地或在家属的协助下生活，或者入住可提供长期或临时照护的机构。患者出院后返回社区或居家，需要加强支持。需要关注的问题包括跌倒预防、持续骨骼健康管理和二次骨折预防，以及继续康复以实现最佳康复目标。出院后的服务水平在全球范围内差异很大，保证专业社区护理资源的可及性比保证医院资源的可及性更具挑战性。

大多数老年患者出院后需要照护支持。因此，护士必须关注照护者负担及照护者负担的影响。照护者负担被定义为"照护者因向身体残疾、智力障碍者提供帮助而产生的身体、情感和经济方面的变化和需求"[34]。出院后护理人员应继续提供对照护者的支持，持续的沟通和联系对减轻照护者的负担至关重要。非正规照护满足患者护理需求的能力有限，因此，如果患者需要长期照护或照护者无法应对，则可能需要制订长期计划[35]。

17.5 姑息治疗和临终关怀

髋部骨折预示着患者的功能和独立性下降，并可能预示着患者的生命将走向终结。这种功能性的下降导致了患者有一系列的经历和症状，增加了患者对精细化护理照护的需求。世界卫生组织[36]将姑息治疗定义为"一种面临威胁患者生命的疾病相关问题时改善患者及家属的生活质量的方法，通过及早识别并全面评估和治疗患者的生理、心理和精神问题，预防和减轻患者的痛苦"。这种方法适用于髋部骨折康复困难的患者，当他们可能走到了生命的最后阶段，或者当急性事件的护理结局不佳时，这些患者需要在症状和个人感受方面得到强大的支持。

姑息治疗的基本目标包括[36]：

- 提供充分的镇痛措施，通过缓解症状来减轻患者的不适感。
- 让患者认同死亡是正常的生理过程。

- 既不加速死亡也不延迟死亡。
- 护理过程中关注患者的心理和精神。
- 提供支持系统，以帮助患者尽可能积极地生活直至死亡。
- 在患者生病期间、死亡和居丧期对家属提供帮助。
- 团队协作解决患者及家属的需求，包括提供丧亲咨询服务（如果需要）。
- 提高患者的生活质量，对患者的疾病产生积极影响。
- 与其他延长生命的疗法（如化疗或放疗）相结合（适用于病程早期），包括进行调查研究以更好地理解和管理临床并发症。

当患者尚未从创伤中完全恢复，应在姑息治疗的理念指导下为患者及家属提供生理、心理、社会和情感护理。通常，姑息治疗是由 MDT 提供的，它专注于疼痛和其他症状的评估和治疗，同时确保在整个护理环境中（从医院到家庭），以患者为中心进行沟通和决策，这能够提高护理水平。

姑息治疗受传统文化的影响，确定哪些患者适合接受姑息治疗非常困难。在帮助患者面对死亡的自然过程中，护士的角色非常关键。患者发生髋部骨折后可能会出现多种并发症，这会加速病情恶化，但大多数患者术后恢复良好，功能预后好，生活质量得到改善。目前，合适的临终关怀模式是备受争议的问题。在以前的创伤护理中，姑息治疗并不是常规进行的项目，因此，姑息治疗还是一个需要不断去探讨的问题，目前尚未被纳入临床实践[13]。

患者和家属应参与决策的制订，以确保提供的护理和治疗符合患者的需求。对于临终患者，良好的护理应包括身体、情感和心理方面的护理以及精神支持[37]。临终过程中患者、家属及照护者经历了多种情绪、情感的变化[36]。MDT 的责任是通过与患者和家属的良好沟通，识别出那些骨折前身体很虚弱的患者，对这些患者来说，跌倒、骨折、手术和住院经历可能导致他们的身体在生命的最后阶段"不堪一击"。

17.6　二次骨折预防、健康改善与健康促进

护理团队与患者接触时间最长，在识别骨质疏松症、评估骨骼健康及确认哪些患者需要骨质疏松症检查（见第 14 章）方面具有独特的优势。然而，这并不是一个简单的过程，因为大多数患者不会意识到骨骼健康对骨折的影响。在早期护理过程中，当患者听到骨折的原因可能是骨质疏松症导致的骨脆性增加时，他们会感到震惊。因此，尽管在任何护理场所中护士都有机会实施骨骼健康评估并进行转诊，但护士与患者和照护者讨论骨质疏松症时应注意沟通方式。护士应在骨折发生后尽早与患者讨论骨骼健康评估及转诊的原因，以便患者及家属做好下一步的准备。护士可以在常规护理活动时进行关于骨骼健康和骨质疏松症的健康教育，使患者逐渐意识到他们需要重视自己的骨骼健康问题。在急诊环境下工作的护士需要对骨骼健康评估和骨质疏松症的治疗过程有足够的了解，以便能够有效教育和指导患者及家属。

17.7　护理资源、教育与领导

由于人口结构变化、财政紧缩以及招聘和人才流失的问题，全球护士短缺。是否有受过适当教育且技能熟练的护士来提供基础护理和专科护理成为主要问题。一项大型国际研究[38]表明，以每名护士工作量从护理 8 名患者增加到 9 名患者来计算，在院患者 30 天内死亡可能性增加了 7%，而护理团队资源不足则导致该团队预防患者患病和死亡的能力不足。研究表明，这种"缺失的护理"与患者的一个或多个不良结局有关，不良结局包括给药错误、尿路感染、跌倒、

压疮、意外事件、护理质量差和患者再入院。然而，与缺失的护理相关的研究的质量较差，需要进一步的研究来探讨缺失的护理与患者死亡率之间的相关性[19]。但是，大多数研究都基于医疗资源配置充足的情况，而在资源配置不足的情况下，有限的资源对患者和社区的影响还有待探索。在许多情况下，有资质的护士数量严重不足，因为技能培训的重点是护士助手和其他团队成员。

除非护理资源得到保护和增长，否则护理脆性骨折患者的价值将无法得到体现，护理结局无法得到改善，护理质量也无法提高。Sahota 和 Currie[39] 指出："……精心照护髋部骨折患者的成本比照护不佳的成本要低很多。"护理资源非常重要，多学科组织（例如脆性骨折联盟）呼吁政府和卫生部门确保护士能够有效履行其职责，这体现了护理专业与 FFN 的共同呼吁中第四个核心要素[1]的一致性。

护士在专业环境中工作，通过学习和反思不断提升自身的技能和知识水平。然而，许多在老年骨科病房工作的护士可能只接受过针对成人骨骼肌肉护理的教育，不能满足老年人的复杂需求。因此，需要结合骨科护理和老年护理专业知识发展老年骨科专业护理技能，这些技能基于对护理理论的深入了解。护理脆性骨折患者的护士很少接受过除护理资质培训之外的教育，她们大多通过普通教育而非专业教育来获得知识和技能。这种教育和技能与专业教育和技能的差距可能导致护理无法满足患者的所有需求。专业的老年骨科护理教育能够对患者预后产生积极影响[19]。许多在老年骨科病房工作的护士接受了充分的成人骨骼肌肉疾病护理教育，而不是能满足老年患者复杂需求的护理教育。因此，她们需要具备老年骨科护理的多种技能以及基本的成人护理技能。目前尚无老年骨科护理方面的专业资格认证，因此，护士必须是反思型的、自我引导型的学习者，能够扩展自身的知识，既能够护理

创伤患者，又能够通过反思学习，护理有复杂需求的老年患者。

如果缺乏有效的管理或协调，老年骨科的多学科护理可能会零零散散且效果不佳。护士24小时服务患者且熟悉患者治疗路径，这使得她们成为理想的护理协调员。老年骨科患者护理需求的复杂性意味着应由那些对老年患者需求有着深入了解的护理专家来领导并实施护理工作。在某些情况下，护理及协调工作由专科护士或协调员领导，例如由髋部骨折护理专家、老年护理专家、创伤护理协调员、执业护士或高级执业护士来领导。在某些国家，多学科协作为高级护理的发展提供了支持，高级护理人员通常担任临床护理专家、执业护士或医生助理的角色，她们具有与MDT相辅相成的各种技能，由此能够提高患者的护理水平。总之，老年骨折护理工作应由那些具有丰富经验、技能和知识的人进行监督和管理，因为她们能从整体和个体的角度了解患者的护理需求。

（翻译：彭贵凌，审校：芮云峰）

参考文献

[1] Fragility Fracture Network (2018) Global call to action on fragility fractures. https://www.fragilityfracturenetwork.org/cta/

[2] International Council of Nurses (ICN) (2010) Definition of nursing. Geneva: ICN. http://www.icn.ch/who-we-are/icn-definition-of-nursing/. Accessed 6 May 2016

[3] Ziden L, Scherman H, Wenestam MH, C-G. (2010) The break remains—elderly people's experiences of a hip fracture 1 year after discharge. Disabil Rehabil 32(2):103–113

[4] Kondo A, Sada K, Ito Y, Yamaguchi C et al (2014) Difficulties in life after hip fracture and expected hospital supports for patients and families. Int J OrthopTrauma Nurs 18(4):191–204

[5] MacDonald V, Butler Maher A, Mainz H et al (2018) Developing and testing an international audit of quality indicators for older adults with fragility hip fracture.

Orthop Nurs 37(2):115–121

[6] Pitzul K, Munce S, Perrier L et al (2017) Scoping review of potential quality indicators for hip fracture patient care. BMJ Open 7:e014769. https://doi.org/10.1136/bmjopen-2016-014769

[7] Heslop L, Liu S (2014) Nursing-sensitive indicators: a concept analysis. J Adv Nurs 70(11):2469–2482. http://www.ncbi.nlm.nih.gov/pmc/articles/PMC4232854/. Accessed 6 May 2016

[8] Meehan AJ, Hommel A, Hertz K et al (2016) Care of the older adult with fragility hip fracture. In: Boltz M, Capezuti E, Fulmer T, Zwicker D (eds) Evidence-based geriatric nursing protocols for best practice. Springer, New York

[9] Meehan A, Maher A, Brent L et al (2019) The International Collaboration of Orthopaedic Nursing (ICON): best practice nursing care standards for older adults with fragility hip fracture. Int J Orthop Trauma Nurs 32:3–26

[10] Geszar B et al (2017) Hip fracture; an interruption that has consequences four months later. A qualitative study. Int J Orthop Trauma Nurs 26:43–48

[11] Jensen CM, Hertz K, Mauthner O (2018) Orthogeriatric nursing in the emergency and perioperative in-patient setting. In: Hertz K, Santy-Tomlinson J (eds) Fragility fracture nursing. Springer, Cham, pp 53–65

[12] Weissenberger-Leduc M, Zmaritz M (2013) Nursing care for the elderly with hip fracture in an acute care hospital. Wien Med Wochenschr 163(19–20):468–475

[13] Hertz K, Santy-Tomlinson J (2014) Fractures in the older person. In: Clarke S, Santy-Tomlinson J (eds) Orthopaedic and trauma nursing: an evidence-based approach to musculoskeletal care. Wiley Blackwell, Oxford, pp 236–250

[14] Manning E, Gagnon M (2017) The complex patient: a concept definition. Nurs Health Sci 19:13–21

[15] Rankin J, Regan S (2004) Complex needs: the future of social care. Institute for Public Policy Research/Turning Point, London. http://www.ippr.org/files/images/media/files/publication/2011/05/Meeting_Complex_Needs_full_1301.pdf?noredirect=1. Accessed 6 May 2016

[16] Hertz K, Santy-Tomlinson J (2017) The nursing role. In: Falaschi P, Marsh D (eds) Orthogeriatrics. Springer, Cham, pp 131–144

[17] Marques A, Queiros C (2018) Frailty, sarcopenia and falls. In: Hertz K, Santy-Tomlinson J (eds) Fragility fracture nursing. Springer, Cham, pp 15–26

[18] Morley J, Vellas B, van Kan G, Anker S et al (2013) Frailty consensus: a call to action. J Am Med Dir Assoc 14(6):392–397

[19] Brent L, Hommel A, Maher AB, Hertz K, Meehan AJ, Santy-Tomlinson J (2018) Nursing care of fragility fracture patients. Injury 49(8):1409–1412

[20] Maxwell C, Wang J (2017) Understanding frailty: a nurse's guide. Nurs Clin N Am 52:349–361

[21] Bjorkelund KB, Hommel A, Thorngren KG et al (2011) The influence of perioperative care and treatment on the 4-month outcome in elderly patients with hip fracture. AANA J 79(1):51–61

[22] Alzheimer's Society (UK) (2010) This is me. London Alzheimer's Society/Royal College of Nursing. https://www.alzheimers.org.uk/site/scripts/download_info.php?downloadID=399. Accessed 6 May 2016

[23] Obideyi A, Srikantharajah I, Grigg L, Randall A (2008) Nurse administered fascia iliaca compartment block for pre-operative pain relief in adult fractured neck of femur. Acute Pain 10(3–4):145–149

[24] Cross J (2018) Nursing the patient with altered cognitive function. In: Hertz K, Santy-Tomlinson J (eds) Fragility fracture nursing. Springer, Cham, pp 109–124

[25] NICE (National Institute for Health and Care Excellence) (2014) Delirium (QS63). www.nice.org.uk/guidance/qs63. Accessed 6 May 2016

[26] NPIAP-EPUAP-PPPIA (National Pressure Injury Advisory Panel/European Pressure Ulcer Advisory Panel/Pan Pacific Pressure Injury Alliance) (2019) Prevention and Treatment of Pressure Ulcers/Injuries: Quick Reference Guide. 3rd Edition file:///C:/Users/tomli/Downloads/ggg-quick-reference-guide-version29dec2019-secured.pdf

[27] Hommel A, Bjorkelund KB, Thorngren K-G, Ulander K (2007) A study of a pathway to reduce pressure ulcers in patients with a hip fracture. J Orthop Nurs 11(3–4):151–159

[28] NICE (National Institute for Health and Care Excellence) (2014) Acute kidney injury: Quality standard www.nice.org.uk/guidance/qs76

[29] Wellington B, Flynn S, Duperouzel W (2015) Anti-embolic stockings for the prevention of VTE in orthopaedic patients: a practice update. Int J Orthop Trauma Nurs 19(1):45–49

[30] Dyer S et al (2017) Rehabilitation following hip fracture. In: Falaschi P, Marsh D (eds) Orthogeriatrics. Springer, Cham, pp 145–163

[31] Barberi S, Mielli L (2018) Rehabilitation and discharge. In: Hertz K, Santy-Tomlinson J (eds) Fragility fracture nursing. Springer, Cham, pp 113–125

[32] Brent L, Coffrey A (2013) Patient's perceptions of their readiness for discharge following hip fracture surgery. Int J Orthop Trauma Nurs 17:190–198

[33] Jensen CM, Overgaard S, Wiil UK, Clemensen J (2019) Can tele-health support self-care and empowerment? A qualitative study of hip fracture patients' experiences with testing an "App". SAGE Open Nurs 5:1–11

[34] Pearlin LI, Mullan JT, Semple SJ, Skaff MM (1990) Caregiving and the stress process: an overview of concepts and their measures. Gerontologist 30(5):583–594

[35] Falaschi P, Eleuteri S (2017) The psychological health of patients and their caregivers. In: Falaschi P, Marsh D (eds) Orthogeriatrics. Springer, Cham, pp 201–211

[36] World Health Organization (2014) Global atlas of palliative care at the end of life. www.who.int/nmh/Global_Atlas_of_Palliative_Care.pdf

[37] Brent L, Santy-Tomlinson J, Hertz K (2018) Family partnerships, palliative care and end of life. In: Hertz K, Santy-Tomlinson J (eds) Fragility fracture nursing. Springer, Cham, pp 137–146

[38] Aiken L, Sloane D, Bryneel L, Van den Heede K et al (2014) Nurse staffing and education and hospital mortality in nine European countries: a retrospective observational study. Lancet 383(993):1824–1830

[39] Sahota O, Currie C (2008) Hip fracture care: all change. Editorial. Age Ageing 37:128–129

老年脆性骨折患者的营养支持：系统化、早期多学科协作治疗、康复及二级预防的先机

18

Jack J. Bell, Ólöf Guðný Geirsdóttir, Karen Hertz,
Julie Santy-Tomlinson, Sigrún Sunna Skúladóttir,
Stefano Eleuteri, Antony Johansen

18.1 背景

随着全世界老龄人口中脆性骨折患者的增多，护理及医疗系统及社会的压力都在明显加大[1]。老年脆性骨折患者常常需要综合的老年骨科护理[2]。这些老年患者常会伴有一些慢性疾病，这对患者的康复过程十分不利，并对患者的预后、长期生存和生活质量产生了一定的负面影响。

用多学科协作模式来治疗患者的骨折和原有内科疾病，最终结果将得到改善。预防患者可能会出现的骨折及疾病，应该作为急救、康复和二级预防治疗团队的首要任务[1]。个体化护理是老年骨科护理的核心组成部分。然而，这必须以多学科协作、及时治疗和恰当护理为基础。

与机体营养相关的指标是脆性骨折的关键预测因素，是骨科老年患者骨折后康复的重要指标。营养干预是骨折一级和二级预防的核心组成部分，已被证实可以改善新鲜骨折的治疗及后期康复的疗效。

许多营养护理模式侧重于由营养师提供的个性化评估与治疗计划[3]。蛋白质－能量营养不良和其他与营养不良相关的诊断在许多老年保健教材中有很详细的描述，与营养疾病相关的诊断和相关治疗后的结果有着很强的因果联系。尽管如此，目前在许多骨科护理中患者仍旧没有获得或

仅能部分获得专科临床营养护理的机会[4]。诊断率和转诊率增加，患者的复杂性，保健费用和服务需求增加，加上住院时间缩短和不可持续的支出增长，表明不可能为所有被确定有营养相关疾病风险的患者提供专业营养服务[3]。因此，本章呼吁采取以下措施：在骨折早期护理、康复和预防继发性骨折等方面，进行系统化、多学科的营养护理措施[1]。

18.2 简单或专科营养护理

综合护理员已为早期支持性营养护理提供了护理的三大支柱模式，这应当是实施营养支持治疗的最佳模式。这些模式包括了系统化、跨学科营养不良的护理及评估模式（Systematized Interdisciplinary Malnutrition Program for impLementation and Evaluation，SIMPLE），Bell等人应用于髋部骨折的多餐计划和多学科、多模式营养护理模式[3,5-6]。在这些模式中患者被分为3组：无风险且适合接受标准治疗的患者、有风险但不需要特殊营养治疗的患者以及有风险且需要特殊营养治疗的患者。

这些模式侧重于在受伤早期对蛋白质－能量营养不良或有风险的患者实施营养护理。这包括应用反馈周期来收集相关数据的变化，然后逐步

跟进、实施、评估和迭代改进营养治疗措施[7-8]。

图 18.1 为一幅简易图解，说明如何对老年脆性骨折患者进行营养护理。这是国际上主要的营养护理模式[3,5,9-11]，并为全球不同老年病研究团队的成员提供了系统化、跨学科的营养护理模式。

具体措施尚未制订，因此不同护理团队实施该模式时可根据当地与营养疾病相关的诊断、治疗框架和治疗背景对护理措施进行调整。鼓励进行系统化和跨学科的护理措施，但局部流程应告知实施人员，尤其当这种措施对患者有益时。相反，如果这种措施对患者无益或益处微乎其微，支持性营养护理应为首选[12-13]。

营养护理的成功和持续需要患者和团队成员就知识进行交流，交流和不交流会产生不同的效果[7,11,14]。

18.3 营养风险筛查（SIMPLE）

患者的营养风险随着年龄增长而显著增高，对多系统疾病与脆性骨折的筛查和（或）评估应作为骨科的常规。此方法分两步进行，营养筛查为第一步，然后，第二步是由有资质的健康评估人员对患者进行详细的检查。该方法通常是进行营养相关疾病诊断的有效方法[15]。在高危环境（如髋部骨折病房）中，大部分患者都有营养不良，这些患者需要接受及时的营养支持，接受营养支持前需要接受详细的评估，然后需要接受干预，但常见筛查工具的敏感性差[15]。所以，用来确定患者有营养缺乏、营养过剩或营养失衡风险的营养筛查方法应该是简单易行的，且专业或非专业人员均可用该方法对患者进行筛查[16]。

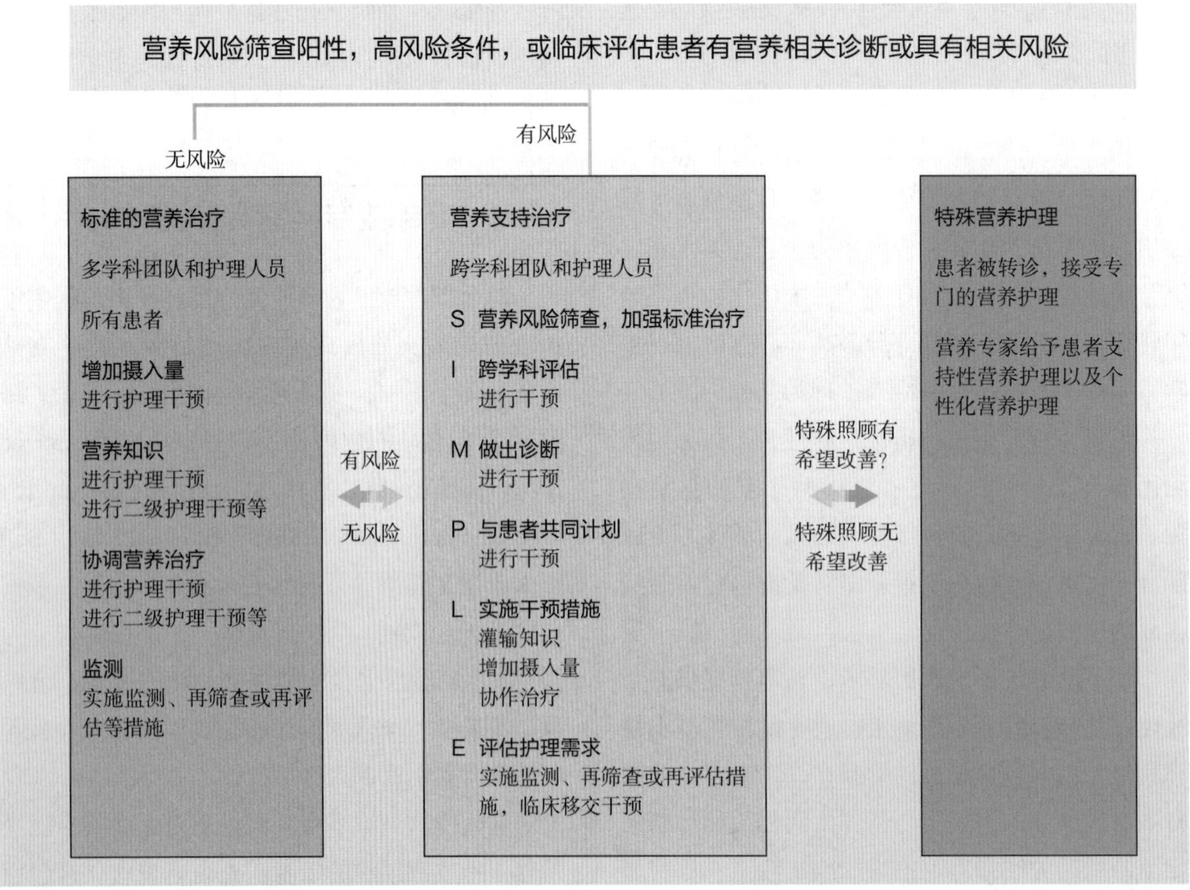

图 18.1 针对老年脆性骨折患者的营养治疗

18.4　跨学科评估（SIMPLE）

当患者被发现有营养风险时，接受过培训的跨学科团队成员应对患者进行进一步营养评估。筛查和评估措施之间的差异、营养疾病相关诊断和病因的多样性以及共病的存在，均导致了营养筛查或诊断缺乏黄金标准[17-19]。目前一系列的营养筛查和评估工具已被应用或推荐给了老年骨科。表 18.1 使用"ABCDEF"的字母组合来突出营养评估措施、筛查工具和营养不良诊断的标准，这些标准通常被提及、应用或推荐用于老年骨科[4,10,15-38]。不同国家、地区的治疗团队应选择已被证明在其国家、地区应用人群中具有适用性和预测性的有效措施、工具及诊断标准，并且

实施上述这些在当地是可执行的[19,21,39-40]。

在临床和研究中，由于回顾性数据容易获取且研究已结束，人们易采用单个营养结果指标，如 BMI 或白蛋白水平[17,22]。单个指标可能适合于某些特定的营养疾病相关诊断，例如某些维生素缺乏状态。但是，应该避免采用单个指标来定义蛋白质－能量营养不良。蛋白质－能量营养不良传统上被认为适用于低 BMI 的患者。然而现在对超重和肥胖以及体重不足的老年人都进行营养不良的筛查显然有一定的优势[41]。在体重指数范围内，蛋白质－能量营养不良是很明显的，而与肌肉量快速下降相关的疾病及死亡率增加的风险正在被认识，包括 BMI 过低、超重和肥胖类别[42-43]。血清白蛋白和内脏蛋白作为独立的营

表 18.1　通常适用于或建议用于老年骨科的营养评估措施、筛查工具和营养不良诊断标准

营养评估措施	
A：人体测量和身体成分 体重变化 身高 体重指数（BMI） 胸围 测量皮肤皱褶 生物电阻抗分析法 双能 X 射线吸收法（DXA） **B：生化测定** 白蛋白 前白蛋白 胰岛素样生长因子 –1 视黄醇结合蛋白 转铁蛋白 血糖、糖化血红蛋白 肝功能指标 肾功能指标 电解质 **C：病史** 导致消耗的生理因素 导致恶病质的生理因素，如 COPD、心力衰竭、癌症	**D：膳食摄入量评估** 食物摄入情况 24 小时回忆 食物的记录 饮食和饮食限制，如特殊饮食、不良饮食 单调的饮食 **E：环境和心理社会评价** 社会地位，例如贫困、受教育程度低 独自生活 功能状态 抑郁症 认知功能下降 **F：功能测试** 步行距离或时间测试 握力测试 迟发型皮肤超敏试验 总淋巴细胞计数 **其他：** 肌少症共识标准 衰弱评分
蛋白质 – 能量营养不良的筛查工具	
微型营养评定（MNA）[23] 营养不良筛查工具[24] 营养风险普查 2002（NRS 2002）[25] Rainey-MacDonald 营养指数[26]	微型营养评定简表（MNA-SF）[27] 营养不良通用筛查工具（MUST）[10] 预后营养指数[28] 简化营养食欲问卷（SNAQ）[29]
蛋白质 – 能量营养不良的诊断标准	
ASPEN/ 学会标准（2012）[30] ESPEN 标准（2015）[31] 微型营养评定（MNA）[23] 主观综合评估（SGA）[32]	GLIM 标准[33] 国际疾病分类（ICD-10）标准[34] 微型营养评定简表（MNA-SF）[27]

养不良标志物，在一些老年骨科患者人群中应用是不可靠的 [18,44]。目前，炎症被认为是血清内脏蛋白水平降低的主要原因，而疾病或衰老引起的炎症被公认为是促进营养不良发展的一个因素 [44]。炎症也是脓毒症、住院时间延长、再入院和死亡率的预测因素，因此，有研究报告指出内脏蛋白水平低与患者和医疗保健结果不佳之间存在一定的关系。

研究设计、人群、循证结果、指南和共识建议的差异，阻碍了提出具体的关于宏量或微量营养素的建议。因此，在参考指南建议时，不同国家区域的治疗团队应该考虑最新的国家或国际营养建议。在营养治疗起始，考虑到与年龄相关的机体吸收和利用效率较低，建议老年患者每天的能量摄入目标为 30 kcal/kg，每天的蛋白质摄入目标为至少 1 g/kg 体重，并应根据营养状况和体力活动水平进行个体化调整 [45-46]。

也应对脱水进行密切监测，因为脱水可能是骨折导致的，骨折后的脱水会对患者造成重大影响 [47]。除非其他已患的内科疾病需要不同的治疗方法，否则一般建议在温和气候下身体活动正常的女性的每日饮水量为 1.6 L，男性的每日的饮水量则为 2.0 L [46,48]。

总之，在许多情况下，积极的营养风险筛查只是通知转诊人员在开始营养护理干预之前，由经过适当培训的营养护理专家进行全面评估和诊断。一个可对 SIMPLE 的替代方法；老年骨科护理团队需要从风险识别的角度采取措施，为患者提供系统化的营养护理机会，而这些就需要考虑及时的营养诊断、目标设定、干预和评估。

18.5　做出诊断（SIMPLE）

通过观察老年骨科中大量与营养相关的疾病的诊断，分析后得出这些疾病可由营养不足、营养过剩或营养失衡引起，从而对患者的身体形态、功能、临床结果以及健康系统和医疗投入产

生不良影响（表 18.2）[34]。

考虑到恶病质、肌少症、衰弱和骨质疏松症的流行病学，以及这些疾病在全球范围内的影响，尤其值得对这些疾病给予关注。已经存在的疾病，例如肥胖和营养不良，也值得特别关注。就报告的患病率、发病率以及对患者和医疗系统的危害而言，最突出的单个诊断是蛋白质 – 能量营养不良。在全球许多地方，骨骼问题仍旧被低估且认识不足，故而被忽视 [49-50]。

蛋白质 – 能量营养不良是一种国际疾病分类（International Classification of Diseases，ICD）编码的疾病，有药物可以治疗这种疾病 [34]。由于筛查和诊断工具的不同，以及观察到的人群的实际差异，其患病率在不同的老年保健机构中存在

表 18.2　在全球老年骨科机构中观察到或报告的与营养有关的常见疾病诊断（使用 ICD-10 诊断代码 [34]）

常见诊断
营养不足
• 蛋白质 – 能量营养不良［重度（E43）、中度（E44）、未指定（E46）］
• 饥饿相关的体重不足（E43）
• 老年厌食症（R63.0）
• 老年性消耗（M62.5）
• 恶病质、疾病相关的营养不良（R64）
• 营养不良性消瘦（E41）
• 肌少症（M62.84）
• 衰弱（R54）
• 脱水（E86.0）
微量元素缺乏症（E56.9）
• 维生素 D 缺乏症（E55）
• 维生素 B_{12} 缺乏症（E53.8）、内因子缺乏症（D51.0）
• 铁缺乏症（E61.1）、贫血（D50）
营养过剩
• 超重（E66.3）
• 肥胖（E66.9）
• 脂肪肝、非酒精性脂肪肝（K76.0）
• 过量饮酒（F10.99）
营养失衡、代谢紊乱、自身免疫性疾病
• 骨质减少症（M85.80）
• 骨质疏松症（M81.0），伴骨折（M80.0）
• 1 型糖尿病（E10）、2 型糖尿病（E11）
• 急性肾损伤，未指定（N17.9）
• 慢性肾病，未指定（N18.9）
• 肠易激综合征（K58）
• 再喂养综合征：内分泌、营养和代谢性疾病（E00-E89）、电解质和液体失衡（E87.8）

差异。据估计，不到 1/3 的非复杂择期手术老年骨折住院患者存在营养不良的风险，而多达 2/3 的髋部骨折患者在早期或康复出院时被诊断为蛋白质 – 能量营养不良 [36,50]。尽管试验设计和测量工具上的差异使得再次进行比对诊断分析较困难，但来自低收入和中等收入国家的研究所报道的患病率似乎高于高收入国家 [51-52]。

蛋白质 – 能量营养不良被认为是髋部骨折患者中医疗花费最高的合并症，最有可能增加住院时间，是出院后死亡率的一个很强的独立预测因素 [53-54]。表 18.3 强调了在骨科特定研究中观察到的蛋白质 – 能量营养不良与结果之间的关系，这些研究纳入了合并多种疾病的老年人群，包括脆性骨折患者 [18,54-63]。

最近更新的老年骨科的重要循证建议、指南和注册数据表明，需要在全球范围内的骨科、康复和二级预防养老机构中及时识别、治疗营养问题和监测营养护理。

一次详尽的评估能够确定病因或源头，能够诊断出营养相关疾病或对疾病进行评估 [9]。虽然关于在老年骨科中观察到的所有潜在病因的综合列表超出了本章讨论范围，但表 18.4 仍提供了

一些潜在的考虑方向 [17,37,50]。

在患有多种合并症的老年住院患者中，寻找营养相关疾病的主要病因是不切实际的，且可能过于简单化 [64]。例如，蛋白质 – 能量营养不良可归因于消瘦、恶病质或这些因素的叠加 [30]。用于筛查和诊断蛋白质 – 能量营养不良、消瘦、恶病质、肌少症、衰弱、骨质疏松症和其他营养相关疾病的变量之间的复杂关系和部分重叠，加剧了病因的混淆 [65]。因此，营养不良被认为是一个"棘手"问题就不足为奇了 [66-67]（表 18.5）。比较可行的方法是考虑实施营养干预是否可能改善

表 18.4 老年骨科机构中营养相关疾病的常见决定因素

常见决定因素	
• 生理因素 年龄 认知障碍、痴呆或谵妄 抑郁症 吞咽困难、咀嚼困难、缺齿 味觉障碍、味觉改变 饮食相关虚弱、功能减退和 （或）身体衰弱 生活方式导致的疾病 合并症 疼痛 药物副作用 食欲不振、老年厌食症 自我报告健康状况不佳 肌少症 小肠或大肠功能紊乱 口腔干燥症 • 心理因素 照护者负担 经济困难 丧失对生活、美好情感的 　兴趣 社会孤立 饮食习惯和偏好 社会规范、潮流和同伴压力	• 职场文化 利益冲突 "节省"开支虚假经济 问责的推迟 角色问责、需求和重新定义 简化任务 • 环境 制度环境和流程 运输（取决于）临床医生的 　能力 • 观念、错误的信息和偏见 有关营养知识的错误信息 限制饮食 临床医生和社区的认知 正常化 恐惧症 不合理的抗拒 治疗偏见

表 18.3 蛋白质 – 能量营养不良与老年骨科机构中的结果之间的关系

受影响者	结果
患者	身体成分变异、肌少症 行动不便、衰弱、跌倒 术后并发症（感染风险增加、压疮、伤口并发症） 功能障碍 抑郁、焦虑、社交能力受损的心理影响 / 倾向 谵妄 生活质量下降 不理想的出院去处 预期寿命
医疗体系	医院获得性并发症（感染、伤口裂开、压疮、跌倒、谵妄）的发生率升高 住院时间延长 医疗费用增加 不宜出院（计划外再次住院、康复需求增加、长期护理需求增加）
社会	照护者负担增加 社会医疗费用增加

表 18.5 应将营养不良视为一个严重问题的原因

原因
• 没有筛查和诊断的金标准
• 多种病因
• 没有单一、明确的干预措施
• 涉及复杂的社会因素
• 不是由单个利益相关者或专业团体负责
• 以长期政策失灵为特征
• 需要行为的改变来解决

结果，如果是这样，那么病因很可能包括营养成分，患者应接受合适的营养干预措施。

一旦明确诊断和病因，应在护理记录中适当地记录。这对提供高质量的护理、与其他专业的沟通以及记录可能对其他医疗诊断或治疗产生影响的诊断至关重要[68]。因为记录的文档支持服务规划和审计流程，所以在许多情况下还会影响资源分配。

多学科临床医生应确保患者了解营养风险筛查的益处。应该考虑对随后的营养相关诊断进行毫无保留的讨论，以及共享有关治疗（和不治疗）的决策，让患者和护理人员双方都受益[46,69]。

例如，一种将营养不良的诊断告知患者的"开诚布公"的方法，起初可能会让患者感到不安。然而，研究表明，当患者希望真正了解一种有害疾病（如营养不良）时，患者对疾病的接受程度远远超过对这种疾病可能带来的不良影响的担忧[69]。认识到问题是迈向积极改变的第一步，患者对自身营养状况的认识可能会对治疗依从性或自身体验产生积极影响。

18.6　与患者共同计划（SIMPLE）

没有灵丹妙药可以解决顽固的问题[70]，应考虑采取多模式、跨学科的干预措施，在个体和系统层面上进行营养不良的诊断并处理病因或相关情况[9,31,38,46,71-72]。在个体层面计划的营养干预应考虑与患者共同决策，还包括知情同意。与患者共同决策应当应用于建立营养治疗目标和制订干预策略，以及确定监测和再次评估流程，以评估干预措施是否有效，以及患者的目标和治疗效果是否一致[3,9,46,73-74]。护理以线性方式实施时，并没有按照实际计划的情况进行操作。老年骨科团队还应让患者共同参与治疗方案的设计，以改进系统、流程、资源、环境和管理架构，从而促进在三大护理支柱中提供营养护理[1,75-76]。

众所周知，目前还没有文献关注在老年骨科中关于医生与患者共同决策或者共同设计治疗方案的必要性。然而，越来越多的证据表明这些因素在衰弱和老年患者的营养护理中的重要性。应当鼓励患者在可持续护理的目标制订和发展策略中更加积极主动。应以患者为导向，为患者和（或）护理人员对治疗方案做出"知情选择"提供支持[77]。在缺乏一种"一刀切"的营养护理方法的情况下，这一点尤其重要。设定小的现实目标、鼓励患者自我监控和提供积极反馈以及以健康指导来改变患者的行为也是跨学科医疗工作者在骨科环境中可以实施的策略[77]。也许最重要的是，目标和策略应该个性化，以考虑患者的变化进展阶段、健康素养、认知和文化需求[77]。让家庭成员和其他重要成员，特别是那些主要的膳食提供者参与营养教育策略的制订可能会对患者的行为改变产生积极影响[77]。谁最适合帮助患者设定适当的目标，在不同的环境中会有所不同，如何、何时和在哪里实现这一点也受到背景因素的高度影响。例如，在姑息治疗的情况下，应该给患者提供他或她喜欢吃的任何食物和饮料，食物由患者自身决定，而不管患者的营养状况如何。这种方法称为"舒适喂养"[78]。在这种情况下，满足患者的营养需求显然是无关紧要的，营养治疗的目标和策略应该着眼于他们的舒适度[79]。相比之下，针对营养不良、严重精神错乱的髋部骨折患者，判断拔除肠内营养管之后是否需要再次插入则要复杂得多，需要注意临床判断和共同决策[80-81]。

18.7　实施干预措施（SIMPLE）

18.7.1　提高营养认识的干预措施

欧洲肠外肠内营养学会（European Society for Parenteral and Enteral Nutrition，ESPEN）关于老年营养的临床指南建议老年患者和照护者接受营养教育，以确保他们具有对营养问题和治疗方案的认识和基本知识，促进患者接受适当的营养护理[46]。

对患者和医护人员的有效教育不应该仅向患者提供有关营养素来源的基本信息，例如在医院病区张贴海报。作为任何患者教育或咨询过程的第一步，信息提供者应确保患者知道或了解相关的营养诊断。缺乏对变革必要性的认识被认为是变革的根本障碍[82-83]。

一项多中心营养干预研究表明，附加因素可以提高老年患者髋部骨折后的依从性[84]。个性化的饮食建议、由健康专业人员经常进行的个人指导以及持续的护理（监测、提供建议的人员和类型）有助于患者更好地坚持治疗。此外，这些因素似乎引起了受试者和照护者对干预的高度赞赏。进一步的研究表明，因为人们没有对患者和医疗工作者的看法、偏见和信念给予足够的重视[50]，因此营养护理不是髋部骨折患者和医务工作者的首选事项。

提高营养知识水平和意识的战略也不应局限于患者、照护者和医务工作者。应该利用健康教育理论、研究和培训来改善社会和政治环境，以改善人们的健康[85]。在可能的情况下，应该考虑"外置式"营养护理驱动程序，例如，护理标准、认证要求、医院获得性并发症处罚、基于案例的赔偿金和基准审计数据集。应该利用这些程序来向医疗主管、政治家、媒体、保险公司和研究资助机构推广老年骨科营养护理[86]。如果没有这样的程序，老年骨科团队则应该倡导发展和实施这类程序。

18.7.2 影响营养摄入量的干预措施

大量研究表明，髋部骨折患者以及广大处于急性期和康复环境中的老年人的常量营养素、微量营养素和液体的摄入量通常无法达到基本的推荐摄入量。在许多情况下，多种与营养相关的诊断并存，例如营养不良患者同时被诊断为肥胖和

压力损伤。在这种情况下，如果可能的话，最好由营养师或医学营养专家提供临床护理[42]。

在大多数情况下，营养不良患者的基本治疗策略应围绕营养不足，诸如蛋白质和（或）能量不足、液体不足、微量营养素不足。在适当应用静脉治疗和药物支持的急性期治疗、康复和二级预防情况下，确保患者摄入足够的液体和微量营养素可能不是一个不可逾越的挑战。尽管如此，脱水仍然很常见，维生素 D 和其他微量营养素缺乏症经常得不到治疗，很大比例的骨折后患者没有得到足够的骨保护药物治疗。然而，最困难的挑战是急症、合并多种疾病的老年患者对蛋白质的需求量增加。许多干预研究表明，即使在干预之后，也存在摄入量持续不足及其带来的危害。

没有单一的干预措施可以保证在急性期治疗机构、康复机构、社区或公寓养老院环境中让患者摄入充足的蛋白质和能量。让患者和治疗团队参与制订与当地相关的多模式策略似乎可能增加患者的摄入量，改善患者的医疗保健结果以及患者自我报告的体验。

表 18.6 列出了被认为对老年骨科中常量营养素、微量营养素和（或）液体的摄入量产生积极影响的系统化和（或）跨学科策略[6,9,17,22,38,46,71-72,89]。当地团队应该在参考相关的循证建议并根据当地情况和患者的需要制订干预措施后，再制订营养护理的具体策略。

18.7.3 在不同条约和机制下干预并促成协同营养护理

众所周知，营养师、营养专家和医学营养专家都是营养护理方面的专家。然而，在许多环境中（急性护理环境或三级康复环境之外），患者所能接触到的营养护理专家非常有限。在一些医疗保健环境中，营养师和医学营养专家可能是协调跨学科营养护理规程和设置的最佳人选，但这可能并不是唯一的选择。受过适当教育的患者及

表 18.6　影响食物和营养摄入量的系统化和（或）跨学科策略

类别	策略	
食物、液体和营养素的获取	• 辅助获取、准备和储存 • 辅助设施，如改良的餐具 • 获得常量和微量营养素补充剂 • 资金和资源的分配 • 避免长时间不经口摄食，不必要的术后节食或限制性节食 • 临床营养管理流程 • 令人愉悦的饮食体验和就餐环境 • 家庭和朋友的支持 • 食物或液体的丰富化和功能性改变 • 食物的供应情况影响高质量食物或液体的选择 • 进餐时间的准备活动	• 菜单制订的标准、策略和程序 • 改良菜单（例如高蛋白饮食）和检查饮食偏好 • 食物、液体和补充剂方面的多学科协作 • 营养支持团队 • 在用药记录中加入营养补充剂的使用情况 • 改善活动能力和功能状态的策略 • 支持营养护理的协作角色，例如营养助理 • 支持跨学科制订、管理、协作的系统 • 志愿者协助
处方及停药	**处方** • 行为、治疗和药物： 　– 改善基础疾病或者处理合并症 　– 治疗营养不良症状 　– 影响食欲或摄入量 　– 改善精神健康和幸福感 • 口服高蛋白、高能量营养补充剂（例如某些液体、蛋白粉） • 单一或复合微量营养素补充剂 • 视情况并根据患者的康复目标和医疗计划，给予静脉补液治疗、肠内或肠外营养	**停药** • 停药或调整剂量 • 混搭方法（饮食 ± 补充剂 ± 肠内或肠外管饲） • 治疗目标或要求不再支持医学营养治疗 • 限制性饮食不太可能对营养状况产生正面或负面影响
教育	• 饮食咨询 • 将营养课程纳入跨学科培训和教育 • 知情同意审核 • 在查房、聚会、病例讨论、跨学科护理规划会议中关于营养模块的相关手机健康程序 • 向患者、照护者和卫生专业人员提供与营养相关的诊断和教育	• 在倡导和治疗规划中营养学专家的观点 • 质量改进、研发、共同目标设定和治疗规划 • 标准、政策、指南 • 传统和社交媒体营销
社会心理	• 团体干预 • 共享用餐时间和餐厅 • 社会支持网络	• 有关健康、生活方式、正念、认知行为的治疗计划
监管	• 审计（营养护理包括在老年骨科审计以及营养专项审计中）人体测量监管 • 生物化学、病理学、维生素、矿物质分析 • 食物摄入量监测 • 重新筛查营养状况	• 重新评估营养状况 • 患者报告的经验和结果测量值（PROMS/PREMS） • 重新评估身体和功能
整个过程中的临床交接和护理	• 出院摘要、临床交接档案 • 手机健康程序 • 电子健康记录和系统中的营养特定区域	• 持续护理 • 自我管理流程

其家属、朋友往往也是提供支持性营养护理的理想人选。

　　然而，关注的焦点应是那些与老年骨科患者接触，跨越老年骨科护理的三大支柱的跨学科医护人员，他们可以提供专业性的营养护理过程。有可能的话，饮食（或营养）助手尤其合适。尽管饮食助手已被证实可以降低髋部骨折患者的死亡率[87]，但在许多机构中常常缺乏饮食助手。

　　如第 17 章所述，监督、领导和实施干预措施以协调营养护理的最佳人员是护士。护士通常是为患者提供护理的主要专业群体，也是在没有专家护理或不太可能增加护理人员收入的情况下，最适合协调系统化或跨学科的营养护理过程的专业群体。无论是在急诊室和康复机构中对患者进行 24 小时护理期间，还是在二级预防机构和家庭中进行护理等其他情况下，护士与患者和照护者接触的次数都是最多的。

护士了解患者的饮食活动，深刻理解营养摄入的利弊因素，而且很可能最理解患者在社会生态环境中的"适合性"。这使护士成为护理营养方面的理想协调者和拥护者。护士通常最适合进行初级营养筛查和评估，以确定那些需要营养支持的人，这些支持将由护士单独提供或与老年骨科团队的其他成员合作提供，或者在可及并可能增加获益的情况下为患者提供专科护理。在营养师、营养专家或医学营养专家资源有限的情况下，护士可以为大多数患者提供出色的营养护理，同时让营养专家专注于那些最需要他们的人。

表 18.6 中列出的大多数（如果不是全部）策略被认为完全属于以护理为主导的基本护理的范畴[88]。虽然很难为护理的这些基本方面确定证据基础，但这种由护士主导的干预措施可能会对患者的营养状况产生积极影响[89]。护理的这些基本方面是整个护理团队的责任，但需要护士进行协调和领导，使它们成为优先事项。在许多机构中，护理专业人员最适合指导资源的分配、机构组织结构的改进和组织过程的改革。

因此，呼吁全球和地区性的护理领导层采取行动，让患者、跨学科团队和广大的利益相关者参与到老年骨科的三大支柱中以提供富有价值的营养护理。

18.8 评估患者对持续护理的需求（SIMPLE）

有营养相关疾病或有营养相关疾病风险的患者通常需要接受营养监测或再评估。对于那些目前没有风险的患者，也应该考虑重新筛查。需要监测什么、多久监测一次以及由谁监测取决于许多因素，可能最重要的因素是未确定的营养相关诊断以及资源限制。这使得为整个护理路径中的临床移交提供明确的建议极具挑战性。

当地的治疗小组需要与患者合作，确定进行持续营养监测和评估的最佳机会。小组讨论可能会考虑患者获得营养专家门诊或社区服务的可能性，以及这些服务的潜在获益和花费。其他可供考虑的选择可能包括全科医生、执业护士、mHealth 计划、团体计划或自我监测。

最后，医疗服务的临床审核对患者和医疗保健结果有积极影响。表 18.7 总结了急性护理、康复和老年骨科二级预防机构的系统化、跨学科的营养护理方法，以及如何对这些方法进行评估[3]。

表 18.7　评估老年脆性骨折患者的营养护理方法

SIMPLE	营养护理时机	审核时机
S	筛查营养风险	使用有效营养筛查工具筛查出的患者的比例
I	跨学科评估	入院 72 小时内完成入院营养评估并建立体重档案
M	诊断	使用具有足够一致性和预测效力的工具建立营养诊断档案的患者的比例
P	与患者共同制订目标计划和知情同意	关于诊断和治疗计划的档案记录或患者报告的知情同意书
L	通过系统和团队进行干预	关于营养教育、膳食计划、营养护理策略的文件证明或患者报告
E	评估患者对持续护理的需求	营养审核报告

18.9 建议进一步阅读的文献

- Bell JJ et al (2018) Rationale and developmental methodology for the SIMPLE approach: a Systematised, Interdisciplinary Malnutrition Pathway for impLementation and Evaluation in hospitals. Nutr Diet 75(2):226–234

- King PC et al (2019) "I wouldn't ever want it": a qualitative evaluation of patient and caregiver perceptions toward enteral tube feeding in hip fracture inpatients. J Parenter Enteral Nutr 43(4):526–533

- Volkert D et al (2019) ESPEN guideline on clinical nutrition and hydration in geriatrics. Clin Nutr 38(1):10–47

（翻译：王谦　马腾，审校：张萍）

参考文献

[1] Dreinhöfer KE et al (2018) A global call to action to improve the care of people with fragility fractures. Injury 49(8):1393–1397

[2] Pioli G, Giusti A, Barone A (2008) Orthogeriatric care for the elderly with hip fractures: where are we? Aging-Clin Exp Res 20(2):113–122

[3] Bell JJ et al (2018) Rationale and developmental methodology for the SIMPLE approach: a Systematised, Interdisciplinary Malnutrition Pathway for impLementation and Evaluation in hospitals. Nutr Diet 75(2):226–234

[4] Jensen GL et al (2013) Recognizing malnutrition in adults: definitions and characteristics, screening, assessment, and team approach. J Parenter Enter Nutr 37(6):802–807

[5] Keller H et al (2018) Update on the Integrated Nutrition Pathway for Acute Care (INPAC): post implementation tailoring and toolkit to support practice improvements. Nutr J 17(1):2

[6] Bell JJ et al (2014) Multidisciplinary, multi-modal nutritional care in acute hip fracture inpatients—results of a pragmatic intervention. Clin Nutr 33(6):1101–1107

[7] Bell JJ et al (2014) Developing and evaluating interventions that are applicable and relevant to inpatients and those who care for them; a multiphase, pragmatic action research approach. BMC Med Res Methodol 14:98

[8] Graham ID et al (2006) Lost in knowledge translation: time for a map? J Contin Educ Heal Prof 26(1):13–24

[9] Writing Group of the Nutrition Care Process/ Standardized Language Committee (2008) Nutrition care process and model part I: the 2008 update. J Am Diet Assoc 108(7):1113–1117

[10] Elia M (2003) Screening for malnutrition: a multidisciplinary responsibility. Development and Use of the Malnutrition Universal Screening Tool (MUST) for Adults, ed. B.A.f.P.a.E. Nutrition. BAPEN, Redditch

[11] Laur C et al (2017) Changing nutrition care practices in hospital: a thematic analysis of hospital staff perspectives. BMC Health Serv Res 17(1):498

[12] Queensland Clinical Senate (2016) Value-based healthcare—shifting from volume to value. 2016 [cited 2017 September 27]. https://www.health.qld.gov.au/__data/assets/pdf_file/0028/442693/qcs-meeting-report-201603.pdf

[13] Palmer S, Raftery J (1999) Opportunity cost. BMJ 318(7197):1551

[14] Laur C et al (2018) The Sustain and Spread Framework: strategies for sustaining and spreading nutrition care improvements in acute care based on thematic analysis from the More-2-Eat study (Report). BMC Health Serv Res 18(1):930

[15] Bell JJ et al (2014) Quick and easy is not without cost: implications of poorly performing nutrition screening tools in hip fracture. J Am Geriatr Soc 62(2):237–243

[16] Bell J et al (2014) Mobilising nutrition diagnoses beyond protein-energy malnutrition in patients with acute hip fracture. Nutr Diet 71(S1):35

[17] Bell JJ (2014) Identifying and overcoming barriers to nutrition care in acute hip fracture inpatients, PhD thesis. School of Human Movement and Nutrition Sciences. The University of Queensland

[18] Bell JJ et al (2014) Concurrent and predictive evaluation of malnutrition diagnostic measures in hip fracture inpatients: a diagnostic accuracy study. Eur J Clin Nutr 68(3):358–362

[19] Elia M, Stratton RJ (2011) Considerations for screening tool selection and role of predictive and concurrent validity. Curr Opin Clin Nutr Metab Care 14(5):425–433

[20] Bell JJ et al (2013) Quick and easy in theory but costly in practice? Implications of poorly performing nutrition screening tools in hip fracture. Clin Nutr 32(Suppl 1):s76

[21] Marshall WJ (2008) Nutritional assessment: its role in the provision of nutritional support. J Clin Pathol

61(10):1083–1088

[22] Bell JJ (2018) Nutrition support in orthopaedics. In: Hickson M, Smith S, editors. Advanced nutrition and dietetics in nutrition support. John Wiley and Sons, Oxford

[23] Guigoz Y, Vellas B (1999) The mini nutritional assessment (MNA) for grading the nutritional state of elderly patients: presentation of the MNA, history and validation. Nestle Nutr Workshop Ser Clin Perform Programme 1:3–11; discussion 11–12

[24] Ferguson M et al (1999) Development of a valid and reliable malnutrition screening tool for adult acute hospital patients. Nutrition 15(6):458–464

[25] Kondrup J et al (2003) Nutritional risk screening (NRS 2002): a new method based on an analysis of controlled clinical trials. Clin Nutr 22(3):321–336

[26] Rainey-Macdonald CG et al (1983) Validity of a two-variable nutritional index for use in selecting candidates for nutritional support. J Parenter Enter Nutr 7(1):15–20

[27] Kaiser MJ et al (2009) Validation of the Mini Nutritional Assessment short-form (MNA-SF): a practical tool for identification of nutritional status. J Nutr Health Aging 13(9):782–788

[28] Buzby GP et al (1980) Prognostic nutritional index in gastrointestinal surgery. Am J Surg 139(1):160–167

[29] Kruizenga HM et al (2005) Development and validation of a hospital screening tool for malnutrition: the short nutritional assessment questionnaire (SNAQ). Clin Nutr 24(1):75–82

[30] White JV et al (2012) Consensus statement: Academy of Nutrition and Dietetics and American Society for Parenteral and Enteral Nutrition: characteristics recommended for the identification and documentation of adult malnutrition (undernutrition). J Parenter Enteral Nutr 36(3):275–283

[31] Cederholm T et al (2015) Diagnostic criteria for malnutrition—an ESPEN Consensus Statement. Clin Nutr 34(3):335–340

[32] Detsky AS et al (1987) What is subjective global assessment of nutritional status? J Parenter Enteral Nutr 11(1):8–13

[33] Cederholm T et al (2019) GLIM criteria for the diagnosis of malnutrition - a consensus report from the global clinical nutrition community. Clin Nutr 38(1):1–9

[34] World Health Organisation (2010) International Statistical Classification of Diseases and Related Health Problems 10th Revision. https://icd.who.int/browse10/2016/en

[35] Stratton RJ, Green CJ, Elia M (2003) Disease-related malnutrition: an evidence-based approach to treatment. CABI Publishing, Wallingford

[36] Barker LA, Gout BS, Crowe TC (2011) Hospital malnutrition: prevalence, identification and impact on patients and the healthcare system. Int J Environ Res Public Health 8(2):514–527

[37] Bell J (2018) Nutrition screening and assessment in hip fracture. In: Preedy V, Patel VB, editors. Handbook of famine, starvation, and nutrient deprivation: from biology to policy. Springer International Publishing, Cham, pp 1–22

[38] NICE (2012) NICE Quality Standard 24: Quality Standard for Nutrition Support in Adults. NICE: UK

[39] Bowen DJ et al (2009) How we design feasibility studies. Am J Prev Med 36(5):452–457

[40] Proctor E et al (2011) Outcomes for implementation research: conceptual distinctions, measurement challenges, and research agenda. Admin Pol Ment Health 38(2):65–76

[41] Ng WL et al (2019) Evaluating the concurrent validity of body mass index (BMI) in the identification of malnutrition in older hospital inpatients. Clin Nutr 38(5):2417–2422

[42] Ness SJ et al (2018) The pressures of obesity: the relationship between obesity, malnutrition and pressure injuries in hospital inpatients. Clin Nutr 37(5):1569–1574

[43] Soeters PB, Schols AMWJ (2009) Advances in understanding and assessing malnutrition. Curr Opin Clin Nutr Metab Care 12(5):487–494

[44] Soeters PB, Wolfe RR, Shenkin A (2019) Hypoalbuminemia: pathogenesis and clinical significance. JPEN J Parenter Enteral Nutr 43(2):181–193

[45] Alix E et al (2007) Energy requirements in hospitalized elderly people. J Am Geriatr Soc 55(7):1085–1089

[46] Volkert D et al (2019) ESPEN guideline on clinical nutrition and hydration in geriatrics. Clin Nutr 38(1):10–47

[47] Renneboog B et al (2006) Mild chronic hyponatremia is associated with falls, unsteadiness, and attention deficits. Am J Med 119(1):71.e1–71.e8

[48] EFSA Panel on Dietetic Products, Nutrition and Allergies (2010) Scientific opinion on dietary reference values for water. EFSA J 8(3):1459

[49] Butterworth CE (1994) The skeleton in the hospital closet. Nutrition 10(5):435–441; discussion 435, 441

[50] Bell JJ et al (2013) Barriers to nutritional intake in patients with acute hip fracture: time to treat malnutrition as a disease and food as a medicine? Can J Physiol Pharmacol 91(6):489–495

[51] Margetts BM et al (2003) Prevalence of risk of undernutrition is associated with poor health status in older people in the UK. Eur J Clin Nutr 57(1):69–74

[52] Kabir ZN et al (2006) Mini Nutritional Assessment of rural elderly people in Bangladesh: the impact of demographic, socio-economic and health factors. Public Health Nutr 9(8):968–974

[53] Nikkel LE et al (2012) Impact of comorbidities on

hospitalization costs following hip fracture. J Bone Joint Surg Am 94(1):9–17

[54] Bell JJ et al (2016) Impact of malnutrition on 12-month mortality following acute hip fracture. ANZ J Surg 86(3):157–161

[55] Diekmann R, Wojzischke J (2018) The role of nutrition in geriatric rehabilitation. Curr Opin Clin Nutr Metab Care 21(1):14–18

[56] Tana C et al (2019) Impact of nutritional status on caregiver burden of elderly outpatients. A cross-sectional study. Nutrients 11(2):281

[57] Goisser S et al (2015) Malnutrition according to mini nutritional assessment is associated with severe functional impairment in geriatric patients before and up to 6 months after hip fracture. J Am Med Dir Assoc 16(8):661–667

[58] Malafarina V et al (2018) Nutritional status and nutritional treatment are related to outcomes and mortality in older adults with hip f555racture. Nutrients 10(5)

[59] Mazzola P et al (2017) Association between preoperative malnutrition and postoperative delirium after hip fracture surgery in older adults. J Am Geriatr Soc 65(6):1222–1228

[60] Freijer K et al (2013) The economic costs of disease related malnutrition. Clin Nutr 32(1):136–141

[61] Curtis LJ et al (2017) Costs of hospital malnutrition. Clin Nutr 36(5):1391–1396

[62] Sharma Y et al (2018) Economic evaluation of an extended nutritional intervention in older Australian hospitalized patients: a randomized controlled trial. BMC Geriatr 18(1):41

[63] Elia M (2015) The cost of malnutrition in England and potential cost savings from nutritional interventions (short version): A report on the cost of disease-related malnutrition in England and a budget impact analysis of implementing the NICE clinical guidelines/quality standard on nutritional support in adults. NHS

[64] Writing Group of the Nutrition Care Process/ Standardized Language Committee (2008) Nutrition care process part II: using the International Dietetics and Nutrition Terminology to document the nutrition care process. J Am Diet Assoc 108(8):1287–1293

[65] Cederholm T et al (2017) ESPEN guidelines on definitions and terminology of clinical nutrition. Clin Nutr 36(1):49–64

[66] Rittel HWJ, Webber MM (1973) Dilemmas in a general theory of planning. Policy Sci 4(2):155–169

[67] Young AM (2015) Solving the wicked problem of hospital malnutrition. Nutr Diet 72(3):200–204

[68] Mathioudakis A et al (2016) How to keep good clinical records. Breathe (Sheffield, England) 12(4):369–373

[69] Scott D et al (2016) Health care professionals' experience, understanding and perception of need of advanced cancer patients with cachexia and their families: the benefits of a dedicated clinic. BMC Palliat Care 15(1):100

[70] Strebhardt K, Ullrich A (2008) Paul Ehrlich's magic bullet concept: 100 years of progress. Nat Rev Cancer 8(6):473–480

[71] Watterson C, Fraser A, Banks M (2009) Evidence based practise guidelines for the nutritional management of malnutrition in adult patients across the continuum of care. Nutr Diet 66:S1–S34

[72] National Institute for Health and Clinical Excellence (NICE) (2006) Nutrition support in adults: oral nutrition support, enteral tube feeding and parenteral nutrition (clinical guideline 32)

[73] Jensen GL et al (2010) Adult starvation and disease-related malnutrition: a proposal for etiology-based diagnosis in the clinical practice setting from the International Consensus Guideline Committee. J Parenter Enteral Nutr 34(2):156–159

[74] Rasmussen HH, Holst M, Kondrup J (2010) Measuring nutritional risk in hospitals. Clin Epidemiol 2:209–216

[75] Michie S, van Stralen MM, West R (2011) The behaviour change wheel: a new method for characterising and designing behaviour change interventions. Implement Sci 6:42

[76] French SD et al (2012) Developing theory-informed behaviour change interventions to implement evidence into practice: a systematic approach using the Theoretical Domains Framework. Implement Sci 7:38

[77] Stevenson J et al (2018) Perspectives of healthcare providers on the nutritional management of patients on haemodialysis in Australia: an interview study. BMJ Open 8(3):e020023

[78] Palecek EJ et al (2010) Comfort feeding only: a proposal to bring clarity to decision-making regarding difficulty with eating for persons with advanced dementia. J Am Geriatr Soc 58(3):580–584

[79] Druml C et al (2016) ESPEN guideline on ethical aspects of artificial nutrition and hydration. Clin Nutr 35(3):545–556

[80] Mon AS, Pulle C, Bell J (2018) Development of an 'enteral tube feeding decision support tool' for hip fracture patients: a modified Delphi approach. Australas J Ageing 37(3):217–223

[81] King PC et al (2019) "I wouldn't ever want it": a qualitative evaluation of patient and caregiver perceptions toward enteral tube feeding in hip fracture inpatients. J Parenter Enter Nutr 43(4):526–533

[82] Greene GW et al (1999) Dietary applications of the stages of change model. J Am Diet Assoc 99(6):673–678

[83] Prochaska JO, Velicer WF (1997) The transtheoretical model of health behavior change. Am J Health Promot 12(1):38–48

[84] Wyers CE et al (2018) Efficacy of nutritional intervention in elderly after hip fracture: a multicenter

randomized controlled trial. J Gerontol A Biol Sci Med Sci 73(10):1429–1437

[85] Golden SD, Earp JA (2012) Social ecological approaches to individuals and their contexts: twenty years of health education & behavior health promotion interventions. Health Educ Behav 39(3):364–372

[86] Damschroder LJ et al (2009) Fostering implementation of health services research findings into practice: a consolidated framework for advancing implementation science. Implement Sci 4:50

[87] Duncan DG et al (2006) Using dietetic assistants to improve the outcome of hip fracture: a randomised controlled trial of nutritional support in an acute trauma ward. Age Ageing 35(2):148–153

[88] Curtis K, Wiseman T (2008) Back to basics—essential nursing care in the ED: part one. Australas Emerg Nurs J 11(1):49–53

[89] Antoniak AE, Greig CA (2017) The effect of combined resistance exercise training and vitamin D3 supplementation on musculoskeletal health and function in older adults: a systematic review and meta-analysis. BMJ Open 7(7):e014619

脆性骨折审计

19

Cristina Ojeda-Thies, Louise Brent,
Colin T. Currie, Matthew Costa

19.1 概述

髋部骨折是一种常见、严重且诊疗费用昂贵的损伤。髋部骨折为突发性事件，需要手术治疗，会导致高致残率和高死亡率，也比其他脆性骨折更易于识别和登记[1-2]。它是临床审计中一种理想的病种，并且对目前挑战着世界各国医疗体系的更为广泛的脆性骨折大流行而言，它还是一种指示病种。尽管一些地区的髋部骨折年龄标准化发病率在下降，但由于世界范围内预期寿命的提高，人群发病率依然在增高。据估计，髋部骨折患者的数量会从 1990 年的 166 万增加到 2050 年的 626 万，在亚洲和拉丁美洲髋部骨折的发病率还会出现急剧升高[3-4]，这可能会使这些地区的医疗体系面临巨大的压力。高水平的髋部骨折处理需要优质的护理、外科手术、麻醉、内科药物治疗以及康复治疗的整合。此外，在处理的各个阶段，关于治疗各个方面的关键质量标准都有相对强有力的证据基础，其中很多已经被与医院管理部门共事的临床团队用于提高成本效益和治疗质量[5]；这些指标中的一部分也已被用于不同医疗体系下治疗的国际间对比[6]。针对这一指示病种的高质量治疗通过老年骨科的优质护理以及对康复单元和骨折联络服务（FLS）的使用，也令其他类型的脆性骨折因此而获益[7]。理想情况下，持续审计结合连续性反馈能够带来持续性的质量改善。具体方式为：允许团队成员首先弄清楚他们所提供的治疗的本质和治疗的缺陷，随后应用数据促进临床和服务结构的改进，继而评估其效果（图 19.1）[8]。

19.2 髋部骨折审计

众所周知，骨科审计诞生于 20 世纪 70 年代的瑞典，最初针对择期手术以瑞典膝关节置换术登记表和瑞典髋关节置换术登记表的形式进行[9-10]。瑞典医疗体系的性质——公立医院为分娩提供免费医疗，同时每个公民都拥有国民个人身份证号码，从而使患者具有可追溯性，也因此使得全国性登记实施起来相对容易。在其后数十年间，更多项全国性登记得以发展，其中瑞典髋部骨折登记，或称 Rikshöft，是 1988 年由 Karl-GöranThorngren 教授在瑞典隆德市创立的[11]。Rikshöft 与之前已有的骨科登记的区别在于，除了关于骨折类型与治疗的数据之外，它还收集患者功能水平与居民身份的数据。

紧接着则有 1993 年开始的以 Rikshöft 为基础的苏格兰髋部骨折审计（Scottish Hip Fracture Audit，SHFA）[12]，以及由 15 个欧洲国家参与的欧洲髋部骨折标准化审计（Standardized Audit

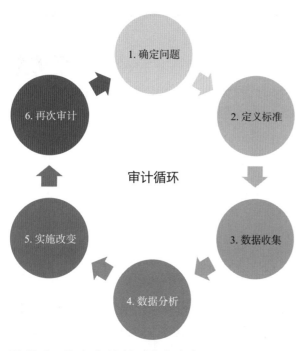

图 19.1　临床审计循环 [改编自 Limb C, Fowler A, Gundogan B, et al. How to conduct a clinical audit and quality improvement project. Int J Surg Oncol (N Y).2017, 2(6):e24(8)]

of Hip Fracture in Europe，SAHFE）方案（1994—1998）[13]。SAHFE 的目的包括：① 设计一个标准数据集用于记录髋部骨折的治疗及其结果；② 在欧洲范围内尝试使用这样的数据集；③ 促进人口学特征、手术技术以及康复方法在全欧洲范围内的比较；④ 确定在全欧洲范围内收集并传播这些资料的可行性；⑤ 在全欧洲范围内评价髋部骨折治疗的有效性及差异；⑥ 促进髋部骨折手术及康复的最佳方案在全欧洲范围内普及。

由于这些方案的出现，在接下来的 10 年中，其他一些国家的审计也在欧洲涌现出来，其中最重要的是覆盖英格兰、威尔士和北爱尔兰的英国国家髋部骨折数据库（NHFD），它同时也是当前收集病例数目最多的数据库[14]。不过国家性质的髋部骨折审计主要局限于斯堪的纳维亚、大不列颠及爱尔兰地区。2011 年成立的全球非营利组织脆性骨折联盟（FFN）着手于促进更广泛的髋部骨折审计，以此来建立一种评估国

家脆性骨折网络有效性的方法，近来全球 FFN 已经开始致力于区域性及国家联盟的创建。

髋部骨折审计特别兴趣小组提出了一个最小的通用数据集（一种在资源限制范围内用于启动审计的简明、实用且物有所值的数据集）（图 19.2），该数据集可用于促进病例组合、治疗以及死亡率的大规模国际比较[15]。可以认为它是一个被推荐的最低限度数据集，可任由各地区性、区域性或国家审计时增加其他变量。FFN 髋部骨折审计数据库试行阶段吸纳了来自德国吕贝克和斯图加特、斯洛文尼亚采列、马耳他姆西达和西班牙巴塞罗那的医院数据。后两家医院由于组织方面的限制（主要是对临床医生个人热情的严重依赖）已经终止了参与。尽管存在这些问题，试行阶段依然发现了在病例组合、所提供的治疗以及流程评价方面的巨大差异（图 19.3），这有效地凸显出新兴的髋部骨折审计所遭遇的一些难题。

在过去 10 年中，一些新的髋部骨折审计业已启动，其中很多都是在不受传统盎格鲁 – 撒克逊或斯堪的纳维亚文化影响的地区。凯撒医疗机构尽管并非国家级的体系，却是美国最大的管理型医疗保健组织，它的受保人数达到 1100 万，并且在 2009 年创立了一项髋部骨折登记作为国家内植物登记的一部分，用于追踪由公司承保的患者使用的内植物。2017 年其报告的登记患者数超过 44 000 例。其他国家（如挪威[16]、丹麦[17]、爱尔兰[18]、澳大利亚、新西兰[19]、德国[20]、荷兰[21-22]、意大利[23]、西班牙[24]和法国）也已建立了国家审计。然而，在其所在的卫生保健经济体系以及它们是如何组织并获得资金来源等方面又存在着明显的差别（表 19.1）。这些因素解释了它们在发展与持续性方面的显著差异。绝大多数已建立审计的国家都拥有由公共基金资助的医疗卫生系统，这似乎能够为临床审计和医院之间的比较提供更为有利的环境。

其他一些新启动的审计在近 10 年也已见

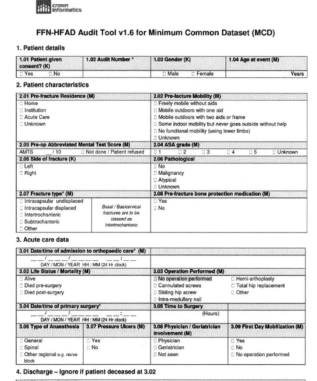

图 19.2　FFN 的髋部骨折审计特别兴趣小组提出的最小通用数据集（FFN MCD）

诸报道，其中最引人注目的审计来自中国香港[32-33]、马来西亚[34]、黎巴嫩[35] 和伊朗[36-37]，不过就笔者所知，关于这些审计的状态以及影响力的详尽后续信息并未公之于众。另一些国家（如法国、墨西哥[38] 及日本[39]）的国家髋部骨折审计目前则处于发展的试验性阶段。日本和西班牙因其人口学特点而对审计尤感兴趣。日本人拥有全世界最高的平均寿命[39]，而西班牙人则拥有全欧洲最高的平均寿命[6]，并且据预测西班牙人的平均寿命将在 2040 年超过日本人的平均寿命。预计到 2040 年，日本人和西班牙人的平均寿命都将超过 85 岁[40]。

值得一提的还有来自加拿大不列颠哥伦比亚[41] 和波罗的海地区[42] 的一些区域性方案。其他一些国家则在使用大型临床数据库分析髋部骨折的治疗。在美国，全国住院患者样本（Nationwide Inpatient Sample，NIS）从采用 ICD-9 编码收治的患者中收集回顾性资料。其他范例还包括美国外科医师学会即将开展的国家手术质量改进计划（National Surgical Quality Improvement Program，NSQIP）以及创伤质量改进方案（Trauma Quality Improvement Project，TQIP），其中使用的数据直接从资深外科医生的医疗记录中获得。这些数据库拥有大量可用的患者数据，因此尽管并非专门针对髋部骨折，但其中还是包括了大量的髋部骨折数据，这些数据可作为研究资料[43-44]。其他研究已经在数据入选和完整性上表现出了显著的差异，这种差异可能会损害评估治疗时结论的有效性[45-46]。

其他拥有基于临床或国家通用数据库的质量分析的国家有：德国（拥有令人印象深刻的老年骨科治疗外部质量保证机构）[47-48]，加拿大（拥有

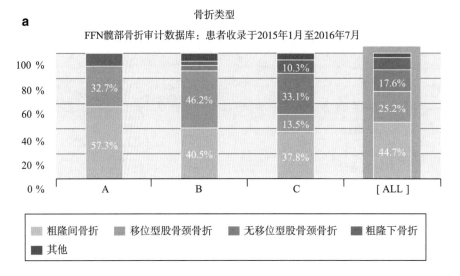

Fragility Fr acture Network 2014 - Technology by Crown Audit (www .CrownAudit.com) (ID: 207)

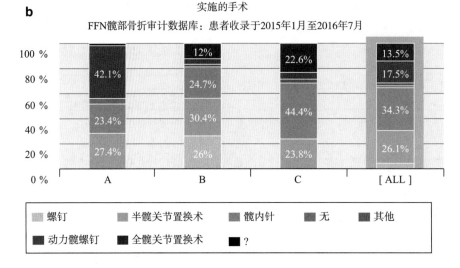

Fragility Fracture Network 2014 - Technology by Crown Audit (www .CrownAudit.com) (ID: 303)

图 19.3　FFN 髋部骨折审计数据库试行阶段结果［数据引自 Bunning T, Currie, CT. Final Report of the Hip Fracture Audit Database (HFAD) Pilot Phase. Crown Informatics Limited; 201715］。a. 骨折类型；b. 实施的手术

加拿大健康资讯研究所）[49-50]，以及韩国（使用从医疗保险审计与评估服务中获得的数据）[51-52]。

19.3　髋部骨折审计与国际比较的障碍

近来，一些作者对国家髋部骨折审计进行了比较，结果表明入选标准、随访、所包含与覆盖的变量均存在着重要差别 [22-24,53-54]。举例来说，就入选的髋部骨折患者的年龄而言，荷兰针对所

有成年患者，而西班牙的审计则要求患者年龄在 75 岁以上。很多国家和地区（如西班牙、苏格兰和爱尔兰）的登记随访时间为 30 天，而瑞典、挪威、英国、德国以及澳大利亚和新西兰的登记随访时间为 120 天。其他国家（如丹麦和意大利）则在随访过程中有多个时间节点。各种登记在功能数据采集上也存在不同：一些采集的是室内或户外有或没有辅助下患者的行走能力；而另一些则采用评分方法，诸如累计步行评分

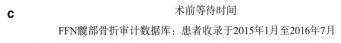

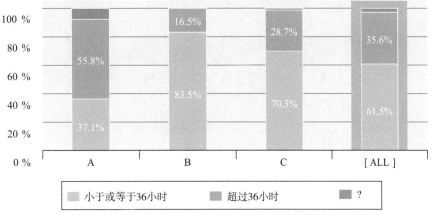

术前等待时间

FFN髋部骨折审计数据库：患者收录于2015年1月至2016年7月

Fragility Fracture Network 2014 - Technology by Crown Audit (www.CrownAudit.com) (ID: 305)

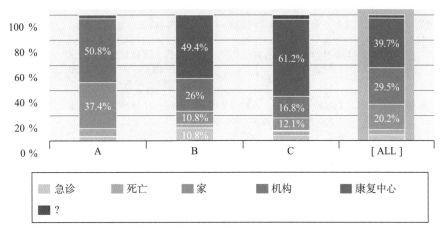

出院后去向

FFN髋部骨折审计数据库：患者收录于2015年1月至2016年7月

Fragility Fracture Network 2014 - Technology by Crown Audit (www.CrownAudit.com) (ID: 401)

图 19.3（续） c. 术前等待时间；d. 出院后去向

（如丹麦）以及一种新的活动能力评分（如爱尔兰）[18]。功能状况和居住状态数据收集起来要比离散数据（如再手术率和死亡率）更为困难，不过，可以说前者患者的相关性与后者相当[55]。极少数的几个登记包括了与生活质量相关的数据，比如德国和 NHFD 会收集 EQ-5D 数据。

在患者出院后收集数据可能会耗费更多资源，失访还会对审计数据集的完整性造成威胁。一些登记（如凯撒医疗机构的登记以及挪威髋部骨折登记）并入了分析关节植入物的更大的管理数据库，却在很大程度上缺少临床随访。出于这

些原因，笔者认为一个用来定义有限却强有力的核心数据集的国际共识是当务之急，国际共识应由 FFN 提出，且该共识应被包含在所有对之感兴趣的审计之中。共识应根据新出现的证据进行审慎的改动而无论收集何种其他数据。就覆盖范围而言，英国 NHFD 和丹麦的审计能够捕获新发生的所有髋部骨折。其他审计如澳大利亚、新西兰、西班牙以及荷兰的这些尚属新生的审计纳入的髋部骨折病例的数量化占每年估计数量的1/4 ~ 1/2。鉴于一些已经对改善髋部骨折治疗感兴趣并且能够提供老年骨科护理的医院更有可能

表 19.1　国家髋部骨折审计组织与医疗卫生系统结构的比较

国家 / 地区，名称	医疗卫生系统 [25]	髋部骨折审计的组织与资金来源	成立年份	纳入患者数量（最近的报告）
瑞典，瑞典髋部骨折登记（Rikshöft）[26]	政府出资，权力主要分散至郡议会，资金主要来源于税收	由瑞典地方政府和地区协会以及国家卫生福利委员会共同出资	1988	13 272
苏格兰，苏格兰髋部骨折审计（SHFA）[27]	国家医疗卫生系统为所有永久性居民提供医疗保健，由普通税收提供资金	地方审计联络员，由苏格兰政府卫生部门协调	1993	6669
丹麦，DanskTværfagligt Register for Hoftenære Lårbensbrud（DTRHL）[17]	医疗保健主要由地区拥有并运营的医院提供，资金主要来源于所得税	通过国家患者登记表强制报告	2003	6679
芬兰，PERFECT [28]	分散管理的公共卫生体系，依赖于市政当局	由卫生与福利部领导	2004	4458
挪威，挪威髋部骨折登记（Nasjonalt Hoftebruddregister，NHR）[29]	医院由地方的卫生机构运营，并作为国家预算的一部分由公众公开资助。成人每年必须缴纳卫生保健的免赔费用	部分挪威关节置换本登记由挪威矫形外科协会于 1987 年创始；2009 年被批准成为国家级医疗质量登记	2005	8321
英格兰、威尔士和北爱尔兰，国家髋部骨折数据库（NFHD）[14]	通过各自的公立医疗保健体系，国家医疗服务（NHS）提供，由普通税收资助	最初由英国老年医学协会（BGS）与英国矫形外科协会（BOA）联合经营，目前受医疗质量提高合作伙伴（HQIP）之托，由皇家医学院（RCP）管理	2007	65 958
美国，凯撒医疗机构髋部骨折登记 [30]	医疗保险由私人医疗保险和公共医疗保险（国家老年人医疗保险制度，医疗补助方案）联合组成，非全民覆盖	由凯撒医疗机构管理，是美国最大的综合性管理式医疗联盟，拥有超过 1100 万健康计划成员，仅包括由凯撒医疗机构承保的患者	2009	44 221
爱尔兰，爱尔兰髋部骨折数据库（Irish Hip Fracture Database，IHFD）[31]	公共医疗卫生系统，由爱尔兰国家医疗服务中心管理，由普通税收资助	由爱尔兰老年医学会和爱尔兰创伤及矫形外科协会联合经营，与爱尔兰国家医疗服务中心（HSE）合作开发，由国家临床审计办公室（NOCA）管理	2012	3497
澳大利亚和新西兰，澳大利亚及新西兰国家髋部骨折登记（Australia and New Zealand National Hip Fracture Registry，ANZHFR）[19]	澳大利亚的卫生保健由公共的全民医疗保险提供，资金来源至少包括居民可纳税收入的 2%。新西兰的卫生保健由公立的地方卫生局提供，政府拥有的设施提供服务，其他的则从私人供应商购买。资金主要从普通税收获得	澳大利亚和新西兰老年医学协会、澳大利亚骨科协会与新西兰骨科协会的协作项目，由多项公共和私人基金资助	2016	7117（澳大利亚）2291（新西兰）
德国，老年创伤登记（DGU-ATR）[20]	具有多个支付人的全民医疗保险，由法定健康保险和私人健康保险联合支付	由德国创伤外科协会（DGU）协调，同时也包括几家瑞士的医院	2016	6137
荷兰，荷兰髋部骨折审计（Dutch Hip Fracture Audit，DHFA）[21-22]	双层面系统。初级与治疗性照护（即家庭医生与医院和诊所）由私人强制保险出资。对老年人、垂危者以及长期精神疾病患者等的长期照护由税收出资的社会保险覆盖	通过荷兰临床审计协会（DICA）协调，由一个多学科临床审计委员会监督，各医学会也借此参与荷兰髋部骨折的治疗流程	2016	11 086

续表

国家 / 地区，名称	医疗卫生系统 [25]	髋部骨折审计的组织与资金来源	成立年份	纳入患者数量（最近的报告）
意大利，Gruppo Italiano di Ortog-eriatria（GIOG）[23]	医疗保健由一个公私混合的体系提供。公立部分［Servizio Sanitario Nazionale（SSN）］在卫生部的组织之下，按区域进行管理	Gruppo Italiano di Ortogeriatria 是一个学会间的研究小组，创立于2012 年，采用基于网络的审计	2016	2557
西班牙，Registro Nacional de Fracturas de Cadera（RNFC）[24]	全民可用，公共的医疗卫生体系间接从税收获得资助，在西班牙卫生部的协调之下，权力分散，由各自治区自己的机构进行管理	多科室的临床医生小组，得到超过 20 个国家和地区性科学协会的支持。由私人企业的赞助和私人基金会给予的公共研究经费提供资金	2017	11 431

成为髋部骨折自愿审计的早期采纳者，对可能存在的纳入偏倚的担忧也会随之出现。在这种环境下，骨折治疗及其结果都会优于平均水平，因此当后期采纳者被纳入审计的时候，报告的总体治疗质量会变差。

一些审计要求征得患者的同意才能将其纳入，如在西班牙[24]、意大利[23] 以及挪威[16,56]。保存常规收集到的医疗数据是否需要每个患者的知情同意还有待商榷。在欧盟范围内，从 2018 年 5 月 25 日开始实施《通用数据保护条例》（General Data Protection Regulation，GDPR）[57]。GDPR 要求在处理个人数据时要公平、合法且透明。目前，在立法上还没有任何条款阻止临床审计在地区或全国范围内实行。在 GDPR 之下，健康数据被定义为一类特殊的个人数据，在出于公共卫生原因的情况下可以对其进行处理。就个人数据合法性处理的条件（第 6条）而言，临床审计应满足 GDPR 第 6 条（1）（c）"处理是数据控制者履行其对数据主体的法定义务所必需的"，或第 6 条（1）（e）"处理是数据控制者为了公共利益或基于官方权威履行某项任务而进行的"，以及第 6 条（1）（f）"处理对于数据控制者或第三方所追求的正当利益是必要的"。关于处理特殊类型个人数据的条件（第9 条），包括"处理对于预防性……医学……提供健康或社会保健、治疗或健康管理、社会保健

体系是必要的"［第 9 条（2）（h）］，以及"在公共健康领域，处理是为了实现公共利益所必需的，例如……保障医疗的高质量和安全……"［第 9 条（2）（i）］。爱尔兰国家临床审计办公室最近分析了 GDPR 与国家临床审计的患者同意之间的相关性[58]，得出以下几点结论：① 对国家临床审计而言，所有符合审计标准的患者都应被纳入，这样就可以收集到全国的情况；② 患者可能会不同意或在之后随时撤销同意，因此，获得患者同意也许并不合适，这两项个人权利可能会妨碍全国情况的采集；③ 国家临床审计不应将患者同意作为合法的依据，而是应该将这类审计的正当性建立在公共健康之上，比如适用于第 6 条（1）（e）、第 6 条（1）（f）的合法依据上；④ 国家临床审计中数据的收集、确认以及异常值的审计无须患者同意；⑤ 患者应被告知（比如通过资料传单）其数据可能会用作国家临床审计的一部分。

当需要患者同意时，存在认知障碍（在髋部骨折患者中发生率可达 30%）的患者就会被排除在外，这样将大大限制审计结果的实用价值。患者家属同意的有效性在不同司法管辖范围内各不相同，而且可能很耗费时间，由此使得术前等待时间延长。在某些管辖区内，签署手术同意的过程中会提供有关审计及其价值的补充说明（如果反应比较强烈，则可以选择不同意）。然而，

一项包括全部或几乎全部病例的审计，结果的证据价值在于所有可用的合理且满怀同情的措施都应该努力做到全民覆盖。

19.4　髋部骨折审计及治疗的改进

　　鉴于改进治疗是审计的主要目的，数据的获得、所有权、分析以及使用都至关重要。审计数据可以通过各独立单位收集，由临床医生和管理人员用于内部质量报告与持续改进，或用于卫生当局和国家政府以奖惩问责为目的的外部监管[59]。数据可以通过医院管理的数据库以自动化方式收集，再由非临床工作人员进行编码，不过这些数据的可靠性相对较低，诊断准确性的中位数在80%左右[60-61]。在前述条件下，使用电子病历有望提高数据的可靠性。

　　应该注意的是，将结果数据用于交易或奖惩可能会导致反向激励——比如把预后最好的患者作为入组和治疗的目标，或者把患者归入有更严重风险的类别。为避免这种情况，由负责任的临床医生参与以保护数据的可靠性非常重要。在可能的情况下，使用患者身份标识（如国民的个人识别码）与集中的国家统计进行数据联动，这对追踪入组率和存活情况具有极大价值。数据保护法律在不同管辖范围内各不相同，或许会使数据联动的获得变得复杂，不过上传到国家层面时采取一种大批量年度数据假匿名的方法可能会便利些。

　　临床结果（比如死亡率）以及居住状态取决于很多与治疗质量无关的因素。一项系统综述表明，临床实践质量与医院死亡率之间的关联虽然存在，但还是比较低的[62]。风险调整只能解释那些已经测量过的变量，这些变量可能在不同组别之间产生不同的影响。其他结果（如生活质量以及居住状态的变动）也同样相关，尤其是对患者及其家属而言，医疗系统还应该考虑患者再入院以及再手术的问题。

　　有关临床流程中的措施的信息更容易收集和比较。这些应该基于质量和证据，改进被分析流程所需要的努力应该与获益相当；改进也不应以其他未受监控的变量为代价。审计、指南和标准相结合构成了髋部骨折治疗临床管理的基础，良好的髋部骨折审计已被证实就像改善结果指标（如30天死亡率）一样，能够改善流程指标（如减少延迟手术）。一些报道称，NHFD自其2007年创立之初起已经挽救了超过1000条生命[63-64]。

　　多数髋部骨折登记及其主管机构执行的都是提出相似质量目标的国家标准，比如老年病学医生参与、防止手术延迟、患者早期活动以及防止新发骨折[14,19,31,65-67]。这些质量标准中的一部分被总结在表19.2中。NHS的国家卫生与临床优化研究院（National Institute for Health and Care Excellence，NICE）于2012年明确规定了髋部骨折治疗的质量标准，并在2016年进行了更新修订[69]。在这些基础之上，最近英国矫形外科协会与英国老年医学协会、NHFD以及FFN-UK一起更新了《针对老年或衰弱的创伤骨科患者的治疗的BOA规范（BOA Standard of Care，BOAST）》，增加了除髋部骨折以外的脆性骨折患者的相关细节[70]。

　　此外，最优方法资费（Best Practice Tariff，BPT），一种当医院提供符合审计中全部质量标准的治疗时给医院中的个体患者的支付，于2010年被引入英格兰，它在很大程度上依赖于NHFD的数据[14]。BPT的质量标准在2017年进行了更新，纳入了谵妄、营养以及早期物理治疗。在单中心的队列研究[68]中以及将英格兰与苏格兰进行结果比较时，BPT标准的实现被证实可以带来髋部骨折后生存率的提高：在英格兰，每年有超过1000例患者得以避免死亡，这可以归功于这些干预措施[71]。英国NHFD包含了全部3个标准中的规范，作为在其公开网站上的基准，2017年所有NHFD患者中的57.1%达到了BPT标准。

表 19.2　髋部骨折质量标准的比较

针对髋部骨折的处理

标准	NICE[60]	BPT[14]	NHFD 基准[68]	爱尔兰（NOCA/IHFD）[57]	澳大利亚和新西兰（ANZHFR）[58,64]	西班牙（RNFC）[59]	苏格兰（SHFA）[66]
术前等待时间	< 36 小时 a	< 36 小时	< 36 小时 a	< 48 小时	< 48 小时	< 48 小时	< 36 小时
急诊停留时间	< 4 小时	—	< 4 小时	< 4 小时	—	—	< 4 小时
本地安排在急诊室处理髋部骨折患者的证据	—	—	—	—	包含在内	—	包含在内
入院后由骨科医生领导的骨科-老年科联合治疗	髋部骨折计划	2017 年被替代	—	—	包含在内	—	包含在内
在患者到达急诊后 30 分钟内进行疼痛评估并记录同自在案；在此时间内患者得到镇痛治疗或根据评估不需接受处理	住院期间自始至终（2016 年终止）	—	—	—	包含在内	—	包含在内
老年科、骨科以及麻醉科一致同意的入院时多学科评估方案	包含在内	2017 年被替代	包含在内	—	—	—	包含在内
患者入院后 72 小时内由老年科医生进行评估	—	包含在内	—	包含在内	—	—	包含在内
接受骨骼健康评估	2016 年终止	包含在内（作为单独一点）	包含在内	包含在内	包含在内 b	包含在内 c	包含在内[4]
接受专家的跌倒评估	2016 年终止	—	包含在内	包含在内	—	—	包含在内[4]
老年科医生指导的多专业康复	—	2017 年被替代	—	—	—	—	—
术前及术后进行认知评估（简易智力检测）	2016 年终止	2011 年引入；2017 年起只在术前进行	包含在内	包含在内	包含在内	—	包含在内 d
住院期间进行营养评估	—	2017 年引入	包含在内	—	—	—	包含在内 d
住院期间使用 4AT 筛查工具进行谵妄评估	—	2017 年引入	包含在内	—	—	—	包含在内 d
避免反复禁食；直至术前 2 小时可喝无渣饮品	—	—	—	—	—	—	包含在内
手术当天或次日由物理治疗师进行评估	包含在内	2017 年引入	包含在内	—	—	—	包含在内
入院后第 3 天由职业治疗师进行评估	—	—	—	—	—	—	包含在内

续表

针对髋部骨折的处理	标准组织						
在住院期间新发的 II 期以上压力性损伤	—	包含在内	包含在内	—	包含在内	包含在内	
髋部骨折术后第 1 天活动	包含在内	包含在内	—	包含在内	包含在内	包含在内	包含在内
髋部骨折手术后即刻无限制负重	—	—	包含在内	—	—	—	
患者恢复至骨折前的活动状态	—	包含在内	—	包含在内	包含在内	—	
术后 30 天时有独立活动能力的患者的比例	—	—	—	—	包含在内	—	
在髋部骨折患者离院之前本地安排形成个体化治疗计划的证据	2016 年终止	包含在内	包含在内	—	包含在内	—	
患者离院后 120 天内返回私人住所（针对那些骨折前住在私人住所的患者）	—	包含在内	包含在内	—	包含在内	—	包含在内（30 天）
髋部骨折患者在随访期内再手术	—	包含在内[c]	包含在内[f]	—	包含在内	—	
因手术而住院的患者入院后 30 天内的生存率	—	包含在内	包含在内	—	—	—	
移位的囊内骨折患者如果临床上适合，应行全髋关节置换术，而非半髋关节置换术	包含在内（2017 年更新）	包含在内	—	包含在内	—	—	
针对高于或包括小粗隆的粗隆部骨折使用髓外固定内植物	包含在内	包含在内	—	—	—	—	
针对粗隆下骨折使用髓内钉	2016 年新增	包含在内	—	—	—	—	

注：[a] 规定为"在创伤后列表上排定的手术，于入院当天或入院次日在顾问医生或高年资医生的监督下完成"。
[b] 髋部骨折患者在接受髋部骨折手术的医院之前得到利得保护药物治疗的比例。
[c] 包括 3 条独立标准：骨保护药物治疗、摄入钙、摄入维生素 D。
[d] 入院后 24 小时内。
[e] 120 天随访。
[f] 30 天随访。

质量标准会定期更新和修订，最初的标准主要关注急症治疗，现在它们也包含了康复的完成、急性期后的治疗目标以及其他更多内容。所有被研究、探讨的登记在它们的质量标准中都包括二次骨折的预防[31,65-67]。爱尔兰髋部骨折数据库也从 2018 年起实施 BPT，在最初的 12 个月内，爱尔兰髋部骨折治疗标准中可见的数据质量以及医院管理安排都有明显的改善[18]。最为显著的改进是几乎在所有医院中都逐渐形成了老年骨科服务。

临床审计必须持久进行以便持续改进，基准测试标准则应该被更新修订以使质量提升的循环得以闭合。苏格兰髋部骨折审计的中断显现出过程指标（比如术前等待时间）的恶化，这一指标在 5 年之后审计再次引入之时得到了恢复[72]。

最终，全国性登记已经成为有关髋部骨折治疗的进一步研究的资料来源，既可用于将当地登记结果与其他各国的登记结果进行比较[46-47,66]，也可用于在全国登记数据基础上附加针对特定问题的研究。一个很好的例子是英国的麻醉实践 Sprint 审计（Anaesthesia Sprint Audit of Practice，ASAP-2）[73]，这是一项纳入了 11 085 例病例的、以 NHFD 为基础的大型前瞻性研究。它强调了保持术中收缩压正常以及发现高剂量蛛网膜下局部麻醉相关风险的重要性。在它之前的 ASAP-1[74]包含来自一两家医院的若干小型试验，这些试验往往将有认知障碍的患者（通常约占 30%）排除在外，这对于典型髋部骨折病例组合治疗的影响十分有限，ASAP-2 与 ASAP-1 一起改变了髋部骨折麻醉的证据基础。另一项针对假体周围骨折的麻醉处理的麻醉实践 Sprint 审计 ASAP-3 已于 2020 年开始。

很多已发表的单家医院的 NHFD 报道都记录了治疗质量的提升，比如疼痛控制改善、围手术期内科及手术并发症减少、更快速的康复、住院时间缩短，有时还伴有卧床时间的大幅减少。最近，世界髋部创伤评估（World Hip Trauma Evaluation，WHiTE）方案已经创立，目的是对 NHFD 体系内一组髋部骨折患者的治疗结果进行评估[75]。在征得患者本人（或适当时候征得家属同意）的前提下，WHiTE 已经招募了超过 20 000 例髋部骨折患者，对从超过 80% 的受试者处收集到的患者报告的结果进行了评估。像 WHiTE 这样的研究既提供了可靠的观察结果数据，也可以充当能够评价单一干预措施（比如新的手术方式）的虚拟临床试验的平台，还能作为评价进而革新从院前缓解疼痛到社区康复的髋部骨折治疗历程的框架[76]。

尽管好的证据既可以从登记研究也可以从临床试验中获得，但登记研究还是不能等同于正式的临床研究。关于骨科手术的研究，通常是按照从新手术技术或治疗流程的个案系列到病例对照研究，然后再到随机试验的过程来发展的。然而，就连这些在最佳的学术或专业条件下通常能显示出结果的试验也会伴有很高的发表性偏倚。全国性指南常常建立在对随机调查研究的系统回顾的基础之上，在抵消混杂因素方面表现优异，但它们还存在着除选择性和发表性偏倚之外的问题。临床研究的成本很高，经常被限制在较短的观察期内。当研究一些有争议的问题（比如手术延迟或髋部骨折后的负重）时，还会出现伦理问题。

但是，全国性登记具有能够覆盖全国范围内所有新发病例，体现整个医疗系统（而非某个专业学术中心）的经验与培训广度的优势。它们因此提供了反映日常实践与地区差异性的更为真实的数据。全国性登记的另一项优势在于它们庞大的病例数量，允许收集一些不常见的患者特征与不良事件的数据，比如使用两种抗凝血药的患者的手术延迟或脂肪栓塞综合征的相关数据。它们还允许对以患者为中心的结果变量（如有代表性的患者的生活质量、社会生活状况以及功能）进行分析，尽管试验更有可能收集到高质量的结果数据，尤其是在随访期间，这主要是资金支持更多所致。

最后一点，持续的数据收集使得髋部骨折流行病学的时间趋势，以及由医疗行业从业者或医疗系统所实施的举措的效果得以确认。有趣的是，《英国医学杂志》近来指出："使用大数据进行的观察性研究能够考察疾病和治疗对很多患者产生的影响……每个问题所花费的成本很低。大数据比从转诊中心募集少量患者进行的小型科学试验对于'真实世界'的反映更具代表性。临床试验研究人员可以经常使用大数据来设计更为高效、实用的试验……"[77] 在有海量可用的大数据的今天以及可预见的未来，这句话对以审计为基础的髋部骨折治疗临床研究的意义也就不言而喻了。

19.5　其他脆性骨折的审计以及骨折联络服务（FLS）

虽然髋部骨折审计在全球许多地区都已相对成熟，但其他脆性骨折很少接受审计。这在很大程度上是因为确认常常不需要入院的病例很困难。事实上，很多椎体骨折在临床上都未能被发现[78-79]。如前所述，几乎所有髋部骨折患者都在急性期得到了诊断，并且住院接受了手术治疗，这使髋部骨折更易于被确认和登记。在英国，皇家内科医师学会（Royal College of Physicians, RCP）正在引领一项 2020 年的 Sprint 审计以研究椎体骨折的识别情况[80]。瑞典自 2011 年起已经开展了一项骨折登记，这项登记的对象包括所有类型的骨折（脆性和非脆性骨折），到 2018年时覆盖了 80% 的骨科科室。迄今为止，它已经收集了超过 40 万例骨折病例，并且包括患者报告的结果测量指标[81-82]。很多髋部骨折登记已经或计划将非髋部的股骨骨折包含在内：在德国的登记包括了假体周围骨折以及内植物周围骨折，NHFD 和 ANZHFR 正在计划纳入股骨远端骨折，一些关节置换登记正在进行假体周围骨折

的亚组分析。尽管它们研究了与假体设计相关的术中因素和问题，但经常还是缺乏与患者结果有关的数据[83-85]。

进一步的审计研究目前集中在 FLS 数据库，比如英格兰 RCP 旗下，与 NHFD 一起同为跌倒和脆性骨折审计计划（Falls and Fragility Fracture Audit Programme，FFFAP）的一部分的数据库，以及加拿大的数据库[86]。加拿大到 2018 年时共有 45 个 FLS[87]。西班牙当前正在试行一项脆性骨折和 FLS 审计，称为 PEFRA-FLS 登记，有超过 12 家医院参与其中[88]。关于国际上 FLS 计划的发展，之前 Seibel 和 Mitchell 已做过广泛的研究[89]。但是，与急性期的多学科治疗和急性期后的护理及康复相比，这些 FLS 登记的更多的是二级预防，而且除了上面提到过的专项研究（比如 RCP 椎体骨折 Sprint 审计）之外，并不会报道每个骨折的类型。最后一点是，当 FLS 登记与其他骨折登记（如髋部骨折审计）结合使用，而非作为单独的登记使用时，效果似乎更好。

19.6　髋部骨折登记在其他地区的扩展

医疗管理人员感兴趣的不仅是提供高质量的治疗，而且是有成本效益的治疗。英国矫形外科协会和英国老年医学协会出版的蓝皮书中明确写道："把髋部骨折患者照料好所需的花费比把他们照料得很糟糕要便宜得多"[90]。在很多国家，各医院与地区之间的公开比较已经变得司空见惯，但这需要一定的文化敏感性。有关登记的新闻报道有可能会产生误导，因为新闻记者也许并不理解病例组合与随机变异的重要性，小型医院很有可能由于统计学上无意义的不良事件而显示出较差的数据结果。专业医护人员参与审计报告的评价与交流是十分重要的。重点应该放在结果或者流程的整体变化（而非个别异常值），以及组织特有的优缺点上。随着时间的推移，仅

仅 1% 的很小的边际收益也可能意味着巨大的改进 [91-93]。Delaunay 表示：“登记是一种文化评价的表现形式。如此一来，登记在一些国家（比如斯堪的纳维亚国家、澳大利亚、英国）中的广泛开展以及在其他国家（比如南欧国家）中的缺席就凸显了文化差异在医疗评价方面的影响”[94]。虽然新兴的登记（比如来自西班牙、德国、荷兰以及意大利的登记）尚不能提供医院间比较的公开数据，其他开展较早的登记（比如 NHFD、IHFD 以及 ANZHFR）却可以，尽管它们在早期阶段也不可以。

对起初并未意识到髋部骨折治疗流程中的问题的专业医护人员来说，公众对参与登记的认可有助于提高专业医护人员的意识和积极性。比如在德国，参与登记是被评为“老年创伤中心”的先决条件，而在苏格兰参与登记则是达到标准或获得进步（如获得 SHFA “金髋奖”）的先决条件。从全球层面上讲，最近西班牙的 RNFC 髋部骨折审计因使老年患者受益而在 WHO 举办的世界级竞赛中获得最佳医疗方案奖，它为髋部骨折治疗在国际上的形象提升贡献良多 [95]。虽然脆性骨折治疗的现实在不同地区（比如东南亚、拉丁美洲、北欧）可能会有很大差异，但基本原则是相同的，都要申请实施登记。在维持最小的通用数据集的同时，根据每个国家独有的社会特征和医疗特色调整审计数据集非常重要，因为随着时间的推移，小的区域性收获可以带来显著的进步并可以明显节省医疗卫生支出费用，这对老龄人口迅速增长的地区来说尤其如此。

一些新兴的登记以科学协会提出的协作方案的形式出现，比如来自澳大利亚、新西兰、西班牙、意大利、法国以及德国的登记。在这些登记中，主动参与的学科数量各不相同，有些登记几乎全部依靠骨科和（或）老年科医生，而另一些登记涉及的学科范围更广。对医疗服务提供者和政府来说，认识到这些登记作为评估骨折差异性、基准以及质量提升的工具的重要性十

分必要。维护全国性登记的花费只占医疗系统中髋部骨折的全部花费的一小部分。据估计，2010 年欧盟国家发生的 350 万例脆性骨折的治疗费用为 370 亿欧元 [96]。与此同时，估计英国 NHFD 在每个病例上的花费大约占髋部骨折治疗总花费的 0.5%[7]。治疗过程的改进和优秀审计的结果所节省的费用要比维护审计所花费的费用高很多倍。在制订政策时无视现有信息比投资获取审计信息其实要昂贵得多。审计提供的信息具有提供更好、更便宜治疗的潜力，言简意赅的说法就是：“你若认为信息昂贵，不妨试试一无所知。”

19.7　骨折审计的新进展

电子病历（electronic health records，EHR）可能会使得很多变量（如入院或手术时间）的人工输入变得多余。但是，EHR 以及操作系统的供应商的数量众多和差异巨大使数据自动化变得很难，医疗管理部门在选择 EHR 系统时应该考虑到登记分析所需的自动化数据提取。

数据报告的自动化使得数据的实时评估和交流得以实现：对治疗过程中的改变或不良反应的及时发现使专业医务人员能够做出快速响应，并给予他们一种更直接的在审计中的参与感。自动化数据报告与那些常常难以在行动及其结果之间建立联系的烦琐枯燥的年度报告形成了对比。

从这种意义上来说，英国 NHFD 网页就是个中典范 [97]，它有每 2 个月更新 1 次的在线图表，用以比较每家医院、每个地区和全国的整体表现及表现随着时间的演变，以及业绩表现与不同标准之间的关系，包括每个指标所获得的四分位数。随着基于网络的登记数量逐渐增多，自动化生成这些报告是可行的，比如波罗的海骨折联盟使用 R 编程语言给参与者提供实时统计学报告（包括用 Fisher 检验来评价并发症发生率的意

义等分析）[42]。

与 FFN 推动的区域化战略相一致，新的脆性骨折审计的建立应该受到鼓励和支持，尤其是在可能受脆性骨折流行影响最严重的地区，比如亚洲和拉丁美洲。初步研究已经显示，在印度[98]、墨西哥[99]和秘鲁[100]等国家中存在手术延迟的现实（分别只有 30%、10.5% 和 5.3% 的患者能够在入院后 48 小时内接受手术治疗），在地中海地区，葡萄牙、西班牙和意大利为地中海地区髋部骨折 48 小时以内手术比例最低的 4 个国家中的 3 个[6]。这与髋部骨折审计建立时间更久的西方国家所认为的标准相去甚远，因此可改进的空间还很大。不过，随着近年来由临床引导、基于网络的髋部骨折审计的建立，它作为一种支持髋部骨折治疗质量有效提升的实质性、国际化的成熟技术，让我们有理由在当今直面脆性骨折全球大流行带来的挑战时抱有谨慎的乐观。在持续的国际合作以及如 FFN 这样的科学协会的支持下，开展大规模的临床和流行病学研究也大有希望，开展研究能够提高髋部骨折治疗的证据基础，从而在未来的几十年中建立一个治疗、结果和成本效益都持续改善的良性循环。

（翻译：朱仕文，审校：芮云峰）

参考文献

[1] Cummings SR, Melton LJ (2002) Epidemiology and outcomes of osteoporotic fractures. Lancet 359(9319):1761–1767

[2] Kanis JA, Odén A, McCloskey EV, Johansson H, Wahl DA, Cooper C et al (2012) A systematic review of hip fracture incidence and probability of fracture worldwide. Osteoporos Int 23(9):2239–2256

[3] Cooper C, Campion G, Melton LJ (1992) Hip fractures in the elderly: a world-wide projection. Osteoporos Int 2(6):285–289

[4] Cooper C, Cole Z, Holroyd C, Earl S, Harvey N, Dennison E et al (2011) Secular trends in the incidence of hip and other osteoporotic fractures. Osteoporos Int 22(5):1277–1288

[5] Voeten SC, Krijnen P, Voeten DM, Hegeman JH, Wouters MWJM, Schipper IB (2018) Quality indicators for hip fracture care, a systematic review. Osteoporos Int 29(9):1963–1985

[6] OECD (2017) Health at a Glance 2017: OECD indicators. OECD Publishing, Paris

[7] Currie C (2018) Hip fracture audit: creating a "critical mass of expertise and enthusiasm for hip fracture care"? Injury 49(8):1418–1423

[8] Limb C, Fowler A, Gundogan B, Koshy K, Agha R (2017) How to conduct a clinical audit and quality improvement project. Int J Surg Oncol (N Y) 2(6):e24

[9] Kärrholm J (2010) The Swedish Hip Arthroplasty Register (https://www.shpr.se). Acta Orthop 81(1):3–4

[10] Robertsson O, Ranstam J, Sundberg M, W-Dahl A, Lidgren L (2014) The Swedish Knee Arthroplasty Register. Bone Joint Res 3(7):217–222

[11] Thorngren K-G (2009) National registration of hip fractures in Sweden. In: European Instructional Lectures. Springer. pp 11–18

[12] Currie CT, Hutchison JD (2005) Audit, guidelines and standards: clinical governance for hip fracture care in Scotland. Disabil Rehabil 27(18–19):1099–1105

[13] Parker MJ, Currie CT, Mountain JA, Thorngren K-G (1998) Standardised Audit of Hip Fracture in Europe (SAHFE). Hip Int 8(1):10–15

[14] The Royal College of Physicians (2017) National Hip Fracture Database annual report [2018] eISBN 978-1-86016-736-2 [Internet]. https://nhfd.co.uk/20/hipfractureR.nsf/docs/2018Report

[15] Bunning T, Currie CT (2017) Final report of the Hip Fracture Audit Database (HFAD) Pilot Phase [Internet]. Crown Informatics Limited. https://fragilityfracturenetwork.org/wp-content/uploads/2018/03/hfad_final_report_[2017]pdf

[16] Gjertsen J-E, Engesæter LB, Furnes O, Havelin LI, Steindal K, Vinje T et al (2008) The Norwegian hip fracture register: experiences after the first 2 years and 15,576 reported operations. Acta Orthop 79(5):583–593

[17] Röck ND, Hjetting AK (2017) Dansk Tværfagligt Register for Hoftenære Lårbensbrud Dokumentalistrapport [Internet]. https://www.sundhed.dk/content/cms/62/4662_hofte-fraktur-årsrapport_[2017]pdf

[18] Irish Hip Fracture Database National Report 2018 (2019) National Office of Clinical Audit. [Internet]. National Office of Clinical Audit, Dublin. https://www.noca.ie/publications

[19] Australian and New Zealand National Hip Fracture Registry (2018) ANZHFR bi-national annual report of hip fracture care [2018] ISBN 978-0-7334-

3824-0 [Internet]. http://anzhfr. org/wp-content/uploads/2018/08/2018-ANZHFR-Annual-Report-FULL-FINAL.pdf

[20] Arbeitsgemeinschaft Alterstraumatologie der Deutschen Gesellschaft für Unfallchirurgie e.V (2018) AUC—Akademie der Unfallchirurgie GmbH. Jahresbericht 2018—AltersTraumaRegister DGU für den Zeitraum 2017 [Internet]. http://www.alterstraumaregister-dgu.de/fileadmin/user_upload/alterstraumaregister-dgu.de/docs/Allgemeiner_ATR_Jahresbericht.pdf

[21] Dutch Hip Fracture Audit (2018) DHFA Jaarrapportage 2017 [Internet]. https://dica.nl/jaarrapportage-2017/dhfa

[22] Voeten SC, Arends AJ, Wouters MWJM, Blom BJ, Heetveld MJ, Slee-Valentijn MS, et al (2019) The Dutch Hip Fracture Audit: evaluation of the quality of multidisciplinary hip fracture care in the Netherlands. Arch Osteoporos [Internet]. 2019 [cited 2019 Aug 25];14(1). https://www.ncbi.nlm.nih.gov/pmc/articles/PMC6397305/

[23] Zurlo A, Bellelli G (2018) Orthogeriatrics in Italy: the Gruppo Italiano di Ortogeriatria (GIOG) audit on hip fractures in the elderly. Geriatric Care 4(2):7726

[24] Ojeda-Thies C, Sáez-López P, Currie CT, Tarazona-Santalbina FJ, Alarcón T, Muñoz-Pascual A et al (2019) Spanish National Hip Fracture Registry (RNFC): analysis of its first annual report and international comparison with other established registries. Osteoporos Int 30(6):1243–1254

[25] Thomson S, Osborn R, Squires D, Reed SJ (2011) International profiles of health care systems 2011: Australia, Canada, Denmark, England, France, Germany, Iceland, Italy, Japan, the Netherlands, New Zealand, Norway, Sweden, Switzerland, and the United States

[26] Rikshöft Årsrapport 2017 [Internet] (2018) RIkshöft. https://rikshoft.se/wp-content/uploads/2018/10/rikshoft_rapport2017_kompl[181002]pdf

[27] Scottish Hip Fracture Audit (2018) Hip fracture care pathway report 2018 [Internet]. https://www.shfa.scot.nhs.uk/Reports/_docs/2018-08-21-SHFA-Report.pdf

[28] PERFECT project (2016) Perusraportit—THL [Internet]. Terveyden ja hyvinvoinnin laitos. http://thl.fi/fi/tutkimus-ja-kehittaminen/tutkimukset-ja-hankkeet/perfect/osahankkeet/lonkkamurtuma/perusraportit

[29] Nasjonalt Register for Leddproteser. Nasjonalt Hoftebruddregister. Nasjonalt Korsbåndregister. Nasjonalt Barnehofteregister. Rapport [2017] ISSN 1893-8914 [Internet]. http://nrlweb.ihelse.net/Rapporter/Rapport[2018]pdf

[30] Kaiser Permanente National Implant Registries. 2017 annual report [Internet]. Kaiser Permanente. https://national-implantregistries.kaiserpermanente.org/Media/Default/documents/2017%20Implant%20Registry%20FINAL%20v[2]pdf

[31] Irish Hip Fracture Database National Report 2016 (2017) Dublin: National Office of Clinical Audit. ISSN 2565-5388 [Internet]. https://www.noca.ie/wp-content/uploads/2015/04/Irish-Hip-Fracture-Database-National-Report-2016-FINAL.pdf

[32] Chow SK-H, Qin J-H, Wong RM-Y, Yuen W-F, Ngai W-K, Tang N et al (2018) One-year mortality in displaced intracapsular hip fractures and associated risk: a report of Chinese-based fragility fracture registry. J Orthop Surg Res 13(1):235

[33] Leung KS, Yuen WF, Ngai WK, Lam CY, Lau TW, Lee KB et al (2017) How well are we managing fragility hip fractures? A narrative report on the review with the attempt to setup a Fragility Fracture Registry in Hong Kong. Hong Kong Med J 23(3):264–271

[34] Abdullah MAH, Abdullah AT (2009) National Orthopaedic Registry of Malaysia (NORM)—Hip Fracture Registry. Kuala Lumpur, Malaysia: abd

[35] Sibai AM, Nasser W, Ammar W, Khalife MJ, Harb H, Fuleihan GE-H (2011) Hip fracture incidence in Lebanon: a national registry-based study with reference to standardized rates worldwide. Osteoporos Int 22(9):2499–2506

[36] Keshtkar A, Khashayar P, Etemad K, Dini M, Ebrahimi M, Mohammadi Z, et al (2013) Iranian Hip Fracture Registry (IHFR): a basic framework for improving quality of care in patients with osteoporotic fracture. S60 p

[37] Meybodi HA, Heshmat R, Maasoumi Z, Soltani A, Hossein-nezhad A, Keshtkar AA et al (2008) Iranian osteoporosis research network: background, Mission and its role in osteoporosis. Management 1:1–6

[38] Viveros-García J, Robles-Almaguer E, Albrecht-Junghanns R, López-Cervantes R, López-Paz C, Olascoaga-Gómez de León A et al (2019) Mexican Hip Fracture Audit (ReMexFC): objectives and methodology. MOJ Orthop Rheumatol 11(3):115–118

[39] World Health Organization (2019) World health statistics overview 2019: monitoring health for the SDGs, sustainable development goals. 2019 [cited 2019 Aug 25]; https://apps.who.int/iris/handle/10665/311696

[40] Foreman KJ, Marquez N, Dolgert A, Fukutaki K, Fullman N, McGaughey M et al (2018) Forecasting life expectancy, years of life lost, and all-cause and cause-specific mortality for 250 causes of death: reference and alternative scenarios for 2016–40 for 195 countries and territories. Lancet 392(10159):2052–2090

[41] BC Hip Fracture Redesign Project [Internet]. [cited 2019 Aug 25]. http://www.hiphealth.ca/research/

research-projects/Hip-Fracture-Redesign/

[42] Registry—BFCC [Internet]. https://www.bfcc-project.eu/registry.html

[43] Sathiyakumar V, Greenberg SE, Molina CS, Thakore RV, Obremskey WT, Sethi MK (2015) Hip fractures are risky business: an analysis of the NSQIP data. Injury 46(4):703–708

[44] Ottesen TD, McLynn RP, Galivanche AR, Bagi PS, Zogg CK, Rubin LE et al (2018) Increased complications in geriatric patients with a fracture of the hip whose postoperative weight-bearing is restricted: an analysis of 4918 patients. Bone Joint J 100-B(10):1377–1384

[45] Shelton T, Hecht G, Slee C, Wolinsky P (2019) A comparison of geriatric hip fracture databases. J Am Acad Orthop Surg 27(3):e135–e141

[46] Bohl DD, Basques BA, Golinvaux NS, Baumgaertner MR, Grauer JN (2014) Nationwide Inpatient Sample and National Surgical Quality Improvement Program give different results in hip fracture studies. Clin Orthop Relat Res 472(6):1672–1680

[47] Smektala R, Endres HG, Dasch B, Maier C, Trampisch HJ, Bonnaire F et al (2008) The effect of time-to-surgery on outcome in elderly patients with proximal femoral fractures. BMC Musculoskelet Disord 9:171

[48] Smektala R, Hahn S, Schräder P, Bonnaire F, Schulze Raestrup U, Siebert H et al (2010) Medial hip neck fracture: influence of pre-operative delay on the quality of outcome. Results of data from the external in-hospital quality assurance within the framework of secondary data analysis. Unfallchirurg 113(4):287–292

[49] Sobolev B, Guy P, Sheehan KJ, Kuramoto L, Sutherland JM, Levy AR et al (2018) Mortality effects of timing alternatives for hip fracture surgery. CMAJ 190(31):E923–E932

[50] Sheehan KJ, Filliter C, Sobolev B, Levy AR, Guy P, Kuramoto L et al (2018) Time to surgery after hip fracture across Canada by timing of admission. Osteoporos Int 29(3):653–663

[51] Lee Y-K, Yoon B-H, Nho J-H, Kim K-C, Ha Y-C, Koo K-H (2013) National trends of surgical treatment for intertrochanteric fractures in Korea. J Korean Med Sci 28(9):1407–1408

[52] Lee Y-K, Ha Y-C, Park C, Koo K-H (2013) Trends of surgical treatment in femoral neck fracture: a nationwide study based on claim registry. J Arthroplast 28(10):1839–1841

[53] Johansen A, Golding D, Brent L, Close J, Gjertsen J-E, Holt G et al (2017) Using national hip fracture registries and audit databases to develop an international perspective. Injury 48(10):2174–2179

[54] Sáez-López P, Brañas F, Sánchez-Hernández N, Alonso-García N, González-Montalvo JI (2017) Hip fracture registries: utility, description, and comparison. Osteoporos Int 28(4):1157–1166

[55] Griffiths F, Mason V, Boardman F, Dennick K, Haywood K, Achten J et al (2015) Evaluating recovery following hip fracture: a qualitative interview study of what is important to patients. BMJ Open 5(1):e005406

[56] Parker MJ (2008) Databases for hip fracture audit. Acta Orthop 79(5):577–579

[57] Regulation (EU) 2016/679 of the European Parliament and of the Council of 27 April 2016 on the protection of natural persons with regard to the processing of personal data and on the free movement of such data, and repealing Directive 95/46/EC (General Data Protection Regulation) [Internet]. https://eur-lex.europa.eu/legal-content/EN/TXT/?uri=CELEX%3A02016R0679-20160504

[58] GDPR (2019) Guidance for Clinical Audit, Version 2 [Internet]. National Office of Clinical Audit. http://s3-eu-west-[1]amazonaws.com/noca-uploads/general/NOCA_GDPR_Guidance_for_Clinical_Audit_version_2_Updated_June_[2019]pdf

[59] Lilford RJ, Brown CA, Nicholl J (2007) Use of process measures to monitor the quality of clinical practice. BMJ 335(7621):648–650

[60] Burns EM, Rigby E, Mamidanna R, Bottle A, Aylin P, Ziprin P et al (2012) Systematic review of discharge coding accuracy. J Public Health (Oxf) 34(1):138–148

[61] Dalal S, Roy B (2009) Reliability of clinical coding of hip facture surgery: implications for payment by results? Injury 40(7):738–741

[62] Pitches DW, Mohammed MA, Lilford RJ (2007) What is the empirical evidence that hospitals with higher-risk adjusted mortality rates provide poorer quality care? A systematic review of the literature. BMC Health Serv Res 7:91

[63] Neuburger J, Currie C, Wakeman R, Tsang C, Plant F, De Stavola B et al (2015) The impact of a national clinician-led audit initiative on care and mortality after hip fracture in England: an external evaluation using time trends in non-audit data. Med Care 53(8):686–691

[64] Wise J (2015) Hip fracture audit may have saved 1000 lives since [2007] BMJ 351:h3854

[65] Condorhuamán-Alvarado PY, Pareja-Sierra T, Muñoz-Pascual A, Sáez-López P, Ojeda-Thies C, Alarcón-Alarcón T et al (2019) First proposal of quality indicators and standards and recommendations to improve the healthcare in the Spanish National Registry of Hip Fracture. Rev Esp Geriatr Gerontol 54(5):257–264

[66] Scottish Hip Fracture Audit (2018) Scottish standards of care for hip fracture patients 2018 [Internet]. https://www.shfa.scot.nhs.uk/_docs/2018/Scottish-standards-of-care-for-hipfracture-patients-[2018]pdf

[67] Australian Commission on Safety & Quality in Health Care (2016) Hip fracture care: clinical care standard [Internet]. http://www.safetyandquality.gov.au/our-work/clinical-care-standards/hip-fracture-care-clinical-care-standard/

[68] Whitaker SR, Nisar S, Scally AJ, Radcliffe GS (2019) Does achieving the "Best Practice Tariff" criteria for fractured neck of femur patients improve one year outcomes? Injury 50(7):1358–1363

[69] Quality statements|Hip fracture in adults|Quality standards|NICE [Internet]. https://www.nice.org.uk/guidance/qs16/chapter/Quality-statements

[70] British Orthopaedic Association (2019) BOAST—The Care of the Older or Frail Orthopaedic Trauma Patient [Internet]. https://www.boa.ac.uk/resources/boa-standards-for-trauma-andorthopaedics/boast-frailty.html

[71] Metcalfe D, Zogg CK, Judge A, Perry DC, Gabbe B, Willett K et al (2019) Pay for performance and hip fracture outcomes: an interrupted time series and difference-in-differences analysis in England and Scotland. Bone Joint J 101-B(8):1015–1023

[72] Ferguson KB, Halai M, Winter A, Elswood T, Smith R, Hutchison JD et al (2016) National audits of hip fractures: are yearly audits required? Injury 47(2):439–443

[73] White SM, Moppett IK, Griffiths R, Johansen A, Wakeman R, Boulton C et al (2016) Secondary analysis of outcomes after 11,085 hip fracture operations from the prospective UK Anaesthesia Sprint Audit of Practice (ASAP-2). Anaesthesia 71(5):506–514

[74] Boulton C, Currie C, Griffiths R, Grocott M, Johansen A, Majeed A, et al (2014) Anaesthesia Sprint Audit of Practice [2014] p 64

[75] Metcalfe D, Costa ML, Parsons NR, Achten J, Masters J, Png ME et al (2019) Validation of a prospective cohort study of older adults with hip fractures. Bone Joint J 101-B(6):708–714

[76] Costa ML, Griffin XL, Achten J, Metcalfe D, Judge A, Pinedo-Villanueva R, et al (2016) World Hip Trauma Evaluation (WHiTE): framework for embedded comprehensive cohort studies. BMJ Open [Internet]. 6(10). https://bmjopen.bmj.com/content/6/10/e011679

[77] Montori VM (2017) Big Science for patient centred care. BMJ [Internet]. [359] https://www.bmj.com/content/359/bmj.j5600

[78] Cooper C, Atkinson EJ, O'Fallon WM, Melton LJ (1992) Incidence of clinically diagnosed vertebral fractures: a population-based study in Rochester, Minnesota, 1985–[1989] J Bone Miner Res 7(2):221–227

[79] Pizzato S, Trevisan C, Lucato P, Girotti G, Mazzochin M, Zanforlini BM et al (2018) Identification of asymptomatic frailty vertebral fractures in post-menopausal women. Bone 113:89–94

[80] Vertebral Fracture Sprint Audit [Internet] (2019) RCP London. https://www.rcplondon.ac.uk/projects/vertebral-fracture-sprint-audit

[81] Wennergren D, Möller M (2018) Implementation of the Swedish Fracture Register. Unfallchirurg 121(12):949–955

[82] Svenska Frakturregistret [Internet]. https://sfr.registercentrum.se/

[83] Thien TM, Chatziagorou G, Garellick G, Furnes O, Havelin LI, Mäkelä K et al (2014) Periprosthetic femoral fracture within two years after total hip replacement: analysis of 437,629 operations in the nordic arthroplasty register association database. J Bone Joint Surg Am 96(19):e167

[84] Palan J, Smith MC, Gregg P, Mellon S, Kulkarni A, Tucker K et al (2016) The influence of cemented femoral stem choice on the incidence of revision for periprosthetic fracture after primary total hip arthroplasty: an analysis of national joint registry data. Bone Joint J 98-B(10):1347–1354

[85] Kristensen TB, Dybvik E, Furnes O, Engesæter LB, Gjertsen J-E (2018) More reoperations for periprosthetic fracture after cemented hemiarthroplasty with polished taper-slip stems than after anatomical and straight stems in the treatment of hip fractures: a study from the Norwegian Hip Fracture Register 2005 to [2016] Bone Joint J 100-B(12):1565–1571

[86] Fracture Liaison Service Database (FLS-DB) [Internet] (2015) RCP London. https://www.rcplondon.ac.uk/projects/fracture-liaison-service-database-fls-db

[87] Osteoporosis Canada (2018) Report from Osteoporosis Canada's first national FLS audit [Internet]. https://fls.osteoporosis.ca/wp-content/uploads/Report-from-Osteoporosis-Canadas-first-national-FLS-audit.pdf

[88] Registro REFRA [Internet]. Seiomm. https://seiomm.org/registro-refra/

[89] Seibel MJ, Mitchell P (2018) Secondary fracture prevention: an international perspective. Academic Press, New York

[90] British Orthopaedic Association (2007) The care of patients with fragilty fracture [internet]. British Orthopaedic Association, London. http://www.bgs.org.uk/pdf_cms/pubs/Blue%20Book%20on%20fragility%20fracture%20care.pdf

[91] Lemer C, Cheung R, Klaber R, Hibbs N (2016) Understanding healthcare processes: how marginal gains can improve quality and value for children and families. Arch Dis Childhood Educ Pract 101(1):31–37

[92] Yousri TA, Khan Z, Chakrabarti D, Fernandes R,

Wahab K (2011) Lean thinking: can it improve the outcome of fracture neck of femur patients in a district general hospital? Injury 42(11):1234–1237

[93] Sayeed Z, Anoushiravani A, El-Othmani M, Barinaga G, Sayeed Y, Cagle P et al (2018) Implementation of a hip fracture care pathway using lean six sigma methodology in a level I trauma center. J Am Acad Orthop Surg 26(24):881–893

[94] Delaunay C (2015) Registries in orthopaedics. Orthop Traumatol Surg Res 101(1 Suppl):S69–S75

[95] Executive Board 144 (2019). His highness Sheikh Sabah Al-Ahmad Al-Jaber Al-Sabah prize for research in health care for the elderly and in health promotion [Internet]. World Health Organization, Geneva. https://extranet.who.int/iris/restricted/handle/10665/327207

[96] Hernlund E, Svedbom A, Ivergård M, Compston J, Cooper C, Stenmark J et al (2013) Osteoporosis in the European Union: medical management, epidemiology and economic burden. A report prepared in collaboration with the International Osteoporosis Foundation (IOF) and the European Federation of Pharmaceutical Industry Associations (EFPIA). Arch Osteoporos 8(1–2):136

[97] The National Hip Fracture Database [Internet]. https://www.nhfd.co.uk/

[98] Rath S, Yadav L, Tewari A, Chantler T, Woodward M, Kotwal P et al (2017) Management of older adults with hip fractures in India: a mixed methods study of current practice, barriers and facilitators, with recommendations to improve care pathways. Arch Osteoporos 12(1):55

[99] Viveros-García J, Robles-Almaguer E, Albrecht-Junghanns R, López-Cervantes R, López-Paz C, Olascoaga-Gómez de León A, et al (2019) Mexican hip fracture audit: results from the pilot phase. In: 8th FFN global congress [2019] p 116

[100] Palomino L, Ramírez R, Vejarano J, Ticse R (2016) Fractura de cadera en el adulto mayor: la epidemia ignorada en el Perú. Acta Méd Peruana 33(1):15–20